食品の科学

上野川修一・田之倉 優 編

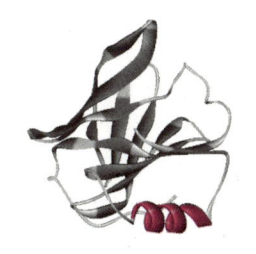

東京化学同人

序

　われわれが健康に生きていくためには，食品についての広い知識が必要である．そのため，食品に関する教科書も多く世の中に出ている．
　一方，この十数年の間に，科学的な視点から食品をとらえ，豊かな生活づくりに直接役立てようとする，新しい「食品の科学」が急速に進展している．そこで得た知識や技術は，これから食品について学ぼうとする若い学生諸君にとっても大切なものである．これらのなかで，とくに現代の生命科学および物理化学によって解き明かされた内容は，食を根源的に理解するために必須なものばかりである．しかしながら，このような新しい内容を発信している教科書はほとんどない．
　そこで，本書は新しい「食品の科学」の全貌をわかりやすく理解してもらうために，第一線で活躍されている方々にご執筆いただき，これまでにないオリジナルな教科書としてつくりあげた．
　以下，その内容を簡単に紹介する．本書は八つの章から構成される．
　まず1章では，食が生命を維持するための根源的な役割を，生物の進化，そして歴史や文化の視点から総合的に述べた．この部分は他書にはない，新しい視点からのものである．
　2章では，食物質（いわゆる食品成分と同意義であるが，地球上の多くの物質のなかから，食に利用されるために選ばれた物質であることを明確にするために，この表現を用いた）がどのようにして，からだを維持し，動かすことができるのかを最新の情報をもとに述べている．
　さらに3章では，これらの食物質の特徴的な構造についてふれた．その立体構造の一部は，"ステレオ図（3D）"で描かれている．これは，実際に目で見て，その物質の構造を実感することが大切であるということで導入したものである．
　食品は多くの物質から構成されている．4章では，これらの食物質はどのように互いに影響を与えながら，食品をつくりあげているのかについて述べている．ミクロな食物質が化学的にあるいは物理的に結合しあってマ

クロな食品を構成していく様子が，わかりやすく書かれている．

　5章では，食物質がからだに取込まれたときに生じる生体内の情報について述べた．生命は長い進化の歴史の間に，食物質の性質を認識するためのしくみを獲得したのである．

　正しい食生活を送ることは，健康のために重要である．必要な十分量の食物質をバランス良く摂取しないと，あるいは特定の食物質をとりすぎてしまうと，さまざまな病気になってしまう．そこで6章では，この食物質と病気の密接な関係を述べた．

　一方，食物質が原因で起こる病気は食物質で予防したり，治すことができる．最近は，科学的な根拠をもとにした食品による病気の予防法が確立している．7章では代表的な生活習慣病を予防できる食品についてふれた．

　最後の8章では，これからの食品や食生活を考えるうえで重要な点について述べた．未来に生きる学生諸君への心からのメッセージである．

　以上のように，本書は「食品の科学」を新しい視点から体系的にまとめ，はじめて学ぶ学生諸君にも容易に理解できるように工夫をこらしている．

　最後に，本書の執筆にご協力いただいた多くの方々には，深く謝意を表したい．また，東京化学同人の山田豊氏には本書の企画から出版まで大変お世話になった．同氏の熱意なくては，本書は完成しなかったであろう．

2005年3月

上　野　川　修　一
田　之　倉　　優

編　集

上野川修一　東京大学名誉教授，農学博士
田之倉　優　東京大学名誉教授，理学博士

執　筆

阿部　啓子　東京大学名誉教授，農学博士 [8・2節]
五十嵐泰夫　東京大学名誉教授，農学博士 [1・2節]
伊東　孝祐　新潟大学大学院自然科学研究科 准教授，農学博士 [3・2, 3・3節]
井藤　英喜　元東京都老人長寿医療センター センター長，医学博士 [6・1節]
今泉　勝己　九州大学名誉教授，農学博士 [2・3節]
江頭祐嘉合　千葉大学大学院園芸学研究科 教授，農学博士 [2・5節]
大澤　俊彦　名古屋大学名誉教授，農学博士 [7・2節]
加藤　久典　東京大学大学院農学生命科学研究科 特任教授，
　　　　　　農学博士 [5・4節]
上野川修一　東京大学名誉教授，農学博士 [1・1節, 8・3節]
川崎　寛也　味の素株式会社 イノベーション研究所 主任研究員，
　　　　　　農学博士 [5・1節]
河野　陽一　千葉大学名誉教授，医学博士 [6・3節]
近藤　和雄　お茶の水女子大学名誉教授，医学博士 [7・1節]
榊原　美香　キユーピー株式会社 研究開発本部 [7・1節]
真田　宏夫　千葉大学名誉教授，農学博士・医学博士 [2・5節]
澤野　頼子　東京医科歯科大学教養部 准教授，農学博士 [4・1節]
清水　　誠　東京大学名誉教授，農学博士 [5・2節]
下条　直樹　千葉大学大学院医学研究院 教授，医学博士 [6・3節]
白川　太郎　元京都大学大学院医学研究科 教授，医学博士 [8・1節]
白畑　實隆　九州大学名誉教授，農学博士 [2・1節]
鈴木榮一郎　公益財団法人木原記念横浜生命科学振興財団
　　　　　　常務理事，薬学博士 [4・1節]
鈴木　里子　元郡山女子大学家政学部 教授 [1・4節]
清野　　裕　関西電力病院 総長，医学博士 [6・4節]
髙橋　　毅　株式会社明治 研究本部研究戦略統括部 参与，
　　　　　　農学博士 [7・4・2節]

田中　平三	一般社団法人日本健康食品・サプリメント情報センター 　　　　　　　　　　　　　　代表理事，医学博士	[1・5節]
田之倉　優	東京大学名誉教授，理学博士	[3・2, 3・3節]
戸塚　　護	日本獣医生命科学大学応用生命科学部　教授， 　　　　　　　　　　　　　　　　　　農学博士	[7・4・1節]
中村　丁次	神奈川県立保健福祉大学　学長，医学博士	[7・5節]
西成　勝好	大阪市立大学名誉教授，理学博士	[3・1節]
西野　輔翼	京都府立医科大学名誉教授，医学博士	[6・2節]
八村　敏志	東京大学大学院農学生命科学研究科　准教授，農学博士	[5・3節]
服部　　誠	東京農工大学農学研究院　教授，農学博士	[3・4節]
林　　力丸	京都大学名誉教授，農学博士	[4・3節]
早瀬　文孝	明治大学名誉教授，農学博士	[4・2・1節]
久恒　辰博	東京大学大学院新領域創成科学研究科　准教授， 　　　　　　　　　　　　　　　　　　農学博士	[5・5節]
伏木　　亨	京都大学名誉教授，農学博士	[5・1節]
松本　一朗	米国モネル化学感覚研究所　研究員，農学博士	[8・2節]
丸岡慎太郎	前東京大学大学院農学生命科学研究科	[3・3節]
水野　晶徳	味の素株式会社　営業企画部規格書対応グループ 　　　　　　　　　　　　　　グループ長，農学博士	[4・1節]
宮澤　陽夫	東北大学名誉教授，農学博士	[4・2・2節]
宮園　健一	東京大学大学院農学生命科学研究科　特任准教授	[3・2節]
山極　寿一	京都大学名誉教授 総長，理学博士	[1・3節]
山﨑　正利	帝京大学名誉教授，薬学博士	[7・3節]
山田　和彦	女子栄養大学栄養学部　教授，保健学博士	[2・4節]
山本　卓也	医療法人明成会岸本病院	[6・4節]
由良　　敬	お茶の水女子大学基幹研究院自然科学系　教授， 　　　　　　　　　　　　　　　　　　理学博士	[3・5節]
吉川　正明	京都大学名誉教授，農学博士	[2・2節]
渡邉　映理	京都府立医科大学大学院医学研究科　助教， 　　　　　　　　　　　　　博士(社会健康医学)	[8・1節]

　　　　　　　　　　　　　　　　　　　　　　　　五十音順，[　]内は執筆担当箇所

目　　次

1章　食と生命のかかわり……………………………………1
1・1　食およびからだの進化について…………………………1
- 1・1・1　食とは何か…………………………………………1
- 1・1・2　生物は何を食べているのか………………………1
- 1・1・3　食のからだにおける役割 ── 二つの循環………2
- 1・1・4　食品の機能 ── 食の新しい働き…………………4
- 1・1・5　食がからだの器官を進化させる…………………4
- 1・1・6　食の生命原理………………………………………6

1・2　微生物は何を食べるのか…………………………………6
- 1・2・1　多様な微生物の栄養素……………………………8
- 1・2・2　微生物の代謝………………………………………9
- 1・2・3　微生物を育てる……………………………………9

1・3　霊長類の食生活と進化……………………………………10
- 1・3・1　食とからだの進化…………………………………11
- 1・3・2　類人猿の食生活……………………………………13
- 1・3・3　集団生活と食物をめぐる競合……………………14
- 1・3・4　初期人類の食生活…………………………………15

1・4　古代日本人から昭和初期までの食生活…………………16
- 1・4・1　縄文時代……………………………………………16
- 1・4・2　弥生・古墳時代……………………………………18
- 1・4・3　飛鳥・奈良時代……………………………………18
- 1・4・4　平安時代……………………………………………19
- 1・4・5　鎌倉・室町時代……………………………………19
- 1・4・6　安土桃山時代………………………………………20
- 1・4・7　江戸時代……………………………………………20
- 1・4・8　明治から昭和初期…………………………………21

 1・5　現代日本人の食生活 ……………………………………………… 23
  1・5・1　エネルギーおよび栄養素摂取量の移り変わり ………………… 23
  1・5・2　近代型食生活と伝統型食生活 …………………………………… 25
  1・5・3　食生活と疾病構造・平均寿命 …………………………………… 25
  1・5・4　現代人の食生活の問題点 ………………………………………… 26
  1・5・5　肥満とやせの現状 ………………………………………………… 27

2 章　食物質はからだをつくり，動かす ……………………… 30

 2・1　水の働き …………………………………………………………… 30
  2・1・1　生命と水 …………………………………………………………… 30
  2・1・2　水の動き …………………………………………………………… 31
  2・1・3　新しい水の機能性 ………………………………………………… 31
 2・2　タンパク質の働き ………………………………………………… 34
  2・2・1　タンパク質の消化と吸収 ………………………………………… 34
  2・2・2　タンパク質の栄養機能 …………………………………………… 35
  2・2・3　食品タンパク質の生体調節機能 ………………………………… 38
 2・3　脂質の働き ………………………………………………………… 38
  2・3・1　食品中の脂質 ……………………………………………………… 38
  2・3・2　体内での脂質の合成 ……………………………………………… 39
  2・3・3　生体に含まれる脂質の働き ……………………………………… 41
  2・3・4　代謝にかかわる脂質 ……………………………………………… 42
 2・4　炭水化物の働き …………………………………………………… 44
  2・4・1　小腸での消化と吸収 ……………………………………………… 45
  2・4・2　大腸内における発酵と吸収 ……………………………………… 46
  2・4・3　炭水化物の代謝 …………………………………………………… 46
  2・4・4　血糖値の維持 ……………………………………………………… 47
  2・4・5　糖新生 ……………………………………………………………… 47
  2・4・6　グリコーゲンの代謝 ……………………………………………… 48
  2・4・7　コリ回路 …………………………………………………………… 49
  2・4・8　グルコース-アラニン回路 ………………………………………… 49
  2・4・9　炭水化物の摂取とその機能 ……………………………………… 49
 2・5　ビタミン，ミネラルの働き ……………………………………… 50
  2・5・1　ビタミンの働き …………………………………………………… 50
  2・5・2　ミネラルの働き …………………………………………………… 54

3章　食物質のかたち ································· 58
3・1　水のかたち ···································· 58
　3・1・1　水の構造と基本的な性質 ······················ 58
　3・1・2　水は食品中でどのように存在しているのか ······ 60
3・2　タンパク質のかたち ···························· 63
　3・2・1　アミノ酸の構造とかたち ······················ 63
　3・2・2　タンパク質の構造とかたち ···················· 67
3・3　脂質のかたち ·································· 70
　3・3・1　脂質とは ···································· 70
　3・3・2　単純脂質，脂肪酸のかたち ···················· 70
　3・3・3　複合脂質のかたち ···························· 74
3・4　炭水化物（糖質）のかたち ······················ 77
　3・4・1　炭水化物の種類と構造 ························ 78
　3・4・2　食品中のおもな単糖 ·························· 79
　3・4・3　オリゴ糖（少糖）のかたち ···················· 81
　3・4・4　多糖類のかたち ······························ 83
3・5　ビタミン，ミネラルのかたち ···················· 87

4章　食物質が協力して食品をつくる ·················· 96
4・1　食品のおいしさを決めるもの ···················· 96
　4・1・1　食品の物性 ·································· 97
　4・1・2　食品の物性を測定する ························ 99
　4・1・3　食品の物性に及ぼす要因 ······················ 101
4・2　食物質間の化学反応 ···························· 104
　4・2・1　褐変化反応 ·································· 104
　4・2・2　酸化反応 ···································· 108
4・3　食品の加熱処理と高圧処理 ······················ 114
　4・3・1　食品をつくる弱い相互作用 ···················· 114
　4・3・2　食品における弱い相互作用の制御 ·············· 115
　4・3・3　食品における加熱操作 ························ 116
　4・3・4　食品における高圧操作 ························ 116
　4・3・5　食品における加圧の用途 ······················ 117
　4・3・6　加熱と加圧の併用 ···························· 118

5 章　食物質は情報をもっている 119
5・1　感覚系における食情報の受容と伝達 ── 食品のおいしさ 119
　5・1・1　味覚のしくみとその働き 119
　5・1・2　味情報の受容と細胞内での伝達 120
　5・1・3　味情報の脳への伝達 121
　5・1・4　基本味以外の味覚 123
　5・1・5　嗅覚の働き 123
　5・1・6　匂い情報の受容と伝達 123
　5・1・7　匂いがおいしさに及ぼす影響 124
　5・1・8　感覚情報とおいしさ 124
5・2　消化系における食情報の受容と伝達 125
　5・2・1　小腸上皮細胞 125
　5・2・2　受容内分泌細胞 126
　5・2・3　受容内分泌細胞が放出するホルモンとその作用 128
　5・2・4　その他の上皮細胞における食情報の受容と伝達 129
5・3　免疫系における食情報の伝達 130
　5・3・1　腸管からの食情報の伝達 131
　5・3・2　腸管とは異なる部位への伝達 132
　5・3・3　タンパク質抗原以外の食情報の伝達 132
　5・3・4　食品成分の認識，食情報受容の分子機構 133
5・4　内分泌系における食情報の受容と伝達 134
　5・4・1　ホルモンの作用機構 135
　5・4・2　食品成分のホルモン様作用 136
　5・4・3　食事成分による内分泌因子の量や活性の調節 137
5・5　神経系（脳）における食情報の受容と伝達 139
　5・5・1　脳の発達を促進する母乳中の栄養成分 139
　5・5・2　脳回路の発達・再生を促す食品成分 141
　5・5・3　脳の機能老化を食い止める食品成分 143

6 章　病気を起こす食生活 145
6・1　高血圧，心血管疾患を起こしやすい食生活 145
　6・1・1　摂取エネルギーの多い食生活（過食） 145
　6・1・2　食塩の多い食生活 147
　6・1・3　脂肪の多い食生活 147

  6・1・4　摂取量の少ない食生活 ………………………………………… 148
  6・1・5　摂取量の多い食生活 …………………………………………… 149
 6・2　がんを起こす食生活 ………………………………………………… 149
  6・2・1　発がんと食品のかかわり …………………………………… 149
  6・2・2　発がんのプロセス ……………………………………………… 150
  6・2・3　種々の発がん因子 ……………………………………………… 150
  6・2・4　食とがんに関するその他の問題点 ………………………… 154
 6・3　アレルギーを起こす食生活 ………………………………………… 155
  6・3・1　アレルギーとは ………………………………………………… 155
  6・3・2　アレルギーの増加の理由と食生活の関連 ………………… 157
  6・3・3　アレルギー性炎症と糖質 …………………………………… 158
  6・3・4　アレルギー性炎症における脂質の役割 …………………… 158
  6・3・5　アレルギー様反応を引き起こす化学物質を含む食品 …… 158
 6・4　糖尿病を起こす食生活 ……………………………………………… 159
  6・4・1　糖尿病は増えている …………………………………………… 159
  6・4・2　飽食の時代と日本人の糖尿病 ……………………………… 161
  6・4・3　食生活と糖尿病 ………………………………………………… 163

7章　健康をつくる食物質 ……………………………………………… 166
 7・1　高血圧，心血管疾患を予防する食物質 ………………………… 166
  7・1・1　高血圧の予防 …………………………………………………… 166
  7・1・2　高コレステロール血症の予防 ……………………………… 168
 7・2　がんを予防する食生活 ……………………………………………… 172
  7・2・1　がん予防とデザイナーフーズ ……………………………… 172
  7・2・2　がん予防の効果をもつ食品成分 …………………………… 173
  7・2・3　がん予防食品成分の化学と機能 …………………………… 174
  7・2・4　がん予防の食生活 ……………………………………………… 176
 7・3　感染症を予防する食物質 …………………………………………… 177
  7・3・1　細菌・真菌感染症を予防する ……………………………… 177
  7・3・2　香辛野菜の抗菌作用 …………………………………………… 178
  7・3・3　食品由来の抗菌物質 …………………………………………… 179
  7・3・4　ウイルス感染症を予防する ………………………………… 181
  7・3・5　食品由来の抗ウイルス因子 ………………………………… 181
 7・4　アレルギーを予防する食物質 ……………………………………… 183

7・4・1　ペプチド，プレバイオティクス …………………………… 183
　　　7・4・2　プロバイオティクス，ヌクレオチド …………………………… 187
　7・5　糖尿病を予防する食物質 …………………………………………………… 191
　　　7・5・1　糖尿病予防食の原則 ………………………………………………… 191
　　　7・5・2　食後過血糖抑制の意義 …………………………………………… 191
　　　7・5・3　糖尿病を予防する食品 …………………………………………… 193

8 章　これからの食品科学 ……………………………………………………… 195
　8・1　ゲノムと病気 ……………………………………………………………………… 195
　　　8・1・1　多因子疾患 —— 遺伝因子と環境因子 ………………………… 195
　　　8・1・2　環境因子の変化による疾患の増加 —— アレルギー
　　　　　　　　　　　　　　　　　　　　　　　　　　　　疾患の例 ……………… 196
　　　8・1・3　多因子疾患予防の可能性 ………………………………………… 197
　　　8・1・4　環境因子からのアプローチ —— 生活習慣改善の試み ………… 199
　8・2　ゲノムと食品 —— ニュートリゲノミクス ……………………………………… 200
　　　8・2・1　ゲノムとゲノミクス …………………………………………………… 201
　　　8・2・2　DNAマイクロアレイ技術 …………………………………………… 201
　　　8・2・3　ニュートリゲノミクス ………………………………………………… 203
　8・3　機能性食品と保健機能食品 ……………………………………………………… 205
　　　8・3・1　食品の機能について ………………………………………………… 205
　　　8・3・2　機能性食品 …………………………………………………………… 205
　　　8・3・3　保健機能食品 ………………………………………………………… 205
　　　8・3・4　特定保健用食品 ……………………………………………………… 206
　　　8・3・5　特定保健用食品の保健表示と作用機構 ………………………… 207

索　　引 ………………………………………………………………………………… 209

1

食と生命のかかわり

1・1 食およびからだの進化について

1・1・1 食とは何か

アリストテレスの言葉に，生物とは「受取りそれを出す」ものであるというのがある．受取るとは「食べる」を意味し，出すとは生殖細胞をつくりだすことを意味する．つまり，生物とはものを「食べて」，「子孫を残す」存在であるということである．このように，食は生命の本質ともいうべきものである．

そのため，われわれは1年で1トンあまりの食物をとっている．この食物はわれわれのからだの細胞をつくるために使われる．からだは約60兆個の細胞からできている．その一つ一つが役割を分担し，からだを機能させている．

さらに最近では，食は免疫系や神経系などの生体を調節する系にも作用し，その働きに影響を与えることが明らかとなっている．

1・1・2 生物は何を食べているのか

微生物の一部や植物などは，たとえば窒素，二酸化炭素などの無機化合物から，タンパク質や炭水化物（糖質），脂質などの有機化合物をみずからつくりだし，からだをつくりあげている．

一方，ヒトを含めたすべての動物では，自分以外の生物のタンパク質，糖質，脂質などの有機化合物を体内に取入れて分解し，からだに必要な細胞をつくり，エネルギーとしている．また，有機化合物以外の物質，たとえばビタミンやミネラルな

どのからだの中でつくることのできないものは，外界から取入れて利用している．これらの物質（食品成分）の働きを図1・1に示した．

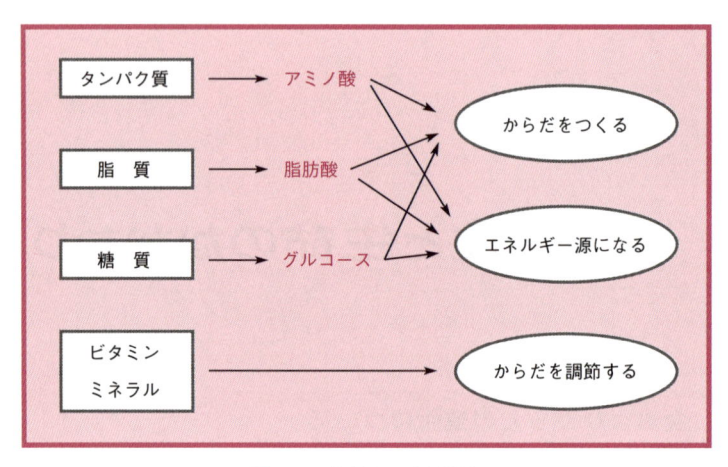

図1・1　食品のおもな働き

　ヒトが好んで食としている動物や植物は，長い歴史のなかで選ばれてきたものである．毒のない安全なもの，からだの機能に良い影響を与えるもののみが選択された．また，容易に手に入れ，あるいは容易に栽培できることももちろん選択の基準となった．ヒトによってこの厳しい基準で選ばれた食は，きわめてその数が限られたものとなっている．

1・1・3　食のからだにおける役割 ── 二つの循環

　ヒトの食の主成分であるタンパク質，炭水化物，脂質などは体内に取込まれ，消化，分解，吸収されて，からだの構成成分となり，そしてエネルギー源となる．以下に述べるように，からだの中ではこれら栄養成分（栄養素）の"二つの循環"によって生命は支えられている．

　図1・2に示すように，これらの働きをからだの中で効率良く実行するために，栄養成分は血管の中を循環し，各部位に補給される．これが**第一の循環**である．

　また，体内でのこれらの栄養成分の役割は異なっている．食物として摂取されたタンパク質は小腸で消化，吸収されて，アミノ酸となり，門脈を通って肝臓に運ば

れる．さらに，血管を通じて全身に運ばれ，からだを構成するタンパク質の合成に利用される．しかし，あまったアミノ酸は分解され，尿素として排出されたり，グルコースや脂肪酸に変換される．

　脂質のなかでトリグリセリドは小腸で脂肪酸とグリセロールに分解され，吸収される．しかし再び小腸で合成され，肝臓や他のからだの組織に送られる．また，その一部は細胞膜などをつくる素材として利用される．脂肪酸は酸化された後にクエン酸回路に入り，エネルギーとなる．

　炭水化物（糖質）はグルコースに分解されて，解糖経路，さらに脂質と同じようにクエン酸回路に入り，エネルギーとなる．

　このように，エネルギーを得るためにはクエン酸回路とよばれる一連の複雑な生化学反応を経ることが，すべての生物に共通となっている．これが**第二の循環**である（図1・2）．

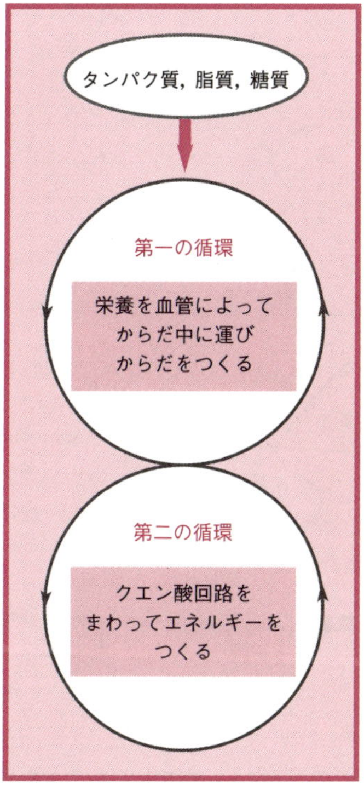

図1・2　からだの中の二つの循環

1・1・4　食品の機能——食の新しい働き

　従来，食はからだの細胞をつくる素材，そして運動するためのエネルギーのもととなることが，そのすべての働きであると考えられていた．しかしながら生命科学の進歩とともに，食品はからだを正常に維持するために働いている調節機構にも作用していることが明らかになってきている．

　そこで，この新しい働きを加えて，食品のからだに対する働きをより深く理解するために「食品機能」という概念が提唱された．これは，食品の働きを一次機能（栄養機能），二次機能（感覚機能），三次機能（生体調節機能）に分類したものである（図1・3）．

　一次機能というのはこれまで述べてきたように，食品が栄養素としてからだの細胞の構築に役立ったり，あるいはエネルギー源として働く機能である．**二次機能**とは，食品が味覚や嗅覚に作用する機能である．そして，**三次機能**とは食品が生体の免疫系，神経系，内分泌系，循環系などの生体を調節する系に作用する機能である．とくに，この三次機能は食品のもつ新しい働きとして注目され，食品による健康維持・増進のために大いに利用されている．

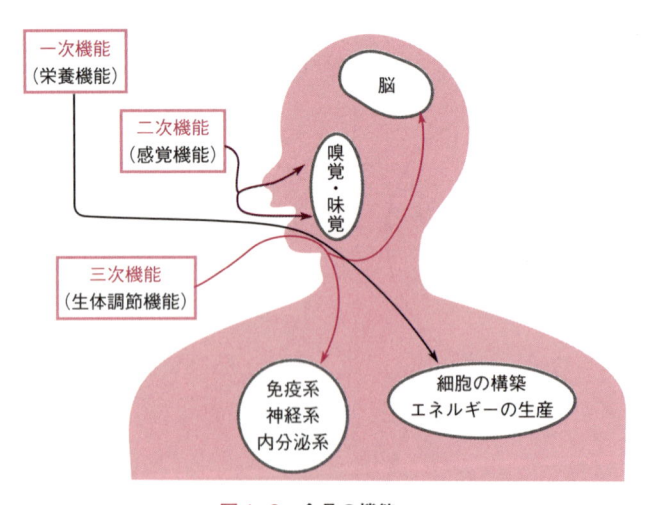

図1・3　食品の機能

1・1・5　食がからだの器官を進化させる

　上で述べたように，食品はわれわれのからだの高度な生理作用にも大きな影響を

与えている．食品がこのような働きをもっているからには，生命のあり方にも少なからず影響を及ぼすはずである．

生命は単細胞生物として出現してから，多細胞生物，そしてヒトに至るまで時の流れに沿った変化・発展を遂げている．これを"進化"とよんでいるが，この進化の要因の一つとして，食は重要な役割を果たしている．動物は「食を最も効率良く利用できる」方向で進化しているのである．以下にその例をあげ，食が生命の進化において重要な役割を果たしていることを示す．

生物の基本型は"管"であるといわれている．たとえば，脊椎動物で原始動物の生き残りとされているヤツメウナギなどでは，口から肛門まで見通せる1本の管によって，消化・吸収と呼吸が行われている．このヤツメウナギなどは無顎魚類といわれ，アゴはない（図1・4）．このように脊椎動物では，文字通り腸"管"とよばれるようにそのかたちは明確であり，生物が"管"であることがよく理解できる．

さらに進化して魚類になると，アゴを形成し，口を大きく開けることができるようになる．これらは有顎魚類である（図1・4）．そのため，骨などを砕くことができ，大きなものを食べることが可能になる．その結果，口に入れたものを貯蔵する場所が必要になり，胃が出現する．このように食べる方法の質的な変化や食べるものの種類の違いは，からだの器官のかたちに変化をもたらしている．

両生類になると，魚などにあった鰓（エラ）が必要なくなり，空気を取入れるために肺が出現する．そして，大腸の出現により，生命にとってきわめて重要な水が体内に回収されることになる．

さらに爬虫類を経て哺乳類になると，母親から乳を吸うために柔らかい唇が発達する（図1・4）．

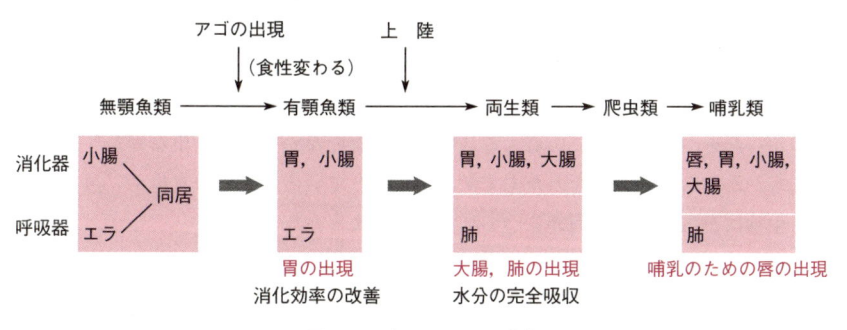

図1・4　食とからだの進化

ヒトでは口だけでなく，手を食べるために使うようになり，さらに火を使うことによって調理が始まった．すると，これまで食べることのできなかったものまで食べられるようになり，歯も発達する．さらには，脳が発達して，現在のヒトとなっている．そして，ヒトは独自の食生活，食文化を生みだすこととなった．

また，食は消化器官だけでなく，循環器や呼吸器の進化にも関係している（三木成夫）．血管は進化の初期には，単に食品の成分を全身に行きわたらせるためのものであった．しかし進化にともない，血液細胞の出現によって食をより高度，かつ効率良く利用できるようになる．たとえば，腸の近傍で体内への侵入者を排除するために食細胞が出現する．この食細胞が血液中に流込み，赤血球などの血液細胞として，からだ中を動きまわるかたちに発達した．

この赤血球は栄養成分の運搬と同時に，酸素の運搬にも重要な役割を果たしている．食がエネルギーになるためには，これを燃やす必要があり，それには酸素が必要となる．酸素を体内に取入れる働きが呼吸である．両生類における肺の出現も，陸上での生活による運動量の急激な増加に対応して，大量の食を燃やすために，効率良く酸素を取込むことが必要となったためである．

1・1・6 食の生命原理

食は生命を支えている．したがって，食の量や質が変化すると，生体の代謝や構造に影響を与えることになる．逆に，生体の代謝や構造が変化すると，食のとり方も変わる．このような両者のかかわりあいが，進化の原動力の一つとなっている．

以下では，微生物，霊長類の食および日本人の伝統的な食から現代人のそれに至るまでを述べ，食と生命との深いかかわりあいについて理解する．

1・2 微生物は何を食べるのか

生物は食べることによって，生きるためのエネルギーを獲得し，さらには自分自身のからだをつくりあげている．ここでは，生物のなかで最も簡単な構造をしているにもかかわらず，多様なかたちで栄養を摂取している微生物の食生活に焦点をあてて，生物にとって食とは何かについて考えてみよう．

一般に，生物の栄養摂取の形態は，二つに分けられる（図1・5）．ひとつは一部の微生物や植物などに見られるように，何らかのエネルギーを用いて二酸化炭素から有機化合物を生成し，それを利用する**独立栄養**である．もうひとつは一部の微生

物やヒトで見られるように，自ら有機化合物をつくりだすことができず他の生物が合成したものを利用しなければならない**従属栄養**である．つまり，微生物においては，独立栄養のものもいれば，従属栄養のものも存在している．

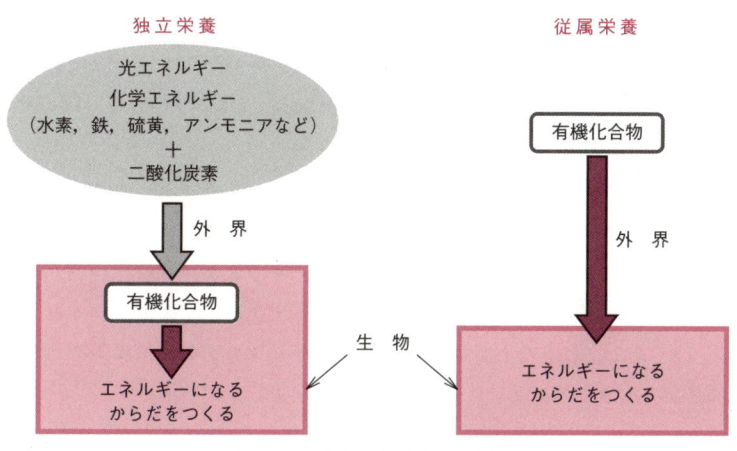

図1・5　生物の栄養摂取の形態

さらに，独立栄養は必要とするエネルギー源により，**光独立栄養**と**化学独立栄養**に分けられる．植物は光のエネルギーによって，二酸化炭素と水から有機化合物を生成する光独立栄養である．微生物では光合成菌，ラン藻類などが光独立栄養であ

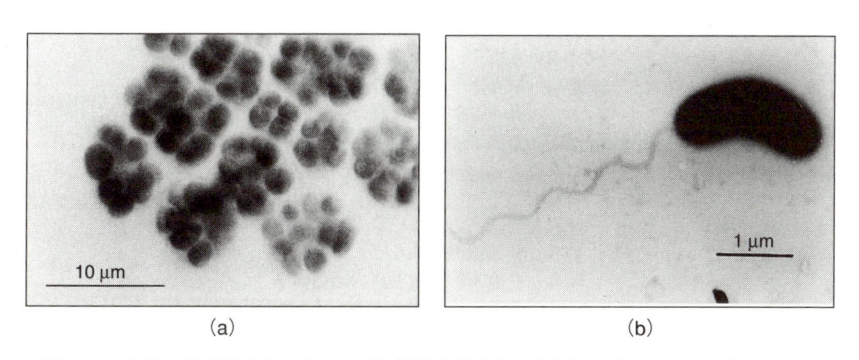

図1・6　光独立栄養微生物(a)および化学独立栄養微生物(b)．(a)はタイの温泉から見つけた光エネルギーを利用する高温性のラン藻，(b)は海水から見つけた微生物で，水素または硫黄をエネルギー源として成育している．

る（図 1・6a）．一方，水素をエネルギー源とする水素細菌，同様に鉄，硫黄，アンモニアを酸化するときのエネルギーをそれぞれ利用する，鉄酸化菌，硫黄細菌，アンモニア酸化菌などの化学独立栄養細菌の存在が知られている（図 1・6b）．

　また，従属栄養の微生物はさまざまな有機化合物を利用しているが，メタン，メタノールや炭化水素などの石油成分のみをエネルギー源および炭素源（後述）にしている微生物もいる．

1・2・1　多様な微生物の栄養素

　微生物の栄養素は，からだを構成する元素をもとに，炭素源，窒素源，硫黄源などといわれるのが普通である．炭素源は二酸化炭素や各種有機化合物，窒素源・硫黄源はアンモニアや硝酸，硫酸などの無機化合物のほか，有機化合物が利用される場合もある．通常これらのほかに，リン，カリウム，マグネシウムなどがある（表 1・1）．また，ヒトなどでは利用されないセレンやタングステンなどを必要とする微生物も存在している．

表 1・1　微生物を構成するおもな元素とその役割

元　素	役　割
水　素	細胞中の水，有機化合物の構成元素
酸　素	細胞中の水，有機化合物の構成元素，呼吸の電子受容体
炭　素	有機化合物，二酸化炭素の構成元素
窒　素	タンパク質，核酸，補酵素などの構成元素
硫　黄	タンパク質，補酵素などの構成元素
リ　ン	核酸，リン脂質，補酵素などの構成元素
カリウム	細胞内浸透圧などの調節，酵素の補因子
マグネシウム	酵素の補因子，クロロフィルの構成成分など
カルシウム	細胞内調節因子，酵素の補因子
鉄	ヘム・非ヘムタンパク質の構成成分，酵素の補因子
マンガン	酵素の補因子
コバルト	ビタミン B_{12} の構成成分
セレン	特殊な微生物の特殊なアミノ酸の構成成分
銅，亜鉛	特殊な代謝系の特殊な酵素の補因子
モリブデン	特殊な代謝系の特殊な酵素の補因子
ニッケル，セレン	特殊な代謝系の特殊な酵素の補因子

　従属栄養の微生物は天然および人工のさまざまな有機化合物を利用している．このような微生物が有機化合物をエネルギー源・炭素源にすることのできる能力を**資化性**という．たとえば，セルロースを利用できる性質を「セルロース資化性」があ

ると表現する．ほとんどの有機化合物は時間をかければ微生物により分解が可能であると考えられており，この多様な分解能力は，環境浄化技術の開発などの基盤となっている．

1・2・2 微生物の代謝

生物にとって重要な栄養素である糖質，脂質，有機酸などの代謝経路は，一般に微生物とヒトでは大差はない．しかし，糖やアミノ酸の合成においてそれぞれ独特の経路をもつ微生物も存在している．さらに，表1・1に示したような補酵素類やその他の補因子も微生物とヒトで大差はないが，独特の資化性や分解経路・代謝経路をもつ微生物のなかには，その経路に必要な独自の補因子を必要とする場合もある．

多くの微生物は，アミノ酸や補因子をより簡単な化合物から合成する能力をもつので，必須栄養素としてのアミノ酸やビタミンを必要とはしない．しかし，進化の過程でこれらの栄養素を合成する能力を失うか，あるいは獲得する機会に恵まれなかった微生物も存在しており，特定のアミノ酸や補因子が必須栄養素となっている．

とくに加工食品で重要な微生物である乳酸菌は，一般に多くのアミノ酸やビタミン類を必須栄養素として要求する．これは，乳酸菌が食品というアミノ酸やその他の栄養素の豊富な環境に好んで成育することと関連している．

また，微生物は遺伝子操作が簡単であり，突然変異という方法によってアミノ酸やビタミンの合成にかかわる酵素を破壊することにより，簡単にアミノ酸やビタミン類を必須栄養素として要求する微生物をつくることができる．

さらに，ある微生物が分泌する代謝産物を他の微生物が資化あるいは分解する例や，ある微生物が要求する必須栄養素をその微生物と常に共存する他の微生物が供給する例もあり，栄養素を介した生物の"共生関係"として知られている．

1・2・3 微生物を育てる

微生物を成育させるためには，必要な栄養素を水に溶かしたものやそれを寒天などで固めたものが用いられる（図1・7）．これらが適切なものであれば，微生物は速ければ10分から1時間に1回程度分裂を繰返し増えていく．一般に，栄養豊富な食品では微生物はよく育つ．

微生物の種類が多いので，それぞれの微生物に適した栄養素の組合わせも数え切

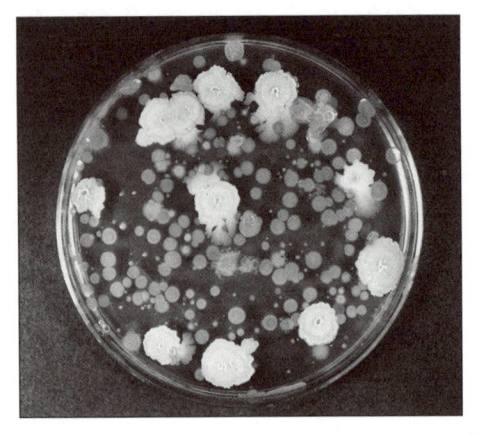

図 1・7　栄養豊富な溶液をシャーレの中で寒天で固めたものに成育した微生物. もともとは食品（野菜）についていた微生物. 微生物の成育は速いので，もとは一匹だったものが 24 時間の間にねずみ算式に増えて，それぞれ目に見える白いかたまり（コロニー）となった. 他の小さいかたまりもそれぞれ別な微生物のコロニーである.

れないほど多く存在する. 代表的なものは，大きく二つに分類される. 酵母エキス，肉汁エキス，麦芽エキスなどの成分が特定されていない天然物を含むものと，成分が知られている化学物質を混合してつくるものである.

　通常，微生物を速やかに成育させてその細胞や代謝産物を得ようとするときには天然のものを用いることが多い. また，微生物を用いてアミノ酸，核酸，抗生物質，酵素などを生産する場合にも，価格やその他の点からおもに天然のものが用いられている. 一方，微生物の特性を厳密に調べる実験などでは，化学物質の組成がはっきりわかっている人工のものが用いられる.

　さらに，微生物の栄養特性を利用して一定の代謝機能をもった微生物のみを取りだすこともできる. たとえば，環境汚染を引き起こす有機化合物を唯一の炭素源とすれば，その環境汚染物質を資化および分解できる微生物を比較的容易に取りだすことができるので，環境浄化の方法として大きな役割を果たすことができる.

1・3　霊長類の食生活と進化

　霊長類の多様な食生活を進化の過程において振返ることは，霊長類の一員である

1・3 霊長類の食生活と進化

われわれ人類の食生活を知るという観点から重要である．ここでは，さまざまな霊長類が食物をめぐり，どのような進化をたどっていったかを見てみよう．

まず，簡単に霊長類の進化についてふれておこう．霊長類の祖先は，今から6500万年前に現れた夜行性の小さな動物と考えられている．その後，キツネザルやメガネザルが現れ，新世界ザル，旧世界ザル，そして2000万年くらい前にテナガザルと大型類人猿（オランウータン，ゴリラ，チンパンジー，およびヒト）のグループが出現することになった（図1・8）．

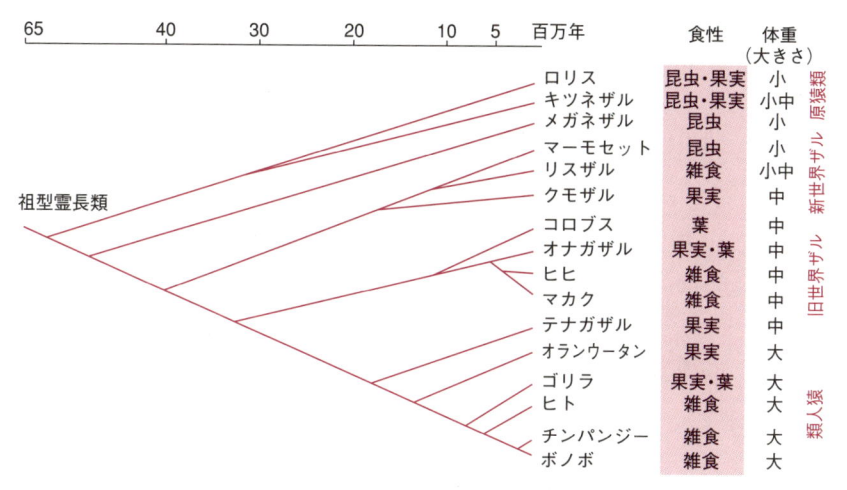

	食性	体重（大きさ）	
ロリス	昆虫・果実	小	原猿類
キツネザル	昆虫・果実	小中	
メガネザル	昆虫	小	
マーモセット	昆虫	小	新世界ザル
リスザル	雑食	小中	
クモザル	果実	中	
コロブス	葉	中	旧世界ザル
オナガザル	果実・葉	中	
ヒヒ	雑食	中	
マカク	雑食	中	
テナガザル	果実	中	類人猿
オランウータン	果実	大	
ゴリラ	果実・葉	大	
ヒト	雑食	大	
チンパンジー	雑食	大	
ボノボ	雑食	大	

図1・8 霊長類の進化系統図と食性，体重

1・3・1 食とからだの進化

霊長類の祖先である夜行性の小型の動物は地上で草や落下果実，昆虫，ミミズなどを食べて暮らしていた．それまで樹上の葉や枝が集まっているところは，鳥たちの食卓となっていたが，その後，霊長類も樹上の食物を獲得するために，昼間の鳥たちの食卓に侵入しはじめた．鳥たちを追い払い食物を獲得するためには，移動する能力を犠牲にしてまで，からだを大きくすることが必要となった．

a. 果実と葉を食べるための進化

霊長類が手に入れた食物は**果実**と**葉**である（図1・9）．糖分に富んだ果実とタンパク質を多く含む葉によって霊長類の栄養条件は大きく改善された．しかし，これらの果実と葉を食べるために新たな進化を遂げることになる．

i) **行動範囲の拡大**　果実は1年のうちに熟する時期が限られ，それらが得られる場所は分散していて，一度に得られる量も決まっている．このため，広い範囲を動きまわって食べられる果実を探すことになる．

ii) **消化器官の改良**　葉は植物にとって光合成をする大切な器官なので，動物に食べられないように，動物には消化できない植物繊維（セルロース）でつくられている．これに対し，葉食の霊長類は消化器官を改良してこの課題を解決した．た

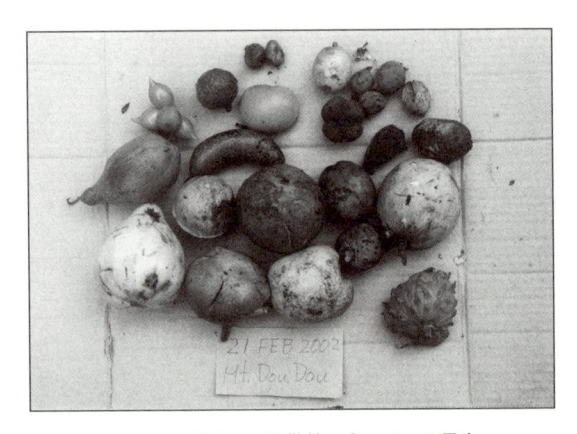

図1・9　ガボンの熱帯林に実っている果実

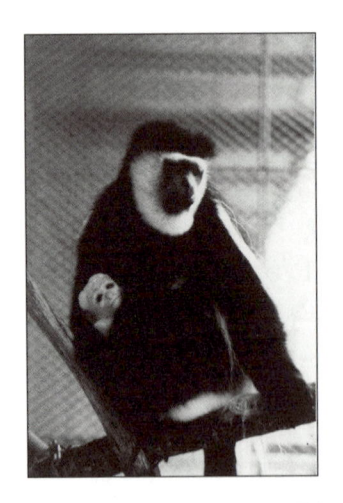

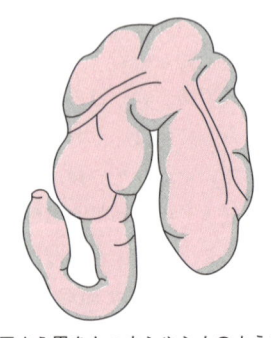

反すう胃をもつウシやシカのように
U字型にくびれている

図1・10　黒白コロブスと胃の構造

とえば，図1・10に示した黒白コロブスは胃が大きく，4室に分かれていて，前2室はバクテリアが大量に共生している．バクテリアはセルロースを分解する酵素をもっているので，コロブスはその力を借りて植物繊維を消化することができた．同様に，ホエザルやゴリラは長大な腸をもち，やはりその中にバクテリアを共生させて葉を消化することができた．

b． 食物とからだの大きさ

　食物の種類とからだの大きさには相関関係がある．昆虫食の霊長類は最も小さく，葉食の霊長類が最も大きくて，果実食はその中間である．からだの大きいほうが相対的に少ない基礎代謝量でやっていけるので，からだの大きな霊長類は小さな霊長類に比べて，あまりせかせかと栄養価の高い食物を探しまわる必要はない．多くの種は広い食物メニューをもっており，昆虫も果実も葉も食べる雑食である．どの食物を多く食べるかによってからだの大きさに差が生じることになる（図1・8参照）．

1・3・2　類人猿の食生活

　ヒトに近い類人猿（テナガザル，オランウータン，ゴリラ，チンパンジー）は総じて果実を好むが，果実食のテナガザルはからだが小さく，葉食傾向の強いゴリラは最もからだが大きい（図1・11）．しかし，他の霊長類に比べて類人猿は少し違う特徴をもつ．それは，果実を好むにもかかわらず類人猿が大きな体格をしていることと，完熟した果実しか食べられないということである．これは，未熟な果実を食べら

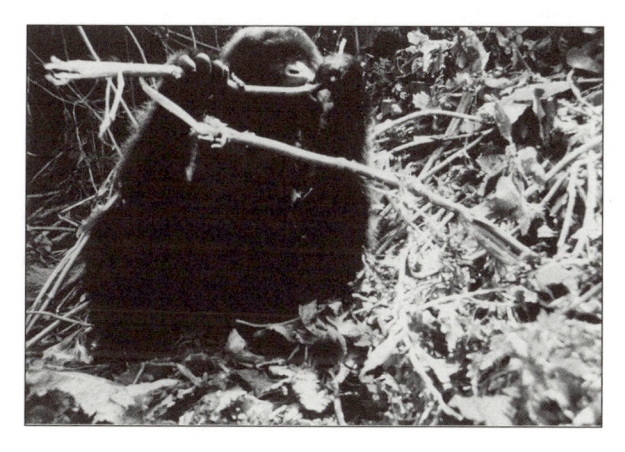

図1・11　地上でジャイアントセロリを食べるマウンテンゴリラ

れる他の霊長類に比べて不利になるし、さらに広い範囲を探しまわる必要がある。

　人類も基本的に類人猿と共通の問題を抱えている。からだが大きく、完熟した果実しか食べる能力がない。そのため、類人猿も人類も非常に広い**雑食**という形式を発達させた。類人猿はからだが大きいにもかかわらず昆虫をよく食べるし、チンパンジーも肉食をする。人類が地球上に生息域を大きく広げ、現在さまざまなものを食物にできるのは、この雑食特性をさらに拡大したおかげである。

1・3・3　集団生活と食物をめぐる競合

　以上のように、霊長類がからだを大きくし、広い範囲を移動して食物を探す必要性から、単独生活から集団生活へと変化していくことになる。

　しかし、集団生活は仲間と食物をめぐる競合をもたらす。食物はその量に限りがあるので、個体間に競合を起こすためである。とくに分布や量の限られている果実は高い競合を引き起こす。そこで、霊長類は集団どうしが空間的に棲み分け、同じ食物資源で衝突しないように日常利用する地域を調整するようになった。

　ところが、類人猿は強い果実への嗜好性と大きなからだによって、少し変わった社会をつくることになった（図1・12）。

　テナガザルはオスとメスのペアでなわばりを構え、隣接するペアとほとんど日常

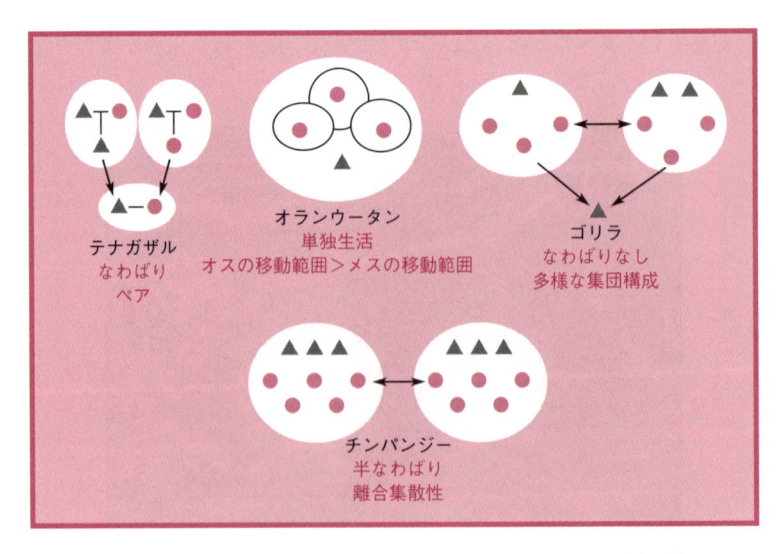

図1・12　類人猿の社会構造.　● メス，　▲ オス，　—→ 個体の移動

生活する地域が重複しないような関係を発達させた．これは量の限られた完熟果実の資源を最小の繁殖単位で占拠しあうという究極の方法である．

オランウータンは果実で大きなからだをまかなうために，集団生活を捨てて単独生活を選んだ．昼行性の霊長類で唯一の単独生活者である．しかも地上にはトラという手ごわい捕食者がいるので，樹上に巣をつくって眠る習性を発達させた．

ゴリラは果実の不足を繊維質の葉や樹皮を採食して補う消化器系を発達させたが，集団を組んでもより広い範囲を自在に動けるようになわばりをもたなかった．

チンパンジーは類人猿のなかで最も大きな集団をつくるが，集団のメンバーがすべていっしょに移動することはない．食物条件や仲間との社会関係によって絶えず離合集散を繰返している．完熟した果実がたくさん得られれば大声で仲間を呼び集め，わずかな果実しか得られないときは個体単位でひっそりと歩く．チンパンジーは集団の大きさを自在に変えることによって食物から受ける制約をなるべく小さくしているのである．

もうひとつ，チンパンジーには食物を**分配**するという独特な社会性がある（図1・13）．これはふだん劣位な者が食物をもっている優位者に手を差し出したり，顔を近づけたりすることによって実現する．ゴリラにも同じような行動によって優位者が劣位者に採食場所を譲る行為が観察されているので，アフリカの類人猿に共通なものと考えることができる．

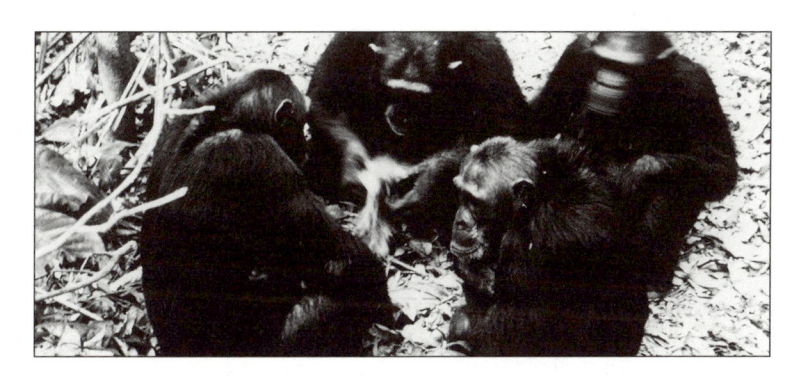

図1・13 肉の分配をするチンパンジー

1・3・4 初期人類の食生活

人類が地球上に登場した中新世の後期は，大規模な寒冷・乾燥の気候が熱帯林を

縮小させた時代だった．それは果実の減少をもたらし，果実に頼る霊長類たちに強い競合を引き起こした．人類の祖先はゴリラやチンパンジーの祖先と共存しながら，彼らと競合しないような採食様式を進化させたはずである．それを考えるうえで，現在同じ場所で共存しているゴリラとチンパンジーの採食様式がいいヒントになる．最近の調査では，ゴリラもチンパンジーも同じ種類の果実を食べているが，その食べ方が異なっていることが判明している．ゴリラはまとまりのいい集団でいくつもの果樹を短時間訪問して歩くが，チンパンジーは果実が豊富に実った特定の果樹に個体単位で繰返し通って採食するのである．果実が少なくなるとゴリラは葉や樹皮を食べて移動距離を縮めるが，チンパンジーは逆に移動距離を伸ばして果実を探し歩くことがわかっている．

熱帯林が縮小した時代に，初期の人類はゴリラともチンパンジーとも違う採食方法を発明した．それはチンパンジーよりもっと広い範囲を歩いて良質の食物を探し，それを仲間のもとへ持って帰って**共食**する方法である．**直立二足歩行**は初期の人類を特徴づける最初の形態的な変革だった．この歩行様式はゆっくり地上を歩くとき，四足歩行に比べてエネルギー効率が良く，長距離を歩くのに適している．初期の人類は切れ切れになった小さな森林を渡り歩き，食物を集めて長距離を歩くのに不向きな子どもたちや老人たちに分配したに違いない．このときチンパンジーに見られる分配行動が利用され，食物を乞われなくても与える**積極的な分配**が発達した．人類の狩猟採集活動は常に仲間に分配することが前提となっているからである．

人類の食事は，霊長類にとって競合のもとであった食物を社会的な手段にして，さまざまな社会的な場を演出した歴史的産物である．そこには，生物学的進化と文化の発達が重複しながら影響しあってきた跡が見てとれる．

1・4　古代日本人から昭和初期までの食生活

人の営みに深くかかわる「食」については，民族，国家，気候・風土，時代によってさまざまである．これまでに長い時間をかけて，培われてきた日本独特の食文化について，歴史的な側面から理解することは重要である．

1・4・1　縄文時代（BC 約 10000〜BC 400）

縄文人は主として狩猟や漁労，採集によって食物を獲得してきた．近年になって，その前期では原始的な農耕が営まれていたことが明らかになっている．遺跡から発

見された動植物の種類も多く，自然環境が安定していれば四季折々の"多彩"な食物を摂取できた（図1・14）．

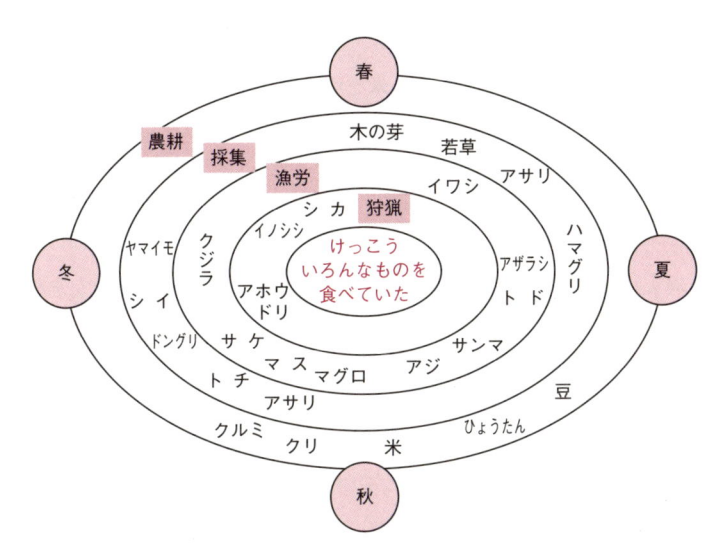

図1・14 縄文人の四季の食生活

　主食は，木の実やイモ類などの**植物性食物**で，摂取エネルギーの8割以上を占めていた．とくに東北地方の広葉落葉樹林帯では，クルミ，クリ，ドングリ，トチなどのデンプン質種子や脂肪質種子は良質であり，稲作の伝来以前の人口は東北地方が他の地域よりも多かった．

　動物性食物では貝類が多く，とくにハマグリ，アサリ，カキ，シジミは全国的に多く出土している．魚類では，タイ，スズキ，サメ，マグロ，ボラ，マス，ブリ，サワラなどであり，とくにタイやスズキが多いとされている．また，出土する獣骨の9割はイノシシとシカであり，鳥ではキジ，カモ，ツル，ハトなども食していた．これらは貝塚から見つかっている．縄文人は狩猟は弓矢，漁労は銛や釣り針を用い，貝を捕食，食用植物を採集し，竪穴式住居に暮らしていた．

　縄文中期には焼畑農耕でソバ，ムギ，エゴマ，ウリ，アズキなども栽培されている．この時代，食料は動植物ともに種類が多く，順調な収穫があれば現代とさほど変わらない豊かな生活を営んでいた．

　本格的な水田が現れるのは縄文晩期のころで，稲作は人々の定住を促し，社会構

造を大きく変えていった．

1・4・2 弥生・古墳時代

　弥生時代は，食料の入手方法は縄文時代と同じであったが，九州から東北地方まで水稲農耕や金属器の普及によって，**米を中心とする穀物**がおもな食料となっていった．このため，デンプン食がエネルギー源の主となり食生活が安定し，従来の種々の食料は副食へと置き換えられることになった．いわゆる，米食民族の始まりと考えられる．

　食料は米のほかに，ムギ，アワ，ヒエ，キビ，大豆などの栽培も始まっている．ただし，縄文時代より貝塚の数も減っていることから，従来に比べて安定した食生活であったようである．

　古墳時代（3世紀末から7世紀中頃まで）には，弥生時代に始まった稲作農耕がほぼ確立した．渡来人によって導入された鉄製の農耕具により，水田の耕地面積が拡大して，米の収穫が増えることになり，他の食料が多くても，それは副食であるとの概念が生じた時代である．また，支配階級の勢力の増大にともない米は貢納品として権力者に集中管理されるようになり，庶民の常食は少なくなっていく．

1・4・3 飛鳥・奈良時代（592〜794）

　大化の改新（645年）による中央集権国家の出現や，帰国した遣唐使により唐の文化が伝えられ，大きな影響を受けた時代であり，主食と副食による食事形式が定着してきた．**貴族は米を常食とし，庶民は粗食，雑穀を主食とする**など，食生活の階級差が大きいことも特徴である．一般に長寿命で，健康度も良好であった．野菜類は野生のもののほか，栽培種も加わり種類が豊富になる．魚介類についても，フグやサメなども見られるが，地方からの貢納品としての水産加工品の木簡が奈良時代の遺跡から発掘されている．たとえば，魚や貝の干し物や塩漬け，塩漬けの魚を飯とともに漬け込んだすしなどがある．海藻類は，現在食用とされているものは大体食料とされていた．肉類は天武天皇の675年に殺生禁止令が出て以来，江戸時代の終わりまで表向きは食用としなかった．

　牛乳からつくる酥や酪は貴族を中心に摂取していた．平城宮跡出土の木簡に近江の国の「生蘇三合」，長屋王邸跡「牛乳」の記載が確認されている．

1・4・4 平安時代（794〜1192）

　平安時代には貴族と庶民との生活格差が増大した．遣唐使の廃止により貴族の生活は固定し，食文化においても古代の法令や儀式を受け継いだものとなった．その結果，食は栄養や味覚と無関係に，**食品を並べて盛り合わせの美を強調するのみで**あった．

　当時の宮廷政治は，年中行事や儀式と直結していたので，各種行事の饗応食献立が法により規定されていた．これらは現代でも伝統として伝えられているものが少なくない．たとえば，正月の雑煮とお屠蘇（とそ），七草粥，月見，重陽（菊の節句）などがある．

　庶民は貴族の不自然な食生活と異なり，**古代同様の健康的な食生活**を送っていた．その生活は常に手短に得られる食材を簡単に煮る，焼く，汁物，酢漬け，塩漬けが普通であった．京の東西市では米，塩，みそ，油，生魚，干魚，塩魚，菓子類など，食品の流通が盛んであった．

　当時の貴族の食事は朝夕2回，間食に菓子，果物をとっていたが，一般庶民は間食にも飯を食べ，一日3〜4食とっていた．

　平安中期の藤原道長，藤原頼通を頂点とした時代の貴族の日常生活は不健康であった．運動不足，悪い衛生状態，著しい栄養の偏りのために，体力の低下を招くことになった．藤原一門には"飲水病"とよばれた糖尿病を患うものが多く存在していた．道長も糖尿病，眼病，胸痛に悩まされていたと伝えられている．

1・4・5 鎌倉・室町時代（1192〜1333．1336〜1573）

　鎌倉武士が健康で長寿命であったことは，**簡素で形式にとらわれない食生活，健康的な食習慣**によるものである．鎌倉幕府を創始した源頼朝は，質素な武家の気風を育んだ．固い主従関係や強い精神力，合戦に対応できる体力が求められた．

　また，仏教の普及とともに寺院で**精進料理**が広まった．栄西（臨済宗）によって，茶の効用を源実朝に教えたという伝えがある．道元（曹洞宗）は食事をつくる意義と心構え，僧院における厳しい食事作法について述べ，食のあり方を重視し，人格形成と深いかかわりがあることを説いている．

　室町時代の将軍足利義政のとき芸道として始まった茶道は，喫茶である茶の普及のみならず，茶具を鑑賞しつつ静かに喫する風が広まった．茶道の実践にともない，よりおいしく茶を楽しむために供された食事が**懐石料理**である．千利休の手で"茶道"として大成される．

この時代，武士の権力が大きくなるにつれ，本来の質実剛健さはなくなり，公家的な生活，消費的な生活となるなかで，食事の礼儀作法を尊ぶ**本膳料理**が饗宴の膳形式で成立した．

1・4・6 安土桃山時代

一世紀にも及ぶ戦乱の世を治めた織田信長，豊臣秀吉の時代は，現実的で新鮮味豊かな桃山文化や，南蛮文化の多彩な内容をもっている．

南蛮人とよばれるポルトガル人やスペイン人などにより，**南蛮料理**や**南蛮菓子**が伝えられた．現在のてんぷらやかんもどきも南蛮伝来であり，菓子ではコンペイトウ，カラメル，カステラ，ビスカウトなどがある．たばこの栽培も始まり，喫煙の風習が短期間であるが流行する．江戸幕府成立後まもなく，禁止令が出された．

元来，実質的な食習慣であった武士も時代が落ち着くとともに，日常的な白米食や，**砂糖**の普及，**清酒**の登場で過度の飲食により健康を害するものもいたが，**自由な食生活であった町人**や，**雑穀食が主体で栽培植物や自然食の農民**は健康であった．

1・4・7 江戸時代

関ヶ原の合戦で勝利した徳川家康は，1603年に江戸に幕府を開いた．三代将軍家光のころには幕府の力はゆるぎないものとなり，264年にわたる太平の世では，産業・経済・文化が発達し，庶民の生活も向上した．

江戸時代の全人口の80％を占める農民は，土地を手段とする唯一の生産階級であった．収穫米の4割から6割を年貢とされたために，**米も食べられない自給自足の生活**を強いられた．1649年の慶安の御触書には，「いつも飢饉のことを思って，米は食べず，大根の葉，ささげの葉，大豆の葉などを捨てずに雑穀に混ぜたぞうすいを食べよ」と教えている．

江戸時代に数多くの料理書が刊行された．本朝食鑑（元禄），江戸料理集（寛永），会席料理長（天明），卓子料理仕様（明和），豆腐百珍（天明）など，その数は500あまりにのぼる．

現在の日本料理も江戸時代に完成したといわれる．本膳料理，精進料理のほか，懐石料理，本膳料理を酒宴向きに簡略化した**会席料理**も江戸後期には定着した．また，**卓袱(しっぽく)料理**（中国風料理），**普茶(ふちゃ)料理**（精進の中国料理）も日本料理に近い内容で現在に及んでいる（図1・15）．

江戸時代中期以降の江戸の人口は100万人といわれる．下級武士や庶民は土地が

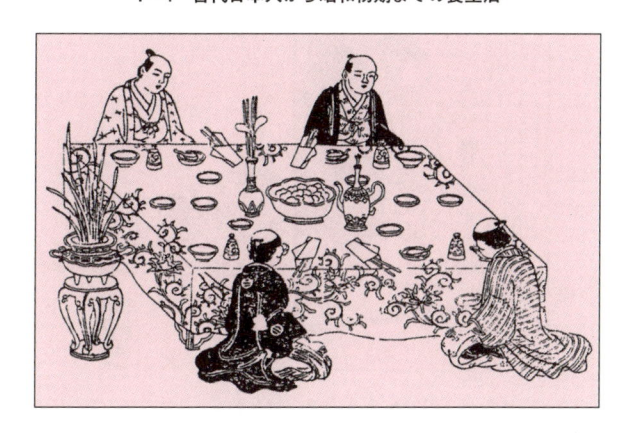

図1・15 普茶の図.「普茶料理抄」(1772)より

なく作物をつくれないため，すべて購入しなければならなかった．そのため，露地まで籠をかついで売り歩くというように，江戸市中にはさまざまな物売りが往来していた．しょう油，酒，塩，油，唐辛子，漬物までも売られていた．納豆や油揚げ売りは子どもたちの仕事になった．

また，参勤交代などで諸国への道路の整備も行われ，街道筋の茶屋や宿場も整備されていった．都市部での商談，寄り合い，物見など庶民生活の活況にともない家庭外でも飲食することが多くなり，茶飯屋，屋台，料亭などが見られた．

しかし，庶民（職人）の基本的な日常食は，飯・汁に漬け物，煮物，ときどきの焼き物である．みそは「手前みそ」というくらい普及しており，納豆汁などもつくられていた．

1・4・8 明治から昭和初期（1868〜1926）

明治維新を契機とした文明開化の波は，従来からの肉食禁忌が解禁へと進み，政府は1872年，明治天皇に牛肉を試食させ肉食を奨励させた．その前年には，宮中の正式料理としてフランス料理が採用されている．

仮名垣魯文の「安愚楽鍋」に文明開化を謳歌する場面が見られるのものこのころであるが，肉食の流行は一部の人々に限られていた（図1・16）．牛肉と同時に，牛乳やコヒー，西洋野菜，パン，洋菓子などの導入とあわせて技術の進歩も図られている．しかし，一般国民の生活は急激な変化に対応できず，前時代からの生活や習慣を継続する農山漁村と都市住民とでは大きな格差が生じていた．

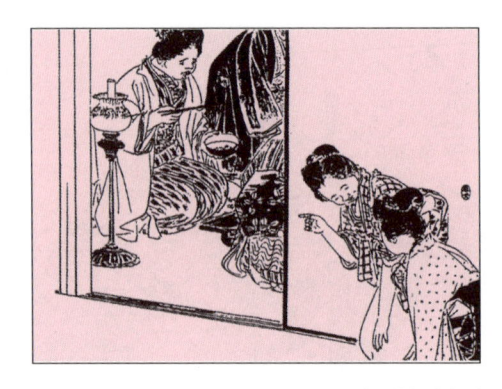

図1・16 恐れながら獣肉を食う庶民．村井弦斎，「食道楽」(1903)より

　文明開化を特徴づけるものとして肉食の流行と，「洋食」とよばれる**西洋料理**の普及があげられるが，明治の先人達の知恵は，日本人の嗜好にあうおいしさを求めて和洋折衷の数々の「洋食」を生みだしている．とくにカツレツ，ライスカレー，コロッケは明治の「三大洋食」として庶民の間にご馳走として定着し，大正に入ってからも普及が図られた．とくにジャガイモは生産量も増加し，「今日もコロッケ，明日もコロッケ」という唄が流行している．

　大正時代になると，**村落では米に麦を混ぜて常食とし，アワ，ヒエ，キビなどを混入する**こともあった．さらに，第一次世界大戦以降は，わが国では富国強兵策の

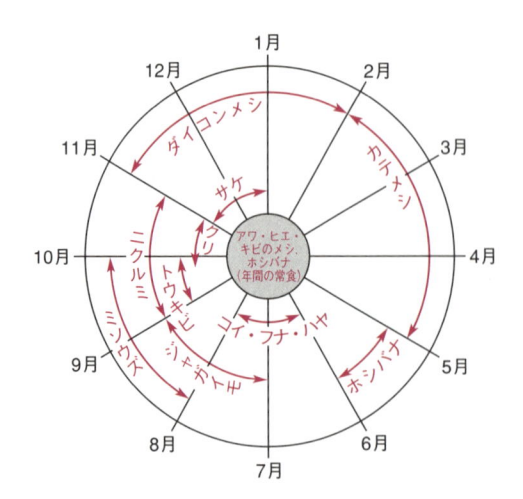

図1・17 第二次世界大戦前の食事（農村）．福島県大沼郡金山町の第二次世界大戦前までの年間日常食サイクル．坪井洋文，"朝日百科世界の食べもの"，第11巻（日本編Ⅲ），p.16，朝日新聞社(1984)より

遂行のため，**栄養の普及啓蒙活動**が活発化し，国民の体力向上に寄与した．一方，**農山漁村の食生活は四季ごとの自給自足を原則**に，**麦飯と季節の食材を用いた煮物と漬け物が日常食**であった．米は日常の生活用品を買うためになるべく節約し雑穀を使用した．貴重な米と魚を用いた非日常食と，日常食を組合わせた食生活が営まれていた（図 1・17）．

1931 年の満州事変以降，軍国主義，戦時体制へと大きく傾いていった．1938 年に国家総動員法が公布され，白米食廃止運動が広がり，食料全般が"配給"の統制化におかれる．

第二次世界大戦中は戦況が厳しくなるにつれ，食料不足はいっそう深刻化した．主食の配給は 1941 年 4 月から大人 1 人 1 日あたり 2 合 3 勺（約 330 g）が基準であったが，戦争が本格化した翌年からは，麦や大豆，サツマイモなどの代替食品も配給された．

1・5 現代日本人の食生活

ここでは，現代日本人の食生活の特徴を国民栄養調査結果に基づいて述べる．まず，エネルギー・栄養素摂取量の移り変わりから，現代日本人は完全な欧米型食生活ではなく，伝統的な食生活を維持しながら，多様化された主菜や副菜によるバランスのとれた近代型の食生活を営んでいることを述べる．この近代型食生活は平均寿命の延びに貢献し，国際的にも高い評価を受けている．さらには，欠食・外食およびサプリメント摂取の状況から現代日本人の食生活における問題点にふれ，最後に肥満とやせの現状についても述べる．

1・5・1 エネルギーおよび栄養素摂取量の移り変わり

筆者は，わが国の戦後を大きく五つの期間に分類している．敗戦からサンフランシスコ講和条約発効前後までを困窮時代（～1950 年頃），所得倍増計画発表頃までを復興時代（～1960 年頃），オイルショックまでを高度経済成長時代（～1975 年頃），バブル経済崩壊前後までを低経済成長時代（安定期．～1990 年頃），それ以降を不況時代とよぶ．

図 1・18 に示すように困窮時代のエネルギー摂取量は，食料不足を反映して必要量を充足している人々の割合は少なかったが，間もなく増加傾向を示した．しかし，低経済成長時代以降には，減少傾向に転じ，近年の不況時代では，復興時代の水準

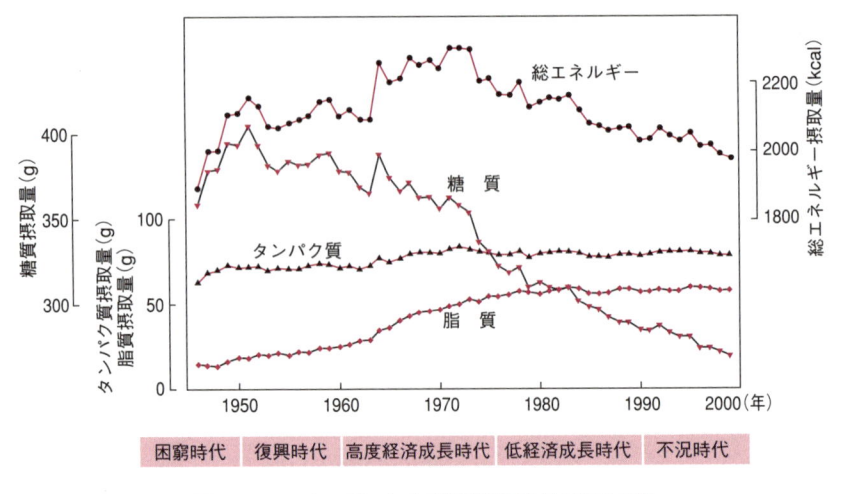

図1・18 エネルギーおよび栄養素摂取量の年次推移

を下まわっている．世間では，飽食時代といわれているが，量的には飽食とは必ずしもいえない．その理由は産業構造が1次産業から，2次，3次産業へ移行し，労作強度の軽減，労働時間の短縮がもたらされたこと，さらに自動車の普及により，エネルギー消費量が減少したことなどがあげられる．すなわち，エネルギーを多くとる必要がなくなってきたのである．欠食者の増加も，エネルギー摂取量の減少に寄与しているようである．

脂肪摂取量は低経済成長時代のはじめ頃（1978年頃）まで，一貫して増加傾向にあった．なかでも高度経済成長時代での増加が著しい．しかし，低経済成長時代以降には，55〜60 g/日の範囲内で横ばい状態となった．そして，不況時代の1995年以降には，わずかではあるが減少傾向が認められるようになった．これは，牛海綿状脳症（BSE）の発症により，国民が肉類の摂取をひかえるようになったためである．現代日本人の脂肪摂取量（2002年では54.4 g/日）は欧米諸国の二分の一から三分の一ぐらいである．

また，脂肪摂取は血中のコレステロール濃度とかかわりがあり，飽和脂肪酸（S）がコレステロール濃度を上昇させるのに対し，多価不飽和脂肪酸（P）はコレステロール濃度を低下させる．そのため，P/S比は1.0以上が望ましいとされている．現代日本人のP/S比は1.0であり，欧米諸国の0.3〜0.4よりもはるかに高い．植物性脂肪：動物性脂肪：魚からの脂肪も5：4：1であり，バランスのとれた脂肪摂取

1・5 現代日本人の食生活

量であると国際的に高く評価されている．

1・5・2 近代型食生活と伝統型食生活

このように脂肪摂取量からみても現代日本人の食生活は，量的にも質的にも欧米諸国との間に大きな差があり，単純に欧米型食生活とはいえない．筆者は，このような食生活を**近代型食生活**とよんでいる．

困窮時代から高度経済成長時代の前半までは，ごはん(6〜9杯/日)，みそ汁(3〜6杯/日)，漬物が朝，昼，夕食の三度とも摂取されており，夕食にこれらに加えて，根・野菜の煮物，豆腐，塩干魚などが1品つけば上等といわれた．肉類，卵類，牛乳・乳製品などは，滋養食，晴食（祝事，祭などにのみ摂取）といわれていた．

このような高食塩，高炭水化物，低脂肪，低動物性タンパク質で表現される食生活を**伝統型食生活**という．その後，副食が多様化していったが，既述のように完全な欧米型食生活ではなく，近代型食生活を形成することとなった．これは，ごはんを主食として保持し，その摂取をやめることなく，主菜，副菜の多様化を図ってきたからである．

1・5・3 食生活と疾病構造・平均寿命

困窮時代には，急性感染症（いわゆる伝染病），寄生虫病，低栄養症，栄養素欠乏症も少なくなかった．乳児死亡数は22万人を超えていた．死因の第1位は結核で，しかも20, 30歳代の死亡総数の50％（約62 000人）が結核によるものであった．

1951年から1980年まで，すなわち低経済成長時代の前三分の一期までは，脳卒中が死因の第1位であった．その後，1981年から今日に至るまで，悪性新生物（全がん）が死因の第1位である．

現在，乳児死亡，結核，そして脳卒中は著しく減少している．一方，虚血性心疾患の年齢調整死亡率*も減少傾向にあり，増加してない．がんの年齢調整死亡率は，男性では増加傾向にあったが，この数年間，横ばい状態から減少に転じてきたし，女性では減少傾向が認められている．

---

* 脳卒中，虚血性心疾患，がんは，老化と密接に関連している．人口の高齢化が進むと，必然的に増加する．これら疾病の死亡率を地域別にあるいは年次推移を観察するには，人口構成を考慮に入れなければならない．人口構成を考慮に入れた死亡率を年齢調整死亡率という．

このようなことから，わが国の平均寿命は大幅に，かつ急速に延び，男女とも世界一の長寿国となった．活動的平均余命（健康寿命）も世界一である．社会経済状態の変化にともなう，食生活の伝統型から近代型への移行には，種々の問題点が内包されているが，平均寿命の延びに大きく寄与したのは確かである．

しかし，これは，若年時代に伝統型食生活を経験した人々の話である．日本の繁栄のなかで生まれ育った世代では食生活の変化にともない，将来，直腸・結腸がん，脳梗塞，虚血性心疾患などの増加が認められるようになるかもしれない．

1・5・4 現代人の食生活の問題点
a. 欠食と外食

国民栄養調査では，「欠食習慣がある者」とは，「ほとんど毎日欠食」または「週2～5回欠食」と回答した者としている．図1・19は2001年における欠食の頻度を性，年齢別に示したもので，男女とも20～29歳と30～39歳に多く，また，全体としては女性よりも男性に多い．

「朝食欠食」とは，「菓子・果物などのみ」，「錠剤などのみ」，「何も食べない」の合計とされている．「朝食欠食」率の年次推移は図1・20のとおりで，男女とも増加傾向にある．女性では，2000年以降に著しく増加している．

20～40歳代男性の「昼食の外食率」は約60％，20歳代女性のそれは，約50％，30～40歳代女性は約40％である（2002年）．

朝食の欠食者は，朝食を欠食しない者に比べて，肥満の有病率が4.5倍も高いこ

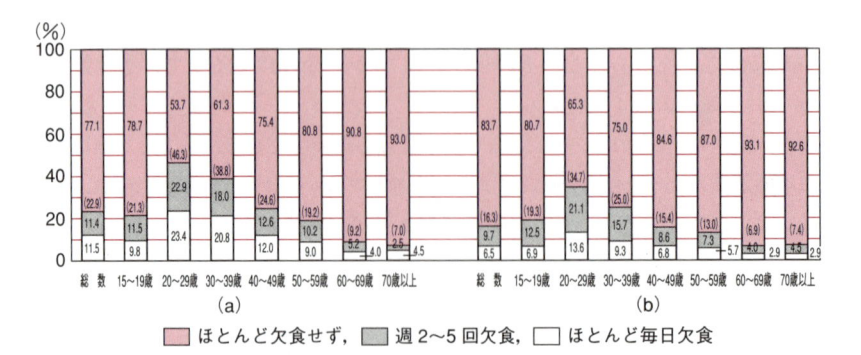

図1・19 欠食者の頻度（2001年国民栄養調査結果）．(a)男性，(b)女性．（ ）内は「ほとんど毎日欠食する」および「週2～5回欠食」の合計

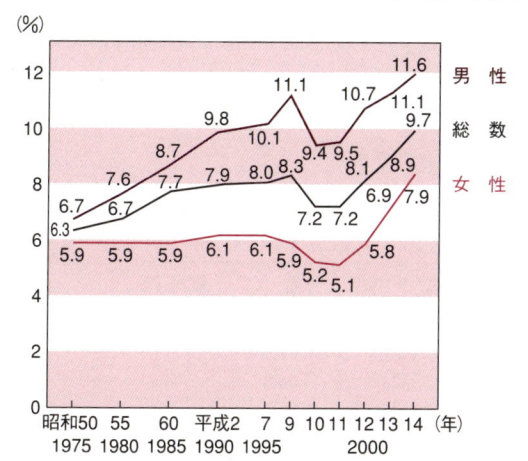

図1・20 朝食の欠食率の年次推移
（2002年国民栄養調査結果）

と，さらには，外食の頻度が高くなると，肥満のリスクが高くなるいう注目すべき調査結果が，アメリカで報告されている．

b. ビタミン・ミネラルのサプリメント

　錠剤，カプセル，顆粒，ドリンク状のビタミンやミネラル（サプリメントのみならず医薬部外品などからの摂取を含んでいるものと思われる）を「1種類以上飲んでいる」と回答した者の割合は，男性17.0％，女性23.6％であった．今後もビタミン・ミネラルのサプリメントなどを摂取する者は増加していくものと予想されている．通常の食事からビタミン，ミネラルを摂取している人々とサプリメント（8・3節参照）などから摂取している人々を対象にして，疾病リスクを疫学調査していく必要がある．

1・5・5　肥満とやせの現状

　ここでは，肥満度を表す**BMI**（**体格指数**）とよばれる指標（体重(kg)/{身長(m)}^{2}）をもとに，現代日本人の肥満とやせの現状について述べる．日本肥満学会の判定基準によると，BMI 18.5未満が低体重（やせ），18.5以上25.0未満が普通，25.0以上が肥満とされる．表1・2に示すように，肥満の頻度は，20歳以上では男性28.9％，女性23.0％であり，欧米諸国に比べて非常に低い．一方，やせの頻度は，20歳以上の男性で4.4％，女性で10.0％であるが，年齢別に検討してみると，女性の20〜29歳26.9％，30〜39歳15.5％が目立つ．

肥満の頻度を年代別に比較すると，男性ではいずれの年齢層でも増加傾向を示しているが，20歳代，40歳代では，この10年間の増加傾向が少し緩やかになってきている．女性では70歳以上を除いて，減少傾向が認められている．これは，日本の女性のいわゆるダイエット志向によるものであろう．

表1・2　**BMIの相対頻度**（2002年国民栄養調査結果）

		総数（実数）	やせ (%)	普通 (%)	肥満 (%)
男性	総　　数	100.0 (3385)	4.4	66.7	28.9
	20～29歳	100.0 (382)	8.1	74.3	17.5
	30～39歳	100.0 (500)	2.6	66.2	31.2
	40～49歳	100.0 (516)	2.5	65.9	31.6
	50～59歳	100.0 (698)	2.6	65.0	32.4
	60～69歳	100.0 (695)	3.6	66.3	30.1
	70歳以上	100.0 (594)	8.2	65.5	26.3
女性	総　　数	100.0 (4246)	10.0	67.0	23.0
	20～29歳	100.0 (435)	26.9	66.7	6.4
	30～39歳	100.0 (594)	15.5	73.2	11.3
	40～49歳	100.0 (633)	7.0	74.1	19.0
	50～59歳	100.0 (884)	6.0	68.4	25.6
	60～69歳	100.0 (809)	4.1	62.7	33.3
	70歳以上	100.0 (850)	9.9	59.3	30.8

注）妊婦除外

そこで，やせの者の頻度を年代別に比較すると，男性では減少傾向が認められる．女性では20歳代，30歳代が顕著に増加している．この10年間では，40歳代，50歳代でも若干の増加傾向が観察されるようになってきている．このように，日本の若い女性では"飽食時代の低栄養"が認められ，肥満と"低栄養"の二重構造を呈している．

図1・21は，大都市，中・小都市，町村別に肥満の頻度を示したものである．20～49歳の男性では，町村での増加が顕著である．これは農業などの第一次産業における労作強度の軽減，労働時間の短縮に加えて，自動車（通勤などでの利用）の普及（歩行数の減少），運動不足によるものと推測されている．女性では肥満の頻度に減少傾向が認められ，とくに20～49歳の大都市在住者で低くなっている．50歳以上でも，大都市在住者に顕著な減少傾向が認められる．このように肥満の増加は町村在住の男性に顕著で，やせは大都市在住の女性に多く見られる．

以上のことから，わが国における集団レベルでの肥満対策は，性，年齢（世代），居住環境などを考慮に入れて実施することが重要となる．また，若い世代の"低栄養"は母子保健上，大きな課題となるかもしれない．

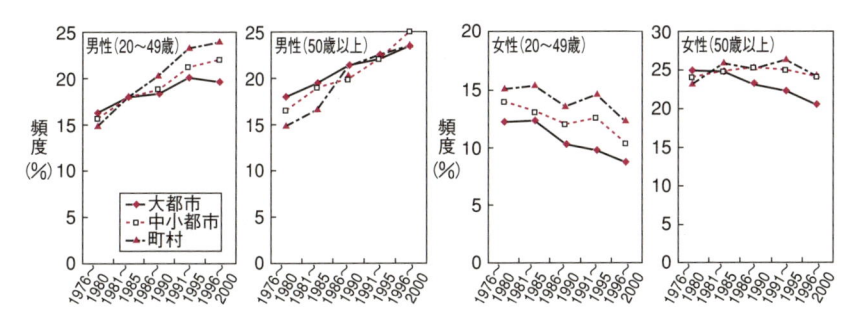

図1・21 大都市，中小都市，町村別に見た肥満の頻度の年次推移（吉池信男氏が1976～2000年の国民栄養調査結果を用いて計算したデータ）

2

食物質はからだをつくり，動かす

2・1 水の働き
2・1・1 生命と水

　水は2個の水素原子と1個の酸素原子からなる最も簡単な化合物である．地球上の生命体の始原細胞は約40億年前に原始海洋のなかで誕生したと考えられている．その原始海洋時代の水をわれわれは，血液や体液としてもっている．人体の約三分の二は水であり，細胞内の68％，細胞外の32％，そして脳や肺の約80％が水である．いわば，われわれは水の中で呼吸し，水の中で生きているといってもよい．

　生命は水なしに生きることはできない．水を1日飲まないと約2.5％の水が失われ，体温が上昇し脱水症状を起こす危険性がある．15～20％の水（6～8 L）の水を失えば死に至る．このように，水は生命を維持するために最も重要な働きをする基本物質となっている．

　水は地球の気候を安定に保つばかりでなく，人体においても血液中の水が全身をくまなく循環することにより，体温を一定に保ったり，発汗作用によりからだを冷却するのに役立っている．これは，比熱や気化熱が大きいなどの水のもつ特異な性質に由来している．

　また，細い管の中を水が上昇する毛管現象は毛細血管の中を水が浸透するのを助け，少ないエネルギーでからだの隅々まで血液が循環するのを可能にしている．

　さらには，水はさまざまな物質を溶解することができるので，酸素や栄養素，老廃物などを運搬し，生命を維持している．生体内で起こるさまざまな反応にも水は

2·1 水の働き

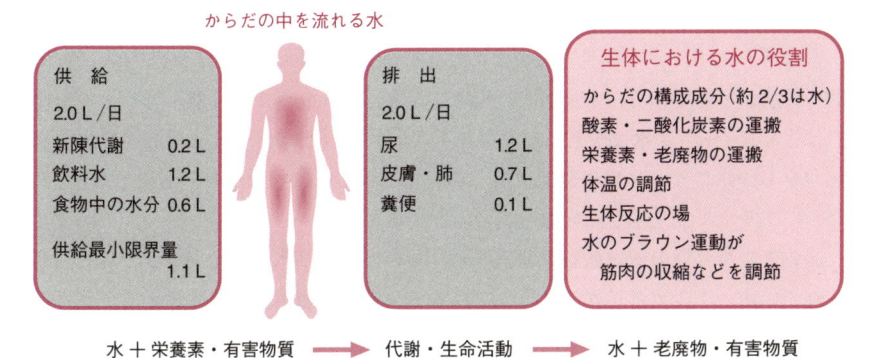

からだの中を流れる水

供給
2.0 L/日
新陳代謝　0.2 L
飲料水　　1.2 L
食物中の水分 0.6 L
供給最小限界量
　　　　　1.1 L

排出
2.0 L/日
尿　　　　1.2 L
皮膚・肺　0.7 L
糞便　　　0.1 L

生体における水の役割
からだの構成成分 (約2/3は水)
酸素・二酸化炭素の運搬
栄養素・老廃物の運搬
体温の調節
生体反応の場
水のブラウン運動が
　筋肉の収縮などを調節

水＋栄養素・有害物質　⟶　代謝・生命活動　⟶　水＋老廃物・有害物質

図2·1　生体における主要な水の役割

大きくかかわっている．生体中での主要な水の働きを図2·1にまとめた．

2·1·2 水の動き

コップの中の水は一見静止しているように見えるが，実はきわめて速い速度で動きまわっている．これは**ブラウン運動**として知られ，生体でも重要な働きをしていることが最近わかってきている．水分子1個の大きさは0.3 nmであるが，数 nmの大きさをもつタンパク質がこのブラウン運動の影響を最も強く受けているようである．

このような運動をしながら，水は人体の中を激しく流れており，心臓から血液が送りだされて戻ってくるまで約20秒，コップの水を飲んだ場合は数分で全身にいきわたるといわれている．また，細胞には水だけをきわめて大きな速度で通過させることのできる水チャネルが存在している．腎臓が1日に180 Lの水をろ過できるのも水チャネルのお陰である．水チャネルの発見は2003年のノーベル化学賞の対象になった．

2·1·3 新しい水の機能性
a. 電解水

近年，水に有用な機能をもたせた水，いわゆる**機能水**に注目が集まっている．機能水とは，特定の機能をもった活性水と定義できる．ここでは，機能水のなかでも電気分解による水（**電解水**）について述べる．そのほかの水の活性化には，磁場，

超音波,鉱石・ミネラル(トルマリンなど)などのさまざまな処理法がある.

水はきわめて安定な物質であるが,H^+ と OH^- に弱く解離しているために電気的に分解が可能である.水を隔膜で仕切った容器に入れ,電気分解を行う.陽極側では生じた OH^- が水と酸素になり,結果として H^+ が増えるために酸性を示し酸化力をもつ水になり,陰極側では H^+ が還元されて水素が発生し,過剰の OH^- のためにアルカリ性を示し還元力をもつ水ができあがる.

弱いアルカリ性の水は飲料水や調理水,強いアルカリ水は洗浄用などとして利用されている.アルカリイオン水とよばれるアルカリ性電解水は厚生労働省が許可する医療用の水でもある.一方,弱い酸性の水は化粧品,強い酸性の水は消毒・殺菌などに用いられている.

b. 活性酸素と水

原始地球には酸素はほとんど存在しなかった.そのころでも生物には,激しい酸化反応を行う活性酸素の毒性から防御できるようなしくみが備わっていたと推測されている.その後,光合成をする生物が地球上に出現し,大気中の酸素濃度が増加し現在に至っている.このような環境にさらされた生物は活性酸素の毒性と闘いつづけることになる.活性酸素自体については 4・2・2 節を参照していただきたい.

活性酸素は生体に損傷を与え,がん,糖尿病,動脈硬化などのさまざまな疾病を引き起こす原因と考えられている＊(図 2・2).呼吸の際にミトコンドリアで発生する活性酸素は徐々に細胞内の遺伝子に損傷を与え,これらの疾病や老化を引き起こす.また,紫外線により発生する活性酸素は皮膚がんを発生させる.一方で,生体内には種々の抗酸化物質が存在し,活性酸素による障害を防ぐ機構が備わっている.しかし,このような機構によっても活性酸素の発生を完全に防ぐことは困難である.

また,近年の地球規模での環境汚染によって,有害物質が水に溶けて移動するために飲料水や食べ物も汚染される.水道水にも約 200 種類の有機合成化学物質が残り,その約 1 割がトリハロメタンやダイオキシンのような発がん物質である.食品添加物にも同様な物質が含まれている.このような化学物質からも活性酸素が発生すると指摘されている.

＊　活性酸素の毒性ばかりが注目されているが,一方で,生体に対する積極的な働きがあることもわかってきている.たとえば,免疫系の細胞が活性酸素を産生して,病原菌やウイルスなどを殺したり,体内の不要な物質を分解するために利用されている.また,一酸化窒素や過酸化水素が生体内でのシグナル伝達の役割を果たすこともわかってきている.

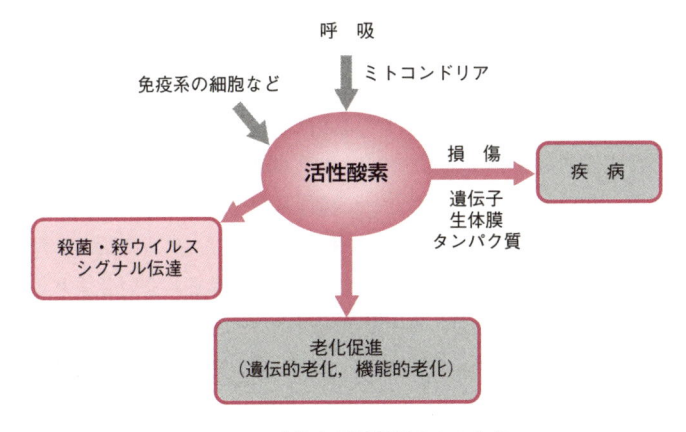

図2・2 生体と活性酸素のかかわり

　最近，前述した電解水中に存在する活性水素が細胞内の過剰な活性酸素を消去することがわかってきており（図2・3），電解水を摂取するすることで活性酸素が引き起こすさまざまな疾病に対して改善の効果も報告されている．今後は，安全な水，おいしい水から一歩進んで，健康に良い水という観点からの摂取が大切になるだろう．

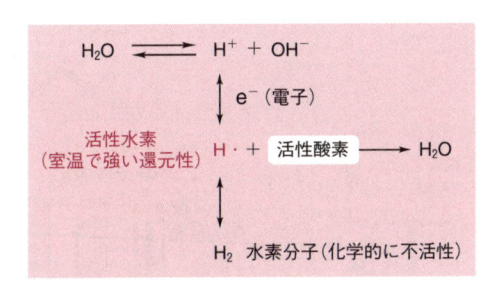

図2・3 活性酸素を除去する活性水素

　さらに，水は食品においても重要な役割を果たしている．食品中に含まれる水分量などとともに，これらについては3・1節を参照していただきたい．

2・2 タンパク質の働き

われわれの体内では常にタンパク質の合成と分解が繰返され，ほぼ一定の量を維持している．分解されたタンパク質はアミノ酸となり，アミノ酸は必要に応じてタンパク質の合成に利用される（図2・4）．体重60 kgの成人において，1日約70 gのタンパク質を食事から摂取しており，ほぼ同量が代謝される．食事から摂取するタンパク質の最も重要な役割は，からだを構成するタンパク質を新たに合成するためのアミノ酸を供給することにある．とくに体内で合成されない**必須アミノ酸**の供給源として不可欠である．一方，体内で合成できるアミノ酸を**非必須アミノ酸**といい，必ずしも食事から摂取する必要はないが，円滑な生命活動のために重要な機能を果たしている．

さらにアミノ酸はエネルギー源，および生理活性アミンなどの前駆体としても重要である．

2・2・1 タンパク質の消化と吸収

図2・5に示すように，食事から摂取されたタンパク質は，まず胃においてタン

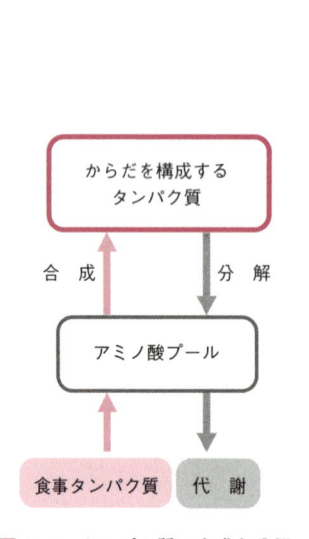

図2・4 タンパク質の合成と分解

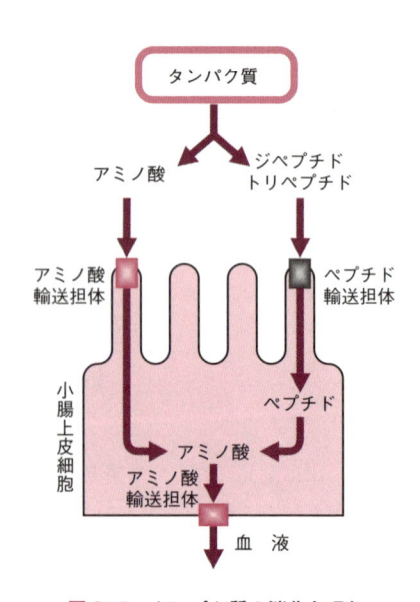

図2・5 タンパク質の消化と吸収

パク質分解酵素（プロテアーゼ）であるペプシンによる消化を受ける．その後，小腸で膵臓から分泌されるトリプシン，キモトリプシンなどにより分解され，ペプチドになる．ペプチドのうちジペプチドおよびトリペプチドは小腸上皮細胞に分布する輸送担体によって吸収される．さらにアミノペプチダーゼ類により，大部分はアミノ酸にまで分解される．これらのアミノ酸はアミノ酸輸送担体を介して血液中に放出され，門脈および肝臓を経て各組織に供給される．

2・2・2 タンパク質の栄養機能
a. 栄養的な特徴

タンパク質はからだをつくる細胞や組織の構成成分として重要な機能をもっている．さらに，酵素，生体防御，輸送，ホルモン，筋肉の収縮などの役割がある．

b. 栄養素としての評価法

さて，ここではタンパク質の栄養素としての評価（**栄養価**）を必須アミノ酸の含有量と消化吸収率から見てみよう．ところで，"必須アミノ酸"は，バリン，イソロイシン，ロイシン，トレオニン，リシン，メチオニン，フェニルアラニン，トリプトファン，ヒスチジンの9種類となっている．

以下に，タンパク質の栄養価の判定方法について述べる．代表的な化学的評価法として，**アミノ酸スコア**があげられる．これはヒトの必須アミノ酸必要量に関するデータ*を基準にして，食品タンパク質中のアミノ酸量を比較して算出したものである．アミノ酸スコアは食品中のタンパク質の必須アミノ酸がどれだけ不足しているかを表す指標である．

表2・1　各種食品タンパク質の栄養価

食品	アミノ酸スコア[†]	生物価	NPU
全 卵	100	94	87
牛 乳	95	85	74〜81
大 豆	74	64	
精白米	67		63
小 麦	53	67	49

† FAO/WHO（1973）

---

* 1973年にFAO/WHOにより作成された暫定的アミノ酸パターン，あるいは1985年のFAO/WHO/UNOによるアミノ酸評点パターンを基準にして算出．1985年の基準では多くのタンパク質のアミノ酸スコアが100となるため，優劣の差がつきにくい傾向がある．

$$\text{アミノ酸スコア} = \frac{\text{食品タンパク質中の各アミノ酸量}}{\text{基準となるタンパク質のアミノ酸量}} \times 100$$

アミノ酸スコアが100に近いほど，栄養価の高いタンパク質であり，最も低い値を示すアミノ酸の値がその食品のアミノ酸スコアになる．表2・1に各食品タンパク質の栄養価を示す．

以上は，化学的な方法を用いた評価であるが，そのほかに生物学的な評価法がある．**生物価**（**BV**）とよばれる方法は，体内で吸収されたタンパク質（窒素量）と保持された窒素量から求められる．

$$\text{生物価} = \frac{\text{体内で保持された窒素量}}{\text{体内で吸収された窒素量}} \times 100$$

一方，摂取したタンパク質の消化吸収についても考慮したものを**正味タンパク質利用率**（**NPU**）という．下式のように，摂取した窒素量に対して体内に保持された窒素量を計算する．現在，この方法が広く利用されている．

$$\text{正味タンパク質利用率} = \frac{\text{体内で保持された窒素量}}{\text{摂取した窒素量}}$$

そのほか，動物にタンパク質を与えて，その体重増加量を測定する評価法としては**タンパク質効率比**（**PER**）がある．さらにタンパク質を与えないときの体重の減少を補正したものが**正味タンパク質比**（**NPR**）である．

c. 非必須アミノ酸の新しい作用

タンパク質を構成する20種類のアミノ酸のうち，上記の必須アミノ酸以外の11種類を"非必須アミノ酸"とよぶ．非必須アミノ酸は必ずしも食事から摂取する必要性はないが，円滑な生命活動のために重要な機能を果たしている．

非必須アミノ酸は体内で合成されるが，外部から食事として与えた場合に新しい機能を示すことがある．たとえば，アルギニンはガス状の情報伝達物質として最近注目されている一酸化窒素（NO）の前駆体となることから，NOが関与する動脈拡張，血圧降下，鎮痛などの作用を示す場合がある．

グルタミンは手術後および激しい運動後のような侵襲時の回復に必要なアミノ酸である．さらに，グルタミンはグルタミン酸を経て，プロリンの生合成にもつながっている．

d. 生理活性アミンおよび神経伝達物質としてのアミノ酸

グルタミン酸およびグリシンは神経伝達物質として作用する．メチオニンおよびシステインの代謝物であるタウリンは神経系や胆汁酸代謝において重要な役割を果たしている．また，各種アミノ酸から神経伝達物質およびオータコイド（局所ホルモン）としての生理活性アミン類が生成する（表2・2）．

表2・2 各種アミノ酸から誘導される生理活性物質

前駆体のアミノ酸	生理活性アミンまたはアミノ酸
チロシン（フェニルアラニン）	ドーパミン，カテコラミン，メラニン，チロキシン
トリプトファン	セロトニン，ニコチンアミド
ヒスチジン	ヒスタミン
グルタミン酸	γ-アミノ酪酸
リシン	カルニチン
アルギニン	ポリアミン類

e. エネルギー源としてのアミノ酸

われわれがエネルギー源として利用している物質はさまざまである．脳などにおいては，エネルギー源としてグルコースのみを用いている．しかし，体内に蓄えられているグルコースの量は非常に少ないので，グルコースプールが低下した場合，他のエネルギー源が必要となる．そこで，アミノ酸を利用してグルコースを合成することになる．この経路を"糖新生"という（2・4節参照）．

f. 分岐アミノ酸

バリン，イソロイシンおよびロイシンはほとんど肝臓で代謝されず，おもに筋肉などの末梢組織で代謝される．これら分岐アミノ酸は過酷な運動後の疲労回復に有効といわれている．

g. タンパク質の過剰障害

タンパク質でも過剰に摂取すると有害である．とくに，メチオニン摂取が過剰で，かつ，ビタミンB_6や葉酸の供給が不十分な場合には，システインに変換されなかったホモシステインが蓄積し，動脈硬化を誘発する可能性が指摘されている．また，アンモニアの排泄は腎臓に負担を与えるので，とくに腎臓に障害をもつ患者では，アミノ酸が理想的なタンパク質の摂取を最小限にとどめることが必要になる．

2・2・3 食品タンパク質の生体調節機能

　食品に含まれているタンパク質には生理活性機能をもったものがある．たとえば，大豆タンパク質に含まれるグリシニンは，血清コレステロールを低下させる．また，乳などに含まれるラクトフェリンは抗菌作用，脂質の酸化防止作用などがある．さらに，卵に含まれるリゾチームやオボトランスフェリンには溶菌作用および静菌（発育・増殖防止）作用がある．

　われわれの体内では数十種類のペプチドホルモンが作用しているが，食品タンパク質の消化の際にも活性は低いが類似した作用を示す**生理活性ペプチド**が派生する．たとえば，カゼイン，小麦グルテン，緑葉タンパク質 RuBisCO（リブロース-ビスリン酸カルボキシラーゼ）からはオピオイドペプチドが派生する．また，牛乳タンパク質カゼインの消化によって生成するカゼインホスホペプチド（CPP）はカルシウムの不溶化を阻害するので，消化器官内でのカルシウムの吸収を高める作用を示す．

　また，もともと食品に含まれているペプチドもある．動物の肝臓などに含まれているグルタチオンはグルタミン酸，システイン，グリシンからなるトリペプチドで，血圧降下作用，抗酸化作用などがある．

　これらのタンパク質やペプチドを有効成分とする特定保健用食品がある（8・3節参照）．

2・3 脂質の働き

　脂質の働きとしては，まずエネルギーの貯蔵があげられる．脂質は生体膜の構成成分として，その機能に重要な役割を果たしている．さらには，必須脂肪酸や脂溶性ビタミンの供給源でもある．また，特別な生理作用をもった脂質も存在している．

2・3・1 食品中の脂質

　食品中の脂質には**トリアシルグリセロール** 92～96％，ホスファチジルコリンなどの**リン脂質** 4～6％と**コレステロール** 0.5％が含まれる．

　食品に含まれる脂質の脂肪酸の組成を表2・3に示した．飽和脂肪酸と一価不飽和脂肪酸が多く含まれ，多価不飽和脂肪酸はそれほど多くないのが特徴である．

　貯蔵脂質（2・3・3b 参照）のうち，牛乳では短鎖脂肪酸と鎖長が10および12までの中鎖脂肪酸が多く含まれている．1個の卵は6～7 g のトリアシルグリセ

表2・3 身近な食品脂質の脂肪酸組成 (g/100g 脂肪酸)

食品	4:0〜12:0	14:0	16:0	16:1	18:0	18:1	18:2	18:3	20:4	長鎖多価不飽和脂肪酸
貯蔵脂肪										
ラード		1	29	3	15	43	9			
牛脂		3	26	9	8	45	2			
牛乳	13	12	26	3	21	29	2			
卵黄			29	4	9	43	11			
生体膜脂質										
牛肉			16	2	11	20	26	1	13	
鶏肉			23	6	12	33	18	1	6	
豚肉			19	2	12	19	26		8	
タラの身			22	2	4	11	1		4	52
野菜			13	3		7	16	56		
植物油										
ココナツ	63	16	9		2	7	2			
オリーブ			12		2	72	11	1		
パーム		1	42		4	43	8			
ナタネ			4		1	54	23	10		
大豆			10		4	25	52	7		
ヒマワリ			6		6	33	52			

ロールとリン脂質および 250〜300 mg のコレステロールを含む.

　生体膜を構成する脂質のうち，動物の筋肉はリン脂質とコレステロールに富み，パルミチン酸，ステアリン酸，オレイン酸，リノール酸とアラキドン酸が主要な脂肪酸である．魚肉は鎖長 20 以上の n-3 系多価不飽和脂肪酸を多く含む．野菜では α-リノレン酸が多く含まれている．

　植物（種子）油の主要成分はトリアシルグリセロールで，パルミチン酸，ステアリン酸，オレイン酸とリノール酸が含まれる．例外的に，ココナツ油は鎖長が 8〜14 の飽和脂肪酸に富んでいる．ナタネ油や大豆油は α-リノレン酸の含量が高い．ヒマワリなどの種子油ではカロテノイド，トコフェノールや植物ステロールを含んでいる．

2・3・2 体内での脂質の合成
a. 脂肪酸の生合成

　生体は脂肪酸を合成し，それらをトリアシルグリセロールやリン脂質に**エステル**

化する酵素を有している．食事からの脂肪酸の供給が少ないとき，哺乳動物の肝臓において脂肪酸（おもにパルミチン酸やオレイン酸）が合成され，生体膜脂質や貯蔵脂肪として利用される．しかし，健全な食事をしているヒトでは，もっぱら，食事から供給される脂肪酸が生体膜脂質や貯蔵脂肪として利用されている．

b. 脂肪酸の不飽和化反応

脂質が細胞で機能を果たすためには，不飽和結合をもつ脂肪酸を含むことが必要である．そのため，すべての動物組織は飽和脂肪酸に二重結合を導入する酵素（**不飽和化酵素**）をもっている．

たとえば，食事や体内での合成に由来するステアリン酸は，9番目の炭素に二重結合を導入する酵素の作用で，オレイン酸に変換される．さらに，二重結合の導入と鎖長の延長によって，三つの系列（n-9, n-6, n-3）の長鎖多価不飽和脂肪酸を形成する（図2・6）．

多価不飽和脂肪酸のうち，リノール酸（n-6）からはアラキドン酸，α-リノレン酸（n-3）からはエイコサペンタエン酸（EPA）とドコサヘキサエン酸（DHA）が合成される．

ヒトや動物では，オレイン酸を合成できるが，リノール酸とα-リノレン酸は合成できない．したがって，これらの脂肪酸は食事から摂取する必要があるので，**必須脂肪酸**とよばれている．これらは生体膜の主要な構成成分である．

一方，オレイン酸（n-9）に由来する代謝産物の生成は，必須脂肪酸であるリ

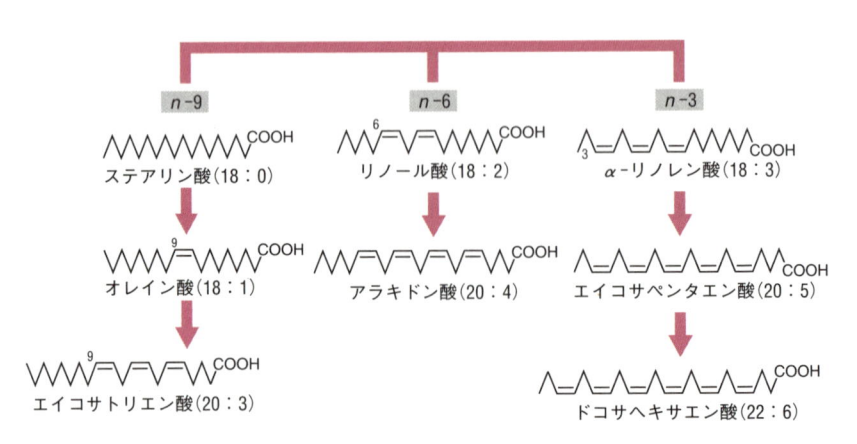

図2・6　多価不飽和脂肪酸の合成

ノール酸の欠乏時やその摂取が少ないときに主として起こる．

c. 脂肪酸のエステル化

エステル化されていない脂肪酸（遊離脂肪酸）の細胞内濃度が高くなると細胞毒性が生じる．そのため，脂肪酸の一部は各種の**結合タンパク質**（たとえば血清アルブミン）と複合体を形成して輸送される．大部分の脂肪酸はトリアシルグリセロール，リン脂質やエステル型コレステロールなどにエステル化されて存在している．

2・3・3 生体に含まれる脂質の働き

a. 生体膜を構成する脂質

動物の細胞膜を構成する脂質はリン脂質である．**生体膜**は細胞と外界および細胞内の顆粒画分との間を仕切っている．図2・7に示すようにリン脂質は二分子層を形成し，お互いの脂肪酸鎖は内側で向きあっている．また，神経組織では糖脂質（リン酸基が糖で置換）が二分子層の主要な構成成分となっている．さらに，生体膜はタンパク質分子を含み，それはリン脂質二分子層に埋込まれ，膜を支持する骨格および酵素や受容体（レセプター）としての機能を果たしている．

脂質分子は生体膜に沿って自由に移動できるが，生体膜を横断する移動はあまり起こらない．一方，生体膜内の脂肪酸の運動（流動性）は活発であり，不飽和脂肪酸の運動は飽和脂肪酸と比較して大きい．

生体膜が適切に機能するためには不飽和脂肪酸，とりわけ多価不飽和脂肪酸が食

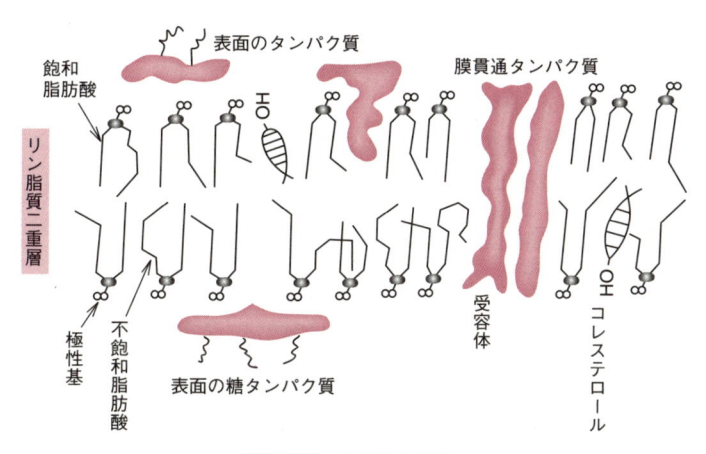

図2・7　生体膜の脂質

事から供給されることが必要である．食事として摂取された多価不飽和脂肪酸は生体膜に積極的に取込まれる．コレステロールは二分子層に取込まれ，生体膜を安定化させる．

b. 貯蔵脂質

主要な貯蔵脂質はトリアシルグリセロールである．脂肪組織の脂肪細胞は脂肪を貯蔵する能力がきわめて大きい．健康な男性は体重の約 15％ が脂肪組織で，その 85％ は脂肪である．女性では体重の 25％ 程度が脂肪である．

運動時や絶食時などで体内にあるエネルギーの利用が必要である場合，脂肪組織に含まれるトリアシルグリセロールは脂肪分解酵素によって脂肪組織から切りだされて，血液を介して輸送され，筋肉や肝臓で利用される．

脂肪は乳腺，リンパ腺などでも固有の目的のために貯蔵されている．乳腺の脂肪は，エネルギーの貯蔵の働きがあり，他の脂肪組織が炭素数 16 と 18 の脂肪酸を主として含むのに対して，短鎖や中鎖の脂肪酸を特徴的に含む．リンパ腺の脂肪は免疫担当細胞のエネルギー源や機能調節の役割を果たしている．

2・3・4　代謝にかかわる脂質

a. エネルギー

食事から摂取した脂肪の標準的なエネルギー値は 38 kJ/g（9 kcal/g）で，食事からの炭水化物やタンパク質のエネルギー（17 kJ/g）と比較して大きい．

体内に取込まれた脂肪酸は，まずミトコンドリア内でアシル CoA に変換される．4 種類の酵素によるサイクルで構成された **β酸化経路** を通じて，これらのアシル CoA はアセチル CoA になり，**クエン酸回路** で酸化され，さらに電子伝達系を経て代謝エネルギーである ATP が生産される（図 2・8）．

たとえば，1 個のパルミチン酸からは 7 回のサイクルで 8 個のアセチル CoA ができ，これらすべてがクエン酸回路で酸化されると，129 個の ATP が生じることになる．

b. 必須脂肪酸の欠乏

必須脂肪酸が欠乏すると，ミトコンドリアにおけるリノール酸とアラキドン酸が激減し，同時にオレイン酸の代謝産物であるエイコサトリエン酸が増加する．そのため，生体膜の安定性や構築が損なわれ，リン脂質二分子層に埋込まれている酵素，受容体（レセプター）や他のタンパク質が正常に機能できなくなる．ひいては，体組織の機能が損なわれ，脂肪酸の酸化によるエネルギーの生産が低下する．なお，

血清中のリン脂質のエイコサトリエン酸とアラキドン酸との比率は必須脂肪酸欠乏の指標として利用されている．健常者ではこの比は0.1以下である．

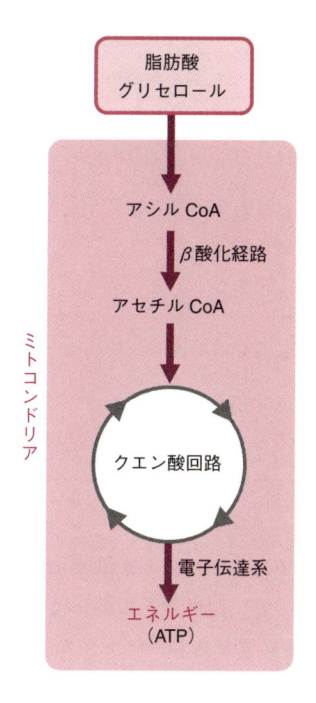

図2・8 脂肪酸からのエネルギーの生成

c. イコサノイド

アラキドン酸やエイコサペンタエン酸など，炭素数が20のn-6およびn-3系の多価不飽和脂肪酸から体内においてさまざまな生理活性をもった化合物が生成する．その生成にはシクロオキシゲナーゼやリポキシゲナーゼといった酵素が関係しており，生成物は**イコサノイド**（**エイコサノイド**）とよばれている．

イコサノイドとして代表的なものは，**プロスタグランジン，ロイコトリエン，トロンボキサン**であり，n-6系とn-3系の多価不飽和脂肪酸のいずれからも生成するが，その構造や働きは異なる（表2・4）．たとえば，n-6系においてはプロスタグランジンD_1，D_2，E_1，E_2，トロンボキサンA_2，ロイコトリエンB_4が生成するのに対し，n-3系からはプロスタグランジンD_3，E_3，トロンボキサンA_3，ロイコトリエンB_5が生成する．

イコサノイドのおもな生理作用は血小板の凝集とその抑制，筋肉や血管の平滑筋収縮と弛緩や炎症の誘導などであり，きわめて低濃度で活性を有する．

表2・4 イコサノイドとその生理作用

イコサノイド	血小板凝集，炎症反応
n-6系	
プロスタグランジン D_1	－
プロスタグランジン D_2	－－
プロスタグランジン E_1	－
プロスタグランジン E_2	＋
トロンボキサン A_2	＋＋＋
ロイコトリエン B_4	＋＋＋
n-3系	
プロスタグランジン D_3	－－
プロスタグランジン E_3	－
トロンボキサン A_3	＋
ロイコトリエン B_5	＋

＋は促進，－は抑制

このうち血小板などの生理的作用においては，n-6系由来とn-3系由来のイコサノイドが拮抗的に働く．したがって，食事をとる場合にはn-6系とn-3系の多価不飽和脂肪酸をバランス良くとる必要がある．バランスを崩すと心筋梗塞や動脈硬化など，血管系疾患の遠因になるから注意が必要である．

2・4 炭水化物の働き

炭水化物は糖質と食物繊維に大別される．**糖質**はエネルギー源として最も多く利用されている．エネルギー源としての糖質は，グルコースとグリコーゲンである．脳や赤血球はほとんどグルコースからエネルギーを得ている．食事から摂取した糖質は消化されて単糖類となり，小腸から吸収され，肝臓に取込まれる．糖の一部はそのまま体内の各組織に送られ，肝臓や筋肉ではグリコーゲンとして貯蔵される．肝臓のグリコーゲンは必要に応じて分解されて血液中に放出され，血中のグルコース濃度を維持している．さらには，脂肪酸や非必須アミノ酸の合成にも使われる．筋肉では筋肉を働かせるエネルギーのみに利用されている．

一方，**食物繊維**はヒトの消化酵素で分解されない食品中の成分であり，セルロー

ス，キチンなどの不溶性のものと，ペクチンなどの水溶性のものがある．それぞれに異なる生理作用をもつ．また，糖アルコールやオリゴ糖も難消化性の炭水化物であり，食物繊維と同様に大腸で発酵を受け，吸収される．

2・4・1 小腸での消化と吸収

われわれが最も多く摂取するデンプンは，だ液や膵液中のα-アミラーゼによりα-1,4結合が切断され，アミロース部分は二糖のマルトース，三糖のマルトトリオースになる．さらに，アミロペクチンの枝分かれ部分にあるα-1,6結合はα-アミラーゼの作用を受けないので，その枝分かれ部分を多くもつα-限界デキストリンも生成する．

これらの過程で生成したオリゴ糖は，小腸上皮細胞表面にあるグルコアミラーゼ（マルターゼ）により消化され，グルコースにまで分解される．また，α-限界デキストリンの枝分かれ部分はイソマルターゼにより分解される（図2・9）．

一方，スクロース（ショ糖）は小腸ではじめてスクラーゼにより消化され，フルクトースとグルコースが生成する．また，ラクトース（乳糖）はラクターゼにより，グルコースとガラクトースになる．

これらの最終的な分解物である単糖は，小腸上皮細胞膜に存在する糖輸送担体によって血液中に運ばれる．

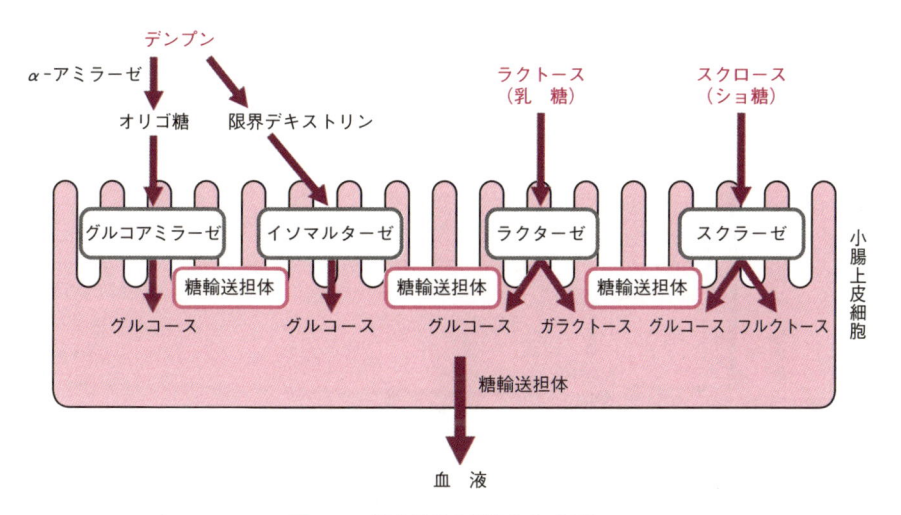

図2・9 炭水化物の消化および吸収

2・4・2 大腸内における発酵と吸収

小腸で分解できない難消化性のオリゴ糖や糖アルコール, 食物繊維などは, 大腸内での細菌によって発酵を受ける. 二酸化炭素, 水素ガス, メタンガスなどに変化する. 同時に, 酢酸 CH_3COOH, プロピオン酸 CH_3CH_2COOH, 酪酸 $CH_3CH_2CH_2COOH$ などの短鎖脂肪酸が多量に生成される.

吸収の過程で短鎖脂肪酸の一部は大腸上皮細胞によって消費され, 残りの大部分は肝臓で代謝され, わずかの部分が末梢組織にいたりエネルギー源として利用される.

2・4・3 炭水化物の代謝

グルコースは, 解糖系, クエン酸 (TCA) 回路, 電子伝達系で代謝され, ATPを生産し, 細胞が生きるためのエネルギーを獲得している (図 2・10).

解糖系はグルコースをピルビン酸にまで分解する経路である. このとき, グルコース 1 分子から 2 分子の ATP と 2 分子の NADH が生成する. 解糖系により生成したピルビン酸はミトコンドリア内に移り, **クエン酸回路**を通じて二酸化炭素にな

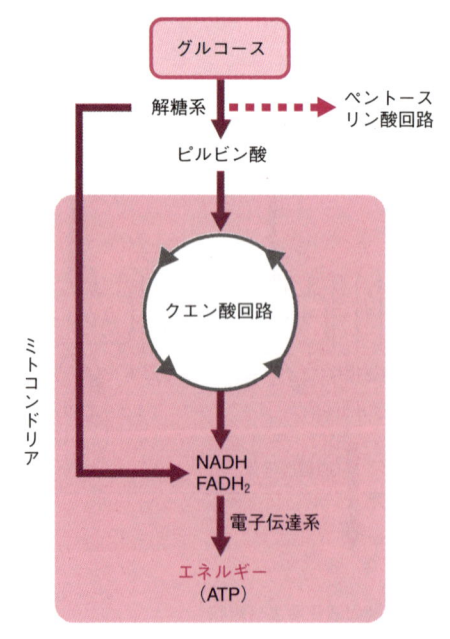

図 2・10 グルコースの代謝

る．このとき，還元型の NADH 4 分子，$FADH_2$ 1 分子，GTP 1 分子を生成する．さらに，解糖系やクエン酸回路で生成した NADH, $FADH_2$ は**電子伝達系**で酸化型に変換され，そのときに ATP ができる．ここでは，グルコース 1 分子からは 36 ないし 38 分子の ATP が生産されることになる．

また，グルコースはペントースリン酸経路によっても代謝される．この経路は脂肪酸合成に必要とされる材料を供給する役割をもっている．

2・4・4 血糖値の維持

血液中のグルコース（血糖）はいろいろな組織が正常な機能を営むのに重要な物質である．とくに神経組織はそこで必要とするエネルギーの大部分を血液中のグルコースに依存している．

血糖は，空腹時には 70～110 mg/dL，炭水化物に富む食事のすぐあとでも一過性に 120～130 mg/dL に上昇したのちに約 2 時間後には元の値にもどり，また絶食時にも空腹時の値と大差がなく，一定濃度の範囲内に保たれている．血糖値が一定レベルに維持されているのは血糖を供給する機構と，それを消費する機構とが，うまく調節されているからである．

血液中へグルコースを供給する，つまり血糖値を上昇させるものは，① 食物からの炭水化物の消化・吸収，② 肝臓のグリコーゲンの分解，③ 肝臓での乳酸やアミノ酸からの糖新生，などによるグルコースの供給である．

これに対して血液中のグルコースを消費する，つまり血糖値を下降させるものはグルコースを，① 組織でのエネルギー源としての利用，② 脂肪組織での脂肪への変換，③ 肝臓，筋肉でのグリコーゲンへの変換などに消費することなどある．

これらの諸因子が種々の神経あるいは内分泌因子により高度に調節され，血糖値は一定に保たれている．

そのほか，二糖類のショ糖やラクトースに由来するフルクトースやガラクトースは生体内でのいくつかの反応を経てグルコースの代謝経路に入ってくる．

2・4・5 糖新生

ピルビン酸，乳酸，アミノ酸，グリセロールなどの物質からグルコースが新しくできることを**糖新生**という（図 2・11）．糖新生は基本的に解糖系の逆の経路をたどるが，途中の反応段階において 3 種類の酵素が異なっている．ピルビン酸の場合，ホスホエノールピルビン酸への転換はミトコンドリアにおける別の経路（オキサロ

酢酸）を経て行われる．ピルビン酸 2 分子からグルコース 1 分子を生成するときに，ATP 6 分子と NADH 2 分子を必要とする．この糖新生はおもに肝臓と腎臓で行われる．

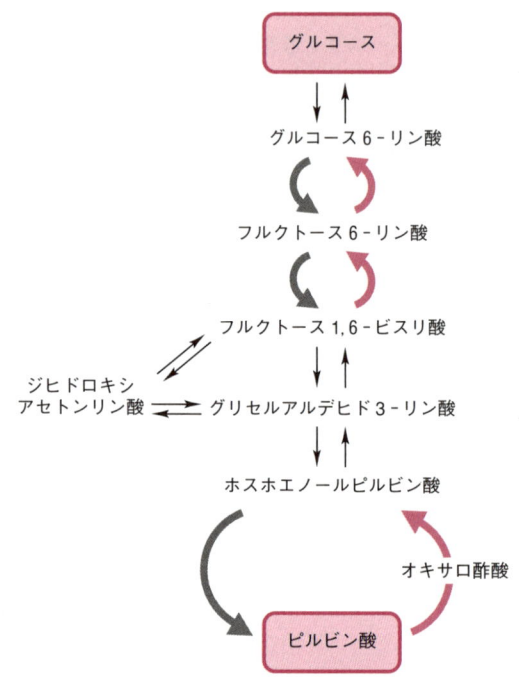

図 2・11 糖新生と解糖の比較．色は糖新生，灰色は解糖に固有の反応である．

2・4・6 グリコーゲンの代謝

肝臓と筋肉に貯蔵されているグリコーゲンは，一種の動物性貯蔵グルコースであり，そのグルコース残基は主として α-1,4 結合でつながっており，約 10 残基ごとに α-1,6 結合で分岐を出している．肝臓では，グリコーゲン含有量が肝臓の重量の約 10％ にも達する．筋肉ではグリコーゲンはその重量の約 1％ であるが，筋肉は肝臓よりずっと大きい臓器であるので，かなりの量が貯蔵されている．肝臓での貯蔵量は食物の摂取と関連しており，食後から短時間で高いレベルになり，その後ゆっくりと減少していく．グリコーゲンは血糖を維持するために使われ，絶食後

約24時間で蓄積されていた肝臓のグリコーゲンはほぼなくなる．一方，筋肉のグリコーゲンは筋肉活動のエネルギー源として使われ，血糖維持には使われない．これは筋肉には糖新生経路がないためである．

2・4・7 コリ回路

激しい筋収縮時は，ピルビン酸のすべてが二酸化炭素に燃焼するだけの酸素が不足しているので，乳酸となって血流中へ送りだされる．これがランニング中での筋肉痛の原因でもある．最終的には肝臓が乳酸の大部分をグルコースに再変換する．肝臓でつくられたグルコースは，再び血流を介して筋肉に戻る．これは**コリ**（**Cori**）**回路**として知られる（図2・12）．

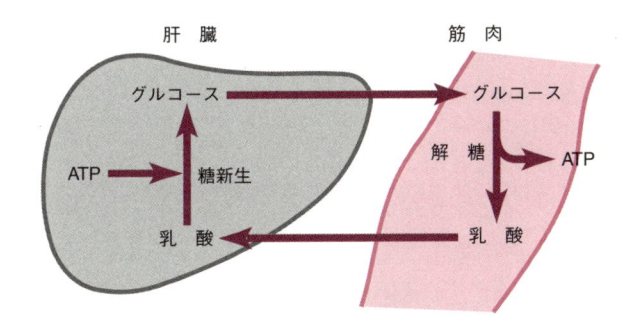

図2・12 コリ回路

2・4・8 グルコース-アラニン回路

肝臓は正常な血糖レベルを維持する中心として機能しており，解糖，糖新生，脂肪の合成を互いに調節している．コリの回路のほかにも，重要な糖新生の代謝回路がある．飢餓あるいは絶食時には筋肉からアミノ酸（おもにアラニン）が血液を介して肝臓に運ばれ，ピルビン酸を経由してグルコースを合成するものである．こうして新生されたグルコースは筋肉へ運ばれ，その結果，エネルギーをグルコースのかたちで肝臓から筋肉へと回転させることになる．これを**グルコース-アラニン回路**という．

2・4・9 炭水化物の摂取とその機能

炭水化物の確固たる栄養学的な必要量は定められていないが，食事で十分な量の

炭水化物が摂取できなければ，脂肪の分解によるエネルギーの生産が主となりケトン体（アセト酢酸，β-ヒドロキシ酪酸など）の形成を増やす．一般に，毎日50～100 g 程度の炭水化物の摂取は必要であると考えられている．

一方，食物繊維の摂取は，食後の血糖値の上昇を抑制し，コレステロールや中性脂肪の消化吸収の抑制，便通の改善などに効果がある．

炭水化物には消化吸収されるものと，消化吸収されないものとがあり，消化吸収されるものは約 4 kcal/g のエネルギーを産生するが，消化吸収されないものはおもに大腸において腸内細菌による発酵分解を受け，その代謝物が利用されることなどが明らかになっている．発酵分解の程度によってエネルギー生産量が異なり，0～2 kcal/g と考えられている．

また，オリゴ糖や糖アルコールには，おなかの調子を整えたり，むし歯の発生や血糖値の上昇を抑える働きをもっている．しかし，これらを大量に摂取すると下痢や腹痛をきたす場合もある．

2・5 ビタミン，ミネラルの働き
2・5・1 ビタミンの働き

ビタミンは体内で生合成ができないか，あるいは十分に生合成できない有機化合物であり，4種類の**脂溶性ビタミン**と水に溶けやすい9種類の**水溶性ビタミン**に分けられる．これらの化合物は植物と多くの細菌で生合成できるが，ヒトは合成できないかあるいは合成が不十分であるため，食品成分として摂取しなければならない．表2・5にビタミンのおもな働きを示した．

a. 脂溶性ビタミン

ビタミンA（レチノール）は動物の成長維持に必須の栄養素として発見された．その作用は多岐にわたり，視覚，味覚，生殖，免疫などの機能の維持，上皮組織の正常状態の維持，細胞の分化・増殖への作用などが知られている．欠乏すると，夜盲症となるほか，皮膚や粘膜の角化，免疫機能の低下などにより感染症を引き起こす．

ビタミンAには末端の官能基の違いによって，三つの型が存在する．これらは安定なアルコールであるレチノール，アルデヒドのレチナールおよびカルボン酸のレチノイン酸である．網膜視細胞にはレチナールを含むロドプシンなどの光感受性物質があり，光による分子の変化により視細胞電位が発生する．腸から吸収された

ビタミン A は大部分肝臓に貯蔵され，レチノール結合タンパク質と結合して血中に入る．また，核内においてレチノイン酸はタンパク質受容体と結合して，DNAにおけるさまざまな遺伝子発現の調節にかかわっている．過剰に摂取すると過剰症を引き起こし，催奇性もあるため注意する必要がある．このビタミンは体内で緑黄色野菜の植物色素であるカロテン（プロビタミン A）から生成することができる．

ビタミン D はカルシウムの腸管吸収，代謝，骨形成と骨吸収の正常状態を維持する働きがある．欠乏すると，幼児ではくる病，成人では骨軟化症となる．ビタミ

表 2・5 ビタミンのおもな働きと欠乏症

	名称	おもな働き，補酵素，活性型	おもな欠乏症
脂溶性ビタミン	ビタミンA	視覚機能保持，成長維持，上皮細胞の分化，増殖の維持	夜盲症，皮膚上皮角化
	ビタミンD	カルシウムの正常な吸収，骨代謝の維持	くる病，骨軟化症
	ビタミンE	抗酸化性	不妊症，筋ジストロフィー
	ビタミンK	ビタミンK依存性カルボキシラーゼの補酵素となり，プロトロンビンなどの凝血因子の合成を助ける	血液凝固障害
水溶性ビタミン	ビタミンB群 ビタミンB_1	チアミン二リン酸として脱炭酸酵素の補酵素となり糖代謝などを正常に保つ	脚気，ウェルニッケ・コルサコフ症候群
	ビタミンB_2	FMN, FADとして酸化還元酵素の補酵素として働く	口角炎，皮膚炎
	ビタミンB_6	ピリドキサールリン酸としてアミノ基転移酵素の補酵素となる	皮膚炎，貧血
	ビタミンB_{12}	シアノコバラミン，アデノシルコバラミンとして異性化，メチル化，脱離反応酵素の補酵素となる	悪性貧血
	ナイアシン	NAD, NADPとして酸化還元酵素の補酵素となる	ペラグラ
	葉酸	テトラヒドロ葉酸などとして炭素1原子の転移酵素反応の補酵素となる	貧血
	パントテン酸	補酵素A（CoA）としてアシル基転移反応酵素の補酵素となる	皮膚炎
	ビオチン	二酸化炭素の固定，転移反応酵素の補酵素となる	皮膚炎
	ビタミンC	還元性が強く，ヒドロキシ化酵素などの反応を助ける．コラーゲン合成を正常に維持する	壊血病

ンDは肝臓と腎臓でヒドロキシ化される．この物質は小腸におけるカルシウム吸収に関係するカルシウム結合タンパク質などの合成を誘導するほか，骨に対しては副甲状腺ホルモンと協調的に働き血液中のカルシウム濃度を保つ．このビタミンには過剰症があり，ひどい場合は腎臓，心臓，動脈などにカルシウムが沈着し，死に至る場合もある．ビタミンD_3は動物の皮膚の7-デヒドロコレステロール，ビタミンD_2はキノコのエルゴステロールに紫外線が作用することにより生成する．このため，これらの物質はプロビタミンDとよばれる．ヒトの皮膚には十分な7-デヒドロコレステロールが存在するため，十分日光に当たっている人では通常欠乏することはない．

ビタミンEにはトコフェロールとトコトリエノールの2種類がある．強い抗酸化作用をもつことから，生体膜脂質などの酸化を抑制することにより効果を発揮していると考えられている．このビタミンの欠乏により不妊症のほか，筋ジストロフィー，脳軟化症，貧血などが起こる．

ビタミンKの作用は，凝血因子プロトロンビンなどの前駆体タンパク質中のグルタミン酸をカルボキシル化するビタミンK依存性カルボキシラーゼの補酵素となることである．このビタミンは凝血因子だけではなく，骨形成に重要な物質の合成などにも必要である．このビタミンは腸内細菌でも合成されるため，成人では欠乏しにくいが，腸内細菌叢が形成されていない新生児では欠乏することがある．

b. 水溶性ビタミン

ビタミンB_1は，脚気を治癒するビタミンとして見いだされたものである．このビタミンはチアミン二リン酸として脱炭酸酵素やトランスケトラーゼの補酵素となり糖代謝を正常に保つ働きをする．欠乏症の脚気，ウェルニッケ・コルサコフ症候群はともに神経疾患であるため，糖代謝への働きのほかに，神経機能に対する寄与も推定されている．

ビタミンB_2は黄色で蛍光を発するビタミンである．このビタミンはフラビンモノヌクレオチド（FMN）あるいはフラビンアデニンジヌクレオチド（FAD）などといった酸化還元酵素の補酵素となり，電子伝達系，脂肪酸の代謝，グルタチオンの代謝，一酸化窒素の生成などに関与している．欠乏すると，口唇炎，口角炎，舌炎，脂漏性皮膚炎などを発症する．

ビタミンB_6はピリドキサールリン酸としてアミノ基転移反応の補酵素となり，広範なアミノ酸代謝に関与している．このほかにステロイドホルモン作用の調節なども知られている．このビタミンの欠乏により皮膚炎，てんかん様麻痺，貧血，免

疫機能低下などが起こる.

ビタミン B_{12} と葉酸は,肝臓中の貧血予防因子として発見されたビタミンである.葉酸は大血球性貧血に,ビタミン B_{12} は悪性貧血に効果がある.ビタミン B_{12} はコバルトを含む赤色のビタミンで,アデノシルコバラミン,メチルコバラミンとなって補酵素の役割を果たす.これによりメチオニン,分岐アミノ酸,奇数鎖脂肪酸の代謝を正常に保つ働きをする.このほか,このビタミンの大量投与により,睡眠・覚醒リズムの障害が改善するなど,神経系への影響が報告されている.一方,葉酸はジヒドロ葉酸,テトラヒドロ葉酸などとして,各種のアミノ酸代謝,ヌクレオチドの合成などを正常に保つ働きがある.

ナイアシンはニコチンアミドアデニンジヌクレオチド(NAD),あるいはニコチンアミドアデニンジヌクレオチドリン酸(NADP)などの化合物となって広範な酸化還元酵素の補酵素として働いている.このほかに DNA の修復などへの関与が推定されている.ナイアシンは体内でトリプトファンからも合成されるため,良質のタンパク質を十分摂取している場合には欠乏することはない.

パントテン酸は体内で補酵素 A(CoA)の構成成分となっており,これがアシル基,アセチル基などと結合して代謝反応を行い,脂質代謝などを正常に保つ働きをしている.

ビオチンはビオチン酵素に結合して CO_2 が関与するカルボキシラーゼ反応の補酵素として働き,糖新生や脂肪酸の合成などの代謝を正常に保っている.このほか,ビオチンはインスリンの働きなどを介して糖代謝に影響を与えていることが報告されている.卵白にはビオチンと結合する糖タンパク質であるアビジンがあるため,生で多量に摂取するとビオチン欠乏になることがある.

ビタミン C(アスコルビン酸)は,古くから皮下や歯肉の出血を起こし死に至る病気として知られていた壊血病の予防因子として命名された.このビタミンは還元性が強く,コラーゲン中のヒドロキシプロリンやヒドロキシリシンの合成,コレステロールの異化,チロシンの代謝,カテコールアミンの合成などのヒドロキシ化反応に関与している.ビタミン C 欠乏で出血が起こるのは血管のコラーゲン合成が正常に行われないため,血管が脆くなったためである.動物体内では副腎にはこのビタミンがとくに高濃度含まれており,副腎ホルモンの合成に重要な働きをしている.また,このビタミンは薬物などの生体にとっての異物の代謝にも関与していることが報告されている.ビタミン C はヒト,サル,モルモット以外の通常の動物は体内で合成することができる.

2・5・2 ミネラルの働き

ミネラルとは，身体を構成する元素で炭素，酸素，水素，窒素以外の無機成分の総称である．人体中のミネラルはカルシウムが約5割，リンが約3割を占めている．

表2・6 ミネラルのおもな働きと欠乏症

		おもな働き	おもな欠乏症
主要ミネラル			
	カルシウム†	骨・歯の構成成分，血液凝固，神経伝達，筋肉収縮，細胞内情報伝達	骨粗鬆症
	リン†	骨・歯の構成成分，生体膜の構成成分，細胞内情報伝達，エネルギー貯蔵物質の構成成分	不明
	カリウム†	浸透圧調節，水分維持，神経伝達	筋力低下，反射の低下
	ナトリウム†	浸透圧調節，水分維持，神経伝達，筋肉収縮	脱力感，筋肉痙攣
	マグネシウム†	骨・歯の構成成分，代謝調節，タンパク質合成，筋肉収縮	神経・精神障害
微量ミネラル			
	鉄†	酸素運搬，電子伝達，解毒，酸化	貧血
	亜鉛†	各種酵素に含まれタンパク質合成，糖代謝などに関与	成長遅延，味覚異常，皮膚障害，免疫不全
	銅†	鉄の吸収，ヘモグロビンの生合成	貧血
	マンガン†	各種酵素の活性化，骨の形成	成長障害，骨格異常
	硫黄†	含硫黄アミノ酸，ビタミンB_1，グルタチオンなどの成分	タンパク質欠乏
	塩素	血液・細胞内外の浸透圧，胃酸の成分	筋肉の痙攣
	ヨウ素†	細胞内物質の酸化，甲状腺ホルモン	甲状腺腫
	セレン†	細胞内過酸化物の分解，ヨウ素代謝	心臓疾患
	モリブデン†	キサンチン，ヒポキサンチン代謝，酵素の成分	成長減退
	コバルト	メチル化，造血作用，ビタミンB_{12}の成分	悪性貧血
	クロム	インスリン性糖代謝，脂肪代謝	耐糖能低下
	フッ素	薬理作用による歯牙の維持	う歯
	ケイ素	骨石灰化，結合組織の安定化	骨形成不全（ひな）
	バナジウム	Na-K ATPase 活性，コレステロール代謝	（成長低下）
	ニッケル	鉄吸収	（成長低下，貧血）
	スズ	酸化還元	（成長低下）

† 日本におけるヒトでの食事摂取基準（栄養所要量）が示されているもの

2・5 ビタミン，ミネラルの働き

ミネラルは骨，筋肉，臓器，血液などに存在し，からだをつくっているだけではなく各種酵素の活性に影響を与え，代謝がスムーズに働くように機能している．そのため欠乏すると，骨疾患，貧血以外にも精神神経疾患，心疾患，味覚異常，免疫異常などさまざまな症状が現れる．

ミネラルは**主要ミネラル**と**微量ミネラル**に分けられる．ここでは主要ミネラルであるカルシウム，リン，カリウム，ナトリウム，マグネシウムおよび微量ミネラルである鉄，亜鉛，銅，マンガンの働きについて述べる．これらは栄養学的に，とくに重要なミネラルである．その他のミネラルの働きについては表2・6に示した．

カルシウム (Ca) とリン (P)　　Ca が不足すると，骨の発育不良や骨がもろく折れやすくなる骨粗鬆症になる．Ca は骨では，リン酸とともにヒドロキシアパタイト結晶として骨の間質を形成している．体内の Ca の約 99% が骨に存在し，残り

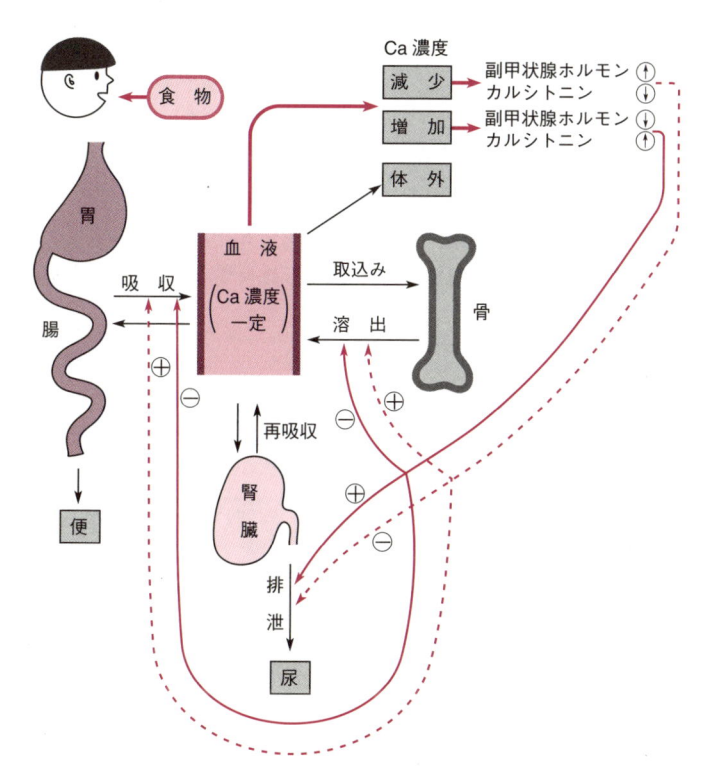

図2・13　カルシウムの運命とホメオスタシス．⊕ 促進，⊖ 抑制，(↑) 増加，(↓) 減少

の1％はタンパク質と結合，あるいは血液中に存在し，筋肉収縮，細胞内外のCa濃度の変化で情報伝達を行うなどの働きをしている．カルシウム結合タンパク質であるカルモジュリン（3・5節参照）はCaが結合すると構造が変化することにより，さまざまな酵素活性を調節する．つまりCa濃度の増減が，カルモジュリンを介してさまざまな細胞機能を調節する．Caはこのように"セカンドメッセンジャー"のような働きもする．

骨は固定した組織ではなく，つくり換えられる動的な状態にあり，Caの骨への取込みとCaの骨からの溶出が行われている．血液中のCa濃度は一定に保たれているが，不足すると骨を溶かして供給する（図2・13）．そのためCaが欠乏すると，骨粗鬆症などになる．一方，体内のPも80％以上骨に存在している．Pは骨や歯の構成成分以外にATPなどに含まれているリン酸として，エネルギーを蓄える重要な働きがある．エネルギーが必要になるとリン酸がはずれ，エネルギーが放出される．またミネラルは多くの場合，その吸収において相互作用する．大量のPを摂取するとCaと不溶性の塩をつくり，消化管でのCaの吸収を阻害するため（図2・14），Caに対するPの摂取比は1：2から2：1までがよいとされている．

カリウム（K）　　Kの摂取が不足すると血圧が上昇し，多く摂取すると血圧を低下させる．これはKが腎臓でのナトリウムの再吸収を抑制し，尿中へのナトリウムの排泄を促進するためである．また，KはNa$^+$, K$^+$-ATPaseにより膜を越えて細胞内外を移動できるので，細胞内外の電位差を維持することにより神経伝達やホルモンの分泌などに働いている．

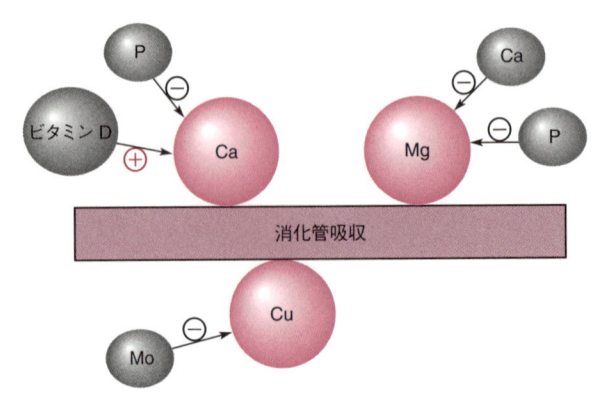

図2・14　ミネラル間の相互作用．ミネラルの吸収に及ぼす他のミネラル・ビタミンの影響

2・5 ビタミン，ミネラルの働き

ナトリウム(Na) Naを多く摂取すると高血圧になり，逆に欠乏すると脱力感，筋肉痙攣など低Na血症になる．ヒトの体内のNaの約2/3は血漿中，約1/3は骨の結晶構造，約2.5％は細胞内に存在する．Naイオンは大部分がCl^-あるいはHCO_3^-と会合し，酸・塩基平衡に関与している．Naは，細胞外液の浸透圧維持，細胞外液量の維持，物質輸送，神経・筋肉の興奮伝達，ホルモン作用に重要な役割を果たしている．

マグネシウム(Mg) すべての細胞や骨に存在している．そして細胞核の構造維持，膜電位の維持，物質の取込み，エネルギー代謝など細胞の基本的役割に関与している．Mgの吸収に関しては，PとCaが拮抗してMgの吸収を阻害する（図2・14）．

鉄(Fe) Feが欠乏すると，貧血が起こることが知られている．ヒトの総Fe量のうち約6割は血液の成分であるヘモグロビン，約1割は筋肉のミオグロビンに含まれている．20〜25％は貯蔵Feとして肝臓，脾臓，腸，赤色骨髄などに含まれている．ヘモグロビンは酸素を運搬する働きがある．ヘモグロビンでは，複数のFeイオンが硫黄に配位して構成する鉄-硫黄クラスターがあり（3・5節参照），電子伝達機能をもつ．

亜鉛(Zn) Znが不足すると，味がわからなくなるなどの味覚障害が起こる．ほかにも欠乏症状として皮膚の乾燥などの皮膚障害，性機能不全などが知られている．人体中のZnの約9割が筋肉と骨に含まれ，臓器では肝臓，前立腺などに多く含まれている．生体内でZnは多種類の酵素に含まれ，とくに遺伝情報の発現に関係する大部分のタンパク質はZn含有タンパク質である．

銅(Cu) Cuが欠乏すると，黒い羊の毛色は灰色になることが知られている．これはCu結合タンパク質であるチロシナーゼの活性が低下し，そのためメラニン合成が低下し，毛髪の色素沈着が低下するためである．Cuは，Cu結合タンパク質が機能を発現するために必須の成分である．血漿中の銅のほとんどはセルロプラスミン（フェロオキシダーゼ）に結合している．ほかに心臓血管系，呼吸器，神経系，生殖系，免疫系などへの影響が知られている．CuはFeの吸収，輸送，利用に働き，造血系，Fe代謝に影響を与える．人体中のCuは，約4割が骨に，約2割が筋肉に存在する．

マンガン(Mn) ヒトでは骨格形成，コンドロイチン硫酸の合成に働いている．また，Mnは種々の酵素活性に影響を与える．多くの動物ではMnが欠乏すると，成長障害，骨格異常，耐糖能障害，生殖機能低下などが報告されている．

3

食物質のかたち

3・1 水のかたち

　食品のほとんどに水は含まれている．これらの食品から水が失われると，食品のもつ本来の機能に変化が生じてしまう．たとえば，野菜から5％ほどの水が減少すれば，しなびたりしてその鮮度も失われる．逆に，せんべいやビスケットなどの乾燥食品においてはわずかな水の吸収により，パリッとしなくなる．つまり，水は食品のもつテクスチャーにも大いに関係がある（4・1節参照）．さらには，食品中の水分量（水分活性，後述）は微生物の繁殖にも影響を与えるので，食品の保存や貯蔵において水分量の調節は重要となる．

　このように食品において，水は重要な役割を果たしている．ここでは，まず水の構造ならびに基本的な性質について述べてから，食品中で水がどのように存在しているかについて見てみることにする．

3・1・1　水の構造と基本的な性質

　水分子は酸素原子1個と水素原子2個が共有結合している．図3・1に示すように，その結合角は104.5度で，ほぼ正四面体の中心角（約109度）に近く，O−Hの結合距離は0.96 Å（0.096 nm）である．

　図3・2に示すように，水分子中では酸素原子側に電子が偏っているためにマイナスの電荷を帯び，逆に水素原子側ではプラスに帯電している．そのため，プラスに帯電した水素原子が他の水分子のマイナスに帯電した酸素原子と結合する．この

ような分子間の結合を**水素結合**とよぶ．水素結合は共有結合に比べてはるかに弱いものである．

液体の水では，水素結合によって各分子が数個の他の水分子と結合している．その水素結合は絶えず切断と再形成を繰返しており，個々の水分子は比較的自由に運動していると考えられている．

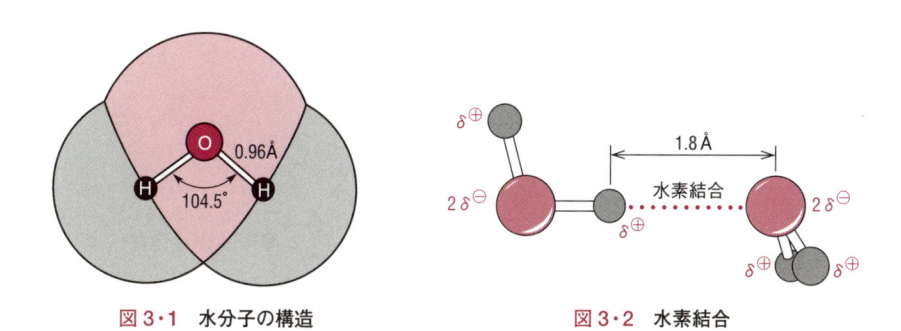

図3・1　水分子の構造

図3・2　水素結合

このような水素結合は水の特異な性質を生みだす原因となっている．水の融点は0℃，沸点は100℃であり，融解熱は80 cal/g，蒸発熱は540 cal/gとなっている．水と分子量が同程度の物質と比べて，これらの異常に大きな値は，水分子間にできた水素結合のためであり，その結合を破壊するためにより多くのエネルギーが必要となるからである．

さらに，氷でも水分子間で水素結合が形成され，三次元のさらに規則的に広がった結晶構造になっている．氷の結晶構造には数種類が知られている．氷になると体積が元の10％前後増加するので，食品を凍結する際に体積の増加が原因で細胞や組織を破壊することがある．そのため，冷凍食品を製造するときには，氷の結晶が大きくならないように，急速冷凍により品質を維持することが試みられている*．

水は食品の他の構成成分とも水素結合をする．タンパク質中のペプチド結合におけるCO基やNH基，あるいは炭水化物のOH基などと水素結合を形成する（図3・3）．

＊　氷の結晶成長は圧力，冷却速度，共存物質（塩，糖類）などによって制御される．そのほかにも，極域の海に棲息する魚に凍結温度を低下させるタンパク質が発見されている．このようなタンパク質は陸上の耐凍性植物や甲虫の体内でも見つかっている．

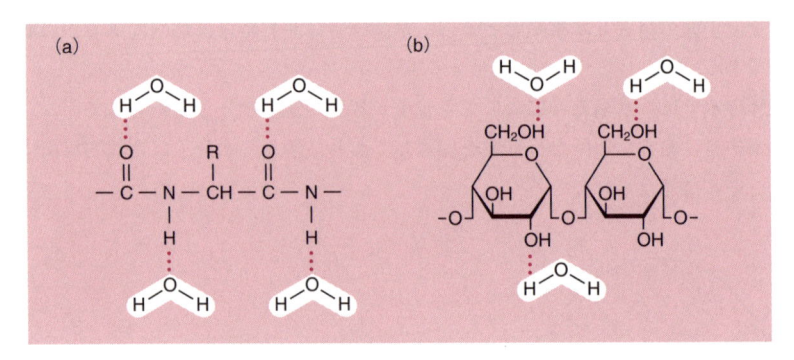

図3・3 食品成分と水との水素結合. (a)タンパク質, (b)炭水化物

また,水分子内の電荷の偏りのために,イオンが近づくと**静電的相互作用**により,図3・4のようにイオンを取囲むので,種々の物質を溶かすことができる.このことを**水和**という.

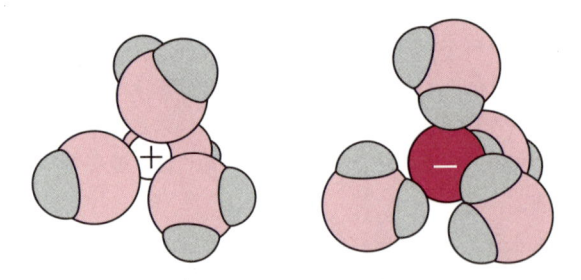

図3・4 イオンの水和

水と油を混ぜると分離する.これに乳化剤を加えれば,分離の速度を遅くすることができる.水中では,乳化剤は疎水基を内側に,親水基を外側にして寄り集まってミセルを形成する(4・1・3節参照).このように水分子が疎水性分子を排除することで,疎水性分子が寄り集まることを**疎水性相互作用**という.

3・1・2 水は食品中でどのように存在しているのか
a. 食品中の水と水分活性

食品中において水は,図3・5のような形態で存在している.タンパク質や糖類などの水と親和性の大きい成分が含まれていると,水分子は結合する(**結合水**).

結合した水分子は自由に動けず,蒸発や氷結が起こりにくい.また,物質を溶解することもできない.したがって,微生物の成育や化学反応の場として利用できないことになる.

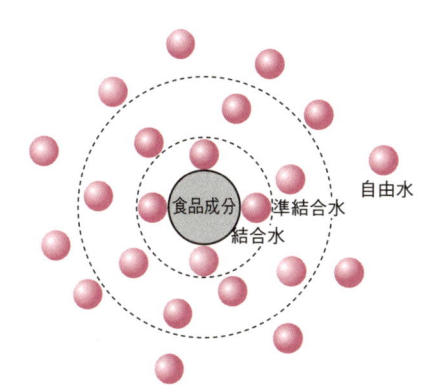

図3・5 食品中における水の存在状態

一方,食品成分から遠く離れた水分子は自由に動くことができる(**自由水**).そのため,容易に蒸発し,微生物も繁殖しやすくなる.さらに,その中間には食品成分と弱く結合している水分子が存在しており(**準結合水**),強く結合した水よりもその数は多い.この水も溶媒としての機能がなく微生物も成育しにくい.

さて,食品の保存という観点から,全体の水分量よりも自由に動ける水分子の量が重要になる.ある食品中の自由水の割合を示すものに,**水分活性**がある.つまり,ある一定の温度における食品の蒸気圧を純水の蒸気圧で割った値が水分活性である.

$$水分活性 = \frac{食品の蒸気圧}{純水の蒸気圧}$$

水分活性値から自由水の量が求められ,食品の保存の目安になる.表3・1におもな食品中の水分の割合および水分活性を示した.新鮮な肉や野菜などは大きな値

表3・1 食品中の水分量と水分活性

食 品	水分 (%)	水分活性	食 品	水分 (%)	水分活性
野 菜	約90	>0.9	穀 類	13〜15	0.8
果 実	約90	>0.9	ジャム	約30	0.75
肉 類	50〜70	>0.9	小麦粉	13〜15	0.6
魚 類	65〜80	>0.9	ビスケット	3〜5	0.35

を示し，微生物が繁殖しやすくなる．また，ビスケットなどの乾燥食品では水分活性値は小さい．一般に，微生物が成育するのに必要最低限の水分活性値は，細菌で0.9，カビで0.8といわれている．

　以上のことから，食品の保存性を高めるためには，水分活性を調節することが重要になる．実際，ジャムや漬け物などでは，スクロース（ショ糖）や塩などを加えることにより，水分活性を低くし長期にわたって保存できるような工夫が行われている．

　最近，食品の状態を理解するには水分活性だけでは不十分であり，ガラス転移という現象からの説明も必要であるといわれている（4・1節参照）．

b. 食品成分における水

　タンパク質のまわりの水は，-35℃において凍っているように見える．しかし実際には，常温の水よりは遅いが，氷中の水分子よりは速く運動している，つまり凍っていない水分子が存在している．この不凍水の量は温度が低下すると減少する．最近では，タンパク質のまわりの水の状態は一様でなく，少なくとも三つの異なる運動状態の水が存在していると考えられている．

　糖類において，水はどのように存在しているのだろうか．図3・6に β-グルコースについて提案されているモデルを示した．グルコース中のOH基の一部が水分子と置き換わり，さらに隣合った水分子と水素結合することができる．そのため，つぎつぎと水素結合をして，グルコースを核とした水の構造が形づくられることになる．つまり，グルコースによって水の構造が安定化され，水分子の動きは遅くなる．

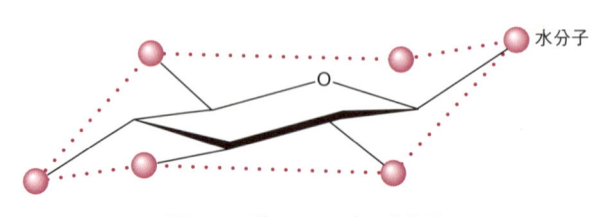

図3・6　グルコース中の水分子

　また，紅藻類から得られる天然多糖類を原料とする寒天は，加熱すると溶解し，冷やすと固まってゲルになる．寒天は固まっているので，水分子はすべて結合水として存在していると想像されがちであるが，実際はほとんどが自由水であるといわ

3・2　タンパク質のかたち
3・2・1　アミノ酸の構造とかたち

　調味料のグルタミン酸，栄養ドリンク剤中のアルギニンやアスパラギン，学校給食に添加するかどうかで話題になったリシン，これらはみなアミノ酸である．このようにアミノ酸が食品成分として重要視されるのは，まず何よりも生物が生きていくうえで不可欠な"タンパク質"がアミノ酸からできているからである．では，アミノ酸とはいったいどのようなものなのか，化学的な立場から見ていくことにしよう．

　アミノ酸とは，1個のα炭素にアミノ基 $-NH_2$，カルボキシル基 $-COOH$，水素および**側鎖**とよばれる原子団が結合したものであり，アミノ酸の違いはこの側鎖の違いによるものである（図3・7）．タンパク質を構成するアミノ酸は通常20種

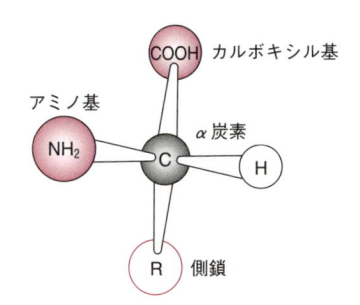

図3・7　アミノ酸の基本構造

類であり，おのおののアミノ酸の性質やかたち（立体構造）の違いがタンパク質の立体構造の構築に密接に関与している．そこで，アミノ酸を側鎖の化学的性質やかたちをもとに分類し，それらの化学構造式を図3・8に，立体構造をステレオ図（立体視）＊で図3・9に示す．なお，α炭素は不斉炭素原子（炭素に結合している原子，置換基が四つとも異なる）であるため，アミノ酸にはL型とD型の光学異性体が存在するが，タンパク質を構成するアミノ酸はみな**L-アミノ酸**である．このことは生体内で起こる反応の大きな特徴の一つである．

　＊　ステレオ図を見るとき，左右の図の中央を，遠くを見る目つきで眺めると両方の図が重なり，遠近感のある図に見える．

脂肪族アミノ酸

アラニン(Ala, A)　バリン(Val, V)　ロイシン(Leu, L)　イソロイシン(Ile, I)

芳香族アミノ酸

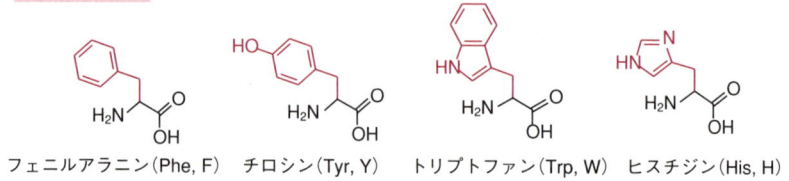

フェニルアラニン(Phe, F)　チロシン(Tyr, Y)　トリプトファン(Trp, W)　ヒスチジン(His, H)

荷電アミノ酸

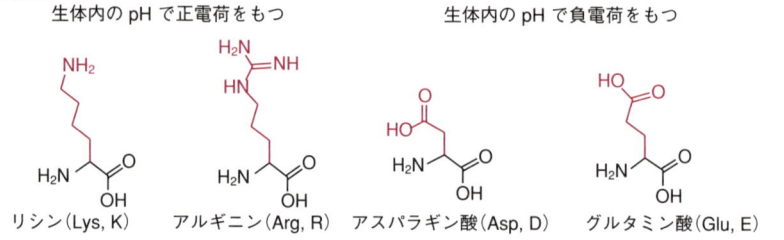

生体内のpHで正電荷をもつ　　　　　生体内のpHで負電荷をもつ

リシン(Lys, K)　アルギニン(Arg, R)　アスパラギン酸(Asp, D)　グルタミン酸(Glu, E)

極性アミノ酸

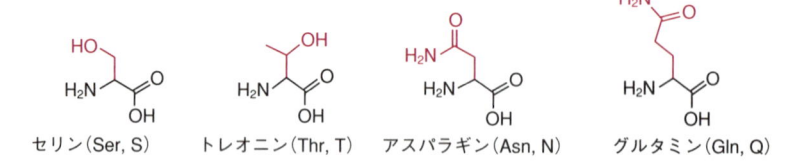

セリン(Ser, S)　トレオニン(Thr, T)　アスパラギン(Asn, N)　グルタミン(Gln, Q)

非極性アミノ酸

グリシン(Gly, G)　プロリン(Pro, P)　システイン(Cys, C)　メチオニン(Met, M)

図3・8　アミノ酸の化学構造式. 20種類のアミノ酸の化学構造式を，側鎖の化学的性質やかたちをもとに分類して示した．色で表示した部分がアミノ酸の側鎖である．（　）内には各アミノ酸の3文字表記と1文字表記を示した．

3・2 タンパク質のかたち

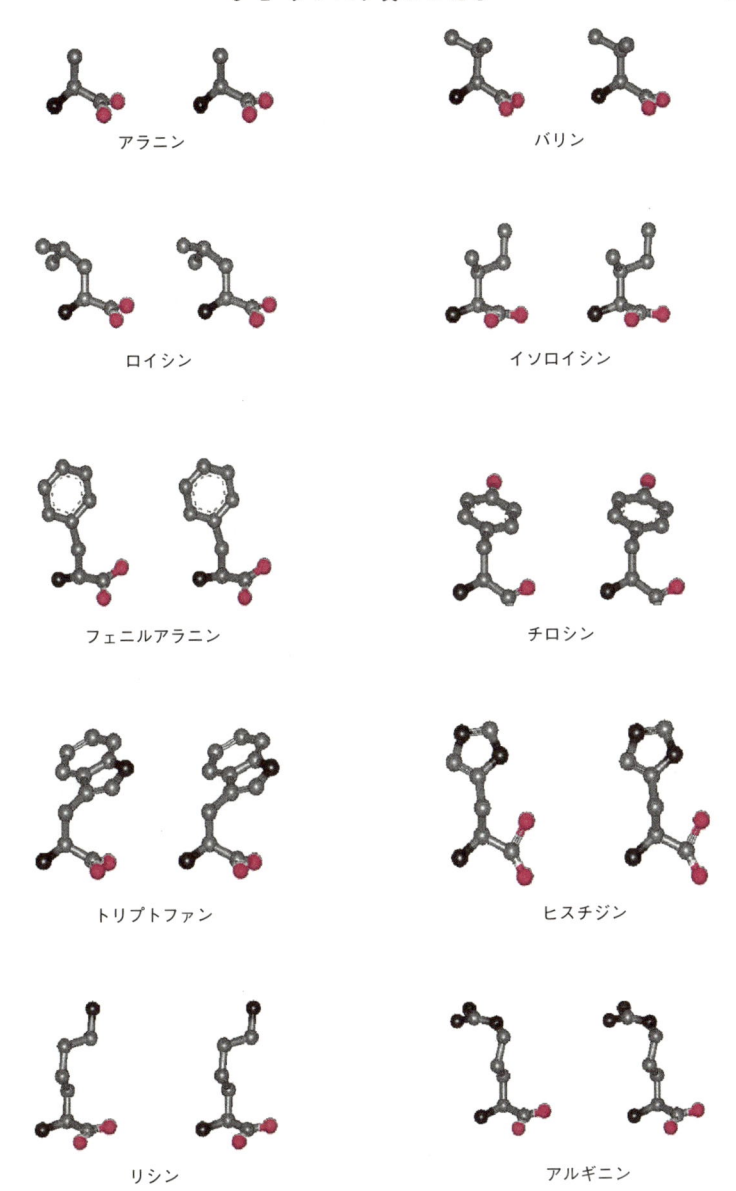

アラニン　　　　　　　　　　　バリン

ロイシン　　　　　　　　　　　イソロイシン

フェニルアラニン　　　　　　　チロシン

トリプトファン　　　　　　　　ヒスチジン

リシン　　　　　　　　　　　　アルギニン

図3・9　**アミノ酸のかたち（ステレオ図）**．20種類のL-アミノ酸の立体構造をステレオ図で表示した．側鎖は上側，アミノ基は左下，カルボキシル基は右下を向くように表示した．酸素を赤，窒素を黒，炭素を灰色，硫黄を暗い赤で示した．水素原子は省略している．

3. 食物質のかたち

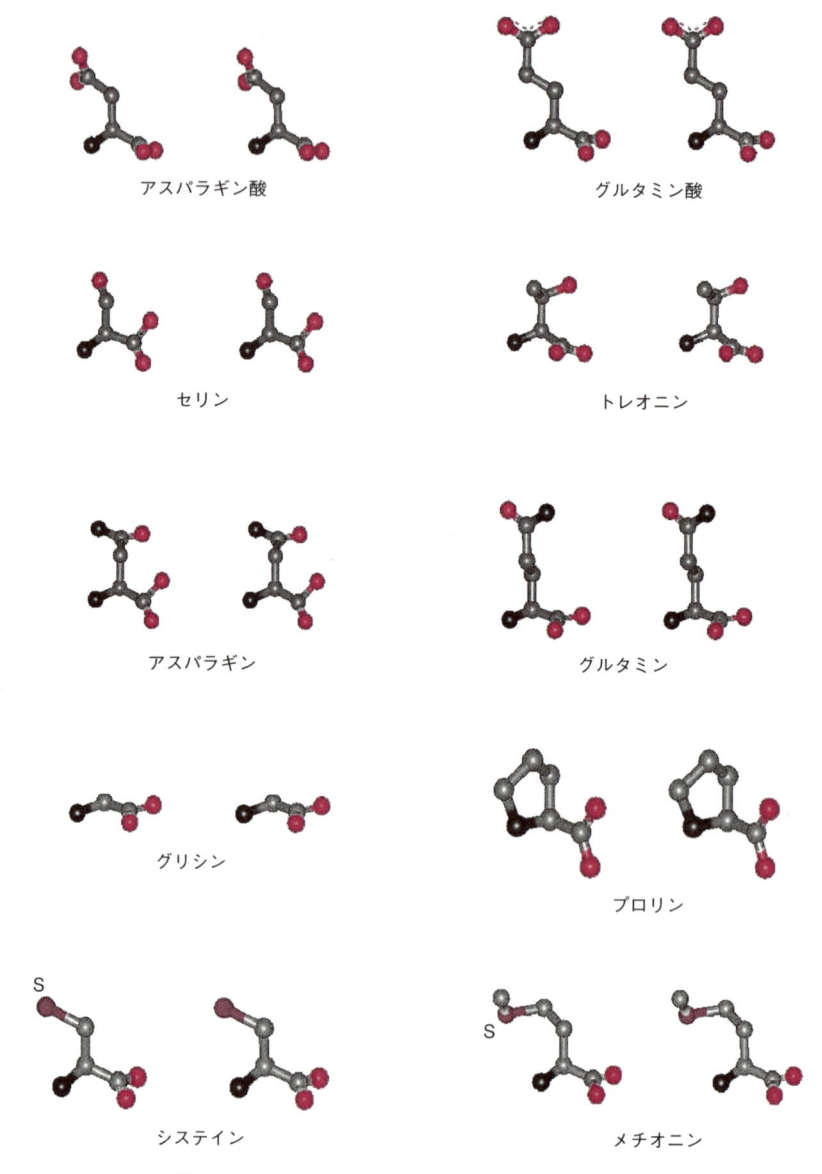

アスパラギン酸　　　　　　　　　グルタミン酸

セリン　　　　　　　　　　　　　トレオニン

アスパラギン　　　　　　　　　　グルタミン

グリシン　　　　　　　　　　　　プロリン

システイン　　　　　　　　　　　メチオニン

図 3・9　アミノ酸のかたち（ステレオ図）（つづき）

以上のような化学的性質や構造の違った側鎖をもつアミノ酸がつながることにより、酵素、抗体、ホルモン、受容体など多種多様な機能をもったタンパク質が構築される。それらのタンパク質はそれぞれ固有のかたちをもっており、そのかたちはタンパク質が役割を果たすために必要不可欠である。以下に、どのようにしてアミノ酸からタンパク質が構築されるのか、その原理と具体例を説明する。

3・2・2 タンパク質の構造とかたち

アミノ酸はアミノ基とカルボキシル基をもつため、これらが脱水縮合して**ペプチド結合** $-CO-NH-$ を形成することができる（図3・10）。このようなペプチド結合によりアミノ酸が連結したものを**ペプチド**といい、アミノ酸が10個くらいまでのものはオリゴペプチド、それより多いものはポリペプチドと区別されることもある。なお、ペプチドを形成している各アミノ酸は**アミノ酸残基** $-CONH-C-$、繰返す部分は**主鎖**とよばれる。

タンパク質とは、ポリペプチドが折りたたまれて固有のかたちをした生体高分子である。このことを解釈するため、タンパク質の立体構造は一次構造、二次構造、三次構造、四次構造という階層で表現される。**一次構造**とはアミノ酸配列そのものを指し、**二次構造**はタンパク質の立体構造において頻繁に見られる規則的な構造を指す。代表的なものとしては α ヘリックス、β 構造があげられる。ここで α へ

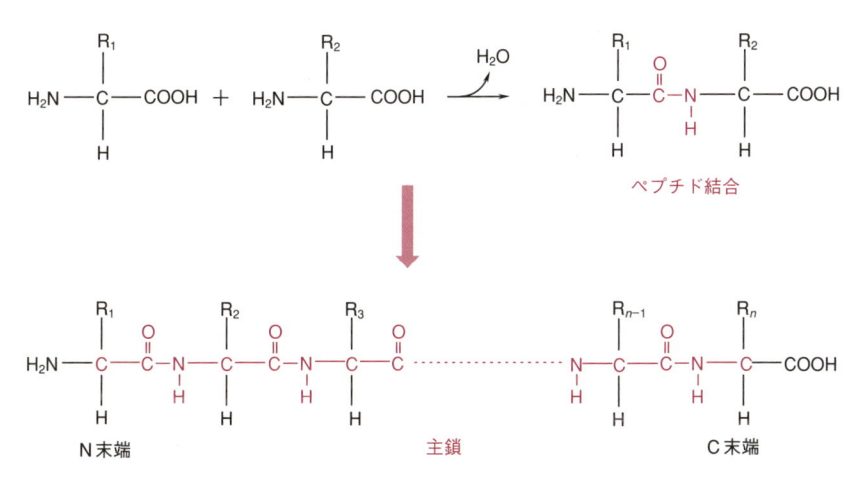

図3・10 ペプチド結合の形成. ペプチド結合によりアミノ酸からペプチドが形成される様子を表した。上段ではペプチド結合を色で、下段では主鎖を色で表示した。

リックス，β構造について簡単に説明する．**αヘリックス**は右巻きらせん状のかたちをしており，アミノ酸3.6残基で1回転する．この構造は，ペプチド鎖を形成しているアミノ酸残基のカルボニル基 $-CO-$ が4残基先のアミノ酸残基のイミド基 $-NH-$ と水素結合を形成することにより安定化する（図3・11）．**β構造**は，隣りあうペプチド鎖のカルボニル基とイミド基が水素結合によって安定化した平面状のかたちをしている（図3・12）．また，β構造をつくる1本のペプチド鎖を**βストランド**という．**三次構造**は1本のポリペプチドが前述の二次構造を介し，さらに空間的に折りたたまれた立体構造のことを指し，**四次構造**は三次構造をもった複数のポリペプチドが集合体を形成したときの全体構造を指す．以上の二次，三次，四次構造をまとめて**タンパク質の高次構造**というが，これらはアミノ酸残基の相互作用によって形成される．具体的には，主鎖間，側鎖間および主鎖と側鎖の間に形成される**水素結合**，ロイシンやフェニルアラニンなどの疎水性アミノ酸残基どうしが水を避けて凝集する**疎水性相互作用**，リシンとグルタミン酸などの正電荷と負電荷をもつアミノ酸が電気的に引きあう**静電的相互作用**，二つのシステインの硫黄どうしが共有結合した**ジスルフィド結合**などがあげられる．それでは，タンパク質は実際にどのようなかたちをしているのか，ラクトフェリシン，β-ラクトグロブリンを具体例として紹介しよう．

図3・11 αヘリックスのかたち（ステレオ図）．酸素を赤，窒素を黒，炭素を灰色，水素結合を破線で表示した．αヘリックスでは，らせん状のかたちが図で示した水素結合により安定化されている．

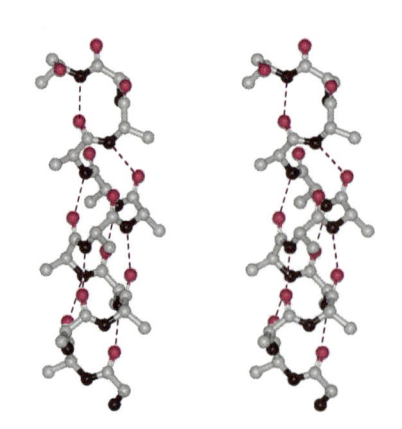

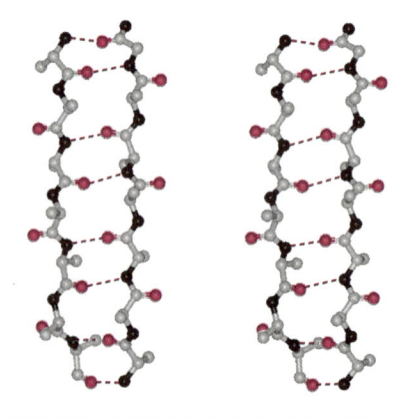

図3・12 β構造のかたち（ステレオ図）．酸素を赤，窒素を黒，炭素を灰色，水素結合を破線で表示した．β構造では，平面状のかたちが図で示した水素結合により安定化されている．

ラクトフェリシンとは,母乳中のタンパク質の約10％から30％を占めるラクトフェリンが,胃の中に存在する消化酵素ペプシンにより分解されてできる抗菌ペプチドである.ラクトフェリシンはラクトフェリンに比べて10倍以上の抗菌活性をもち,大腸菌,黄色ブドウ球菌といった"悪玉菌"とよばれる細菌類から乳児を防御する.ラクトフェリシンのかたちを図3・13にまとめる.ラクトフェリシンは2

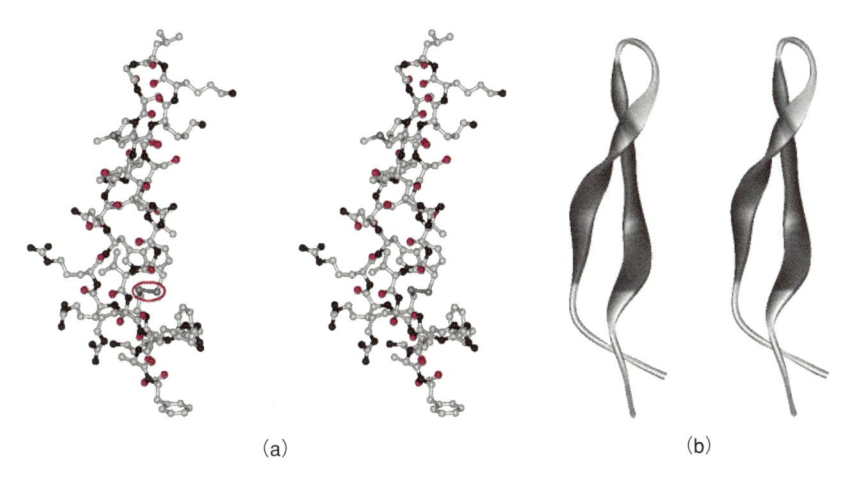

図3・13 ラクトフェリシンのかたち（ステレオ図）. (a) 酸素を赤,窒素を黒,炭素を灰色で表示した.赤丸で囲った部分がジスルフィド結合である. (b) では (a) を簡略化して表示するため,βストランド部分を黒い1本のシートで表示した（リボンモデル）.

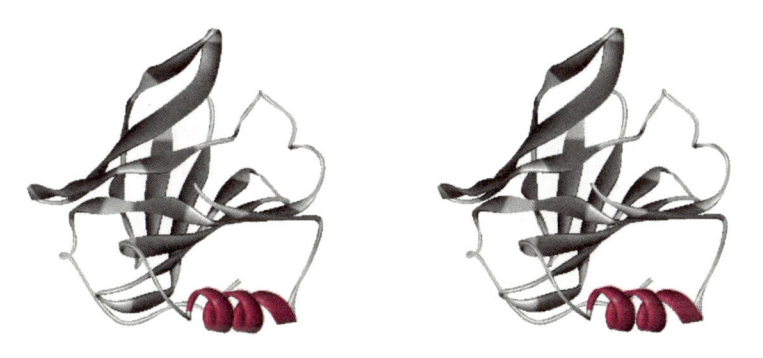

図3・14 β-ラクトグロブリンのかたち（ステレオ図）. β-ラクトグロブリンはラクトフェリシンよりも原子数が多いため,タンパク質のかたちを簡略化して表示するリボンモデルのみ示した.図3・13(b)と同様,βストランド部分を灰色の1本のシートで表示した.また,αヘリックス部分を赤のらせんで表示した.

本のβストランドからなるβ構造をとっており，その構造はジスルフィド結合 $-S-S-$ によりさらに安定化されている．

β-ラクトグロブリンは牛乳の乳清タンパク質の主成分である．β-ラクトグロブリンはヒトの母乳には含まれておらず，牛乳アレルギーの原因物質の一つとして知られており，その研究は乳幼児用の粉ミルク製造に活かされている．β-ラクトグロブリンのかたちを図3・14にまとめる．β-ラクトグロブリンはおもにβ構造から構成されており，表面に1本のαヘリックスが存在する．

3・3 脂質のかたち
3・3・1 脂質とは

脂質は生命の維持・成長に必要なエネルギーを供給するとともに，細胞膜・ホルモン・血液などの原料でもある．このように脂質がさまざまな役割を果たすのは，化学的に多様な構造をもつためであり，有機溶媒に溶けやすい天然有機化合物の総称であるからである．それでは脂質にはどのような種類のものが存在するのか，化学的な立場から分類して見ていくことにしよう．

脂質はその構成成分，化学構造から単純脂質と複合脂質に大別される．**単純脂質**はC，H，Oより構成され，一般に脂肪酸とアルコールのエステルである．**複合脂質**はC，H，Oに加えてN，P，Sなどを含むものを指す．以下に，これらの脂質が実際にどのようなかたちをしたものなのかを具体的に説明する．

3・3・2 単純脂質，脂肪酸のかたち

動物脂肪と植物油の主成分である**中性脂肪**は単純脂質の一種であり，最も広く存在する脂質である．中性脂肪はグリセロール骨格に三つの**脂肪酸**がエステル結合したもので，正式には**トリアシルグリセロール**，一般的には**トリグリセリド**とよばれる（図3・15）．脂肪酸は通常長い直鎖のアルキル基をもっており，二重結合の有無により**飽和脂肪酸**と**不飽和脂肪酸**に分けられている．

一般に不飽和脂肪酸は飽和脂肪酸よりも融点が低く（表3・2参照），飽和脂肪酸は動物脂肪に多く含まれ常温で固体，不飽和脂肪酸は植物油に多く含まれ常温で液体である場合が多い．このような飽和脂肪酸と不飽和脂肪酸の融点の違いは，二重結合の存在から生じるかたちの違いをみることで説明できる．不飽和脂肪酸のようにアルキル基に二重結合が存在する場合，そこで必ず一定の曲がりが生じるため，

3・3 脂質のかたち

(a) [グリセロール + 脂肪酸 → エステル結合 + 3H₂O → トリアシルグリセロール の反応式]

(b) [トリアシルグリセロールの立体構造ステレオ図]

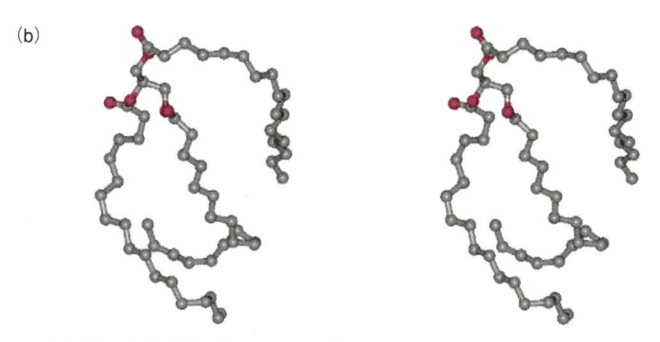

図3・15 中性脂肪（トリアシルグリセロール）のかたち．(a)トリアシルグリセロールの基本構造．トリアシルグリセロールはグリセロールと三つの脂肪酸から形成される．三つの脂肪酸の種類は異なっていることが多い．Rはアルキル基を表す．(b)トリアシルグリセロールの立体構造のステレオ図．炭素を灰色，酸素を赤で表示．

表3・2 おもな脂肪酸の分類と性質

構造	名称	炭素数：二重結合の数	系列	融点（℃）
飽和脂肪酸				
～～～COOH	パルミチン酸	16：0		63
～～～～COOH	ステアリン酸	18：0		69
一価不飽和脂肪酸				
～～～=～COOH	オレイン酸	18：1	n-9	13
多価不飽和脂肪酸				
～～=～=～COOH	リノール酸	18：2	n-6	−5
～～=～=～=COOH	γ-リノレン酸	18：3	n-6	−11
～=～=～=～COOH	アラキドン酸	20：4	n-6	−49
～=～=～=COOH	α-リノレン酸	18：3	n-3	−11
～=～=～=～=COOH	エイコサペンタエン酸（EPA）	20：5	n-3	−54
～=～=～=～=～COOH	ドコサヘキサエン酸（DHA）	22：6	n-3	−44

単結合しか存在しない飽和脂肪酸に比べて分子が凝集しにくくなる．そのため炭素数が同じ場合，二重結合が多くなるほどその曲がりは大きくなり融点が低くなる．おもな脂肪酸の二重結合の数とその融点を表3・2に，炭素数が18個からなる脂肪酸のかたちを図3・16に示した．また，魚（とくに青魚）に多く含まれ，さまざまな身体機能の維持に密接に関与しているEPA（エイコサペンタエン酸），DHA（ドコサヘキサエン酸）も不飽和脂肪酸の一種である．EPA，DHAの炭素数および二

ステアリン酸 $CH_3(CH_2)_{16}COOH$

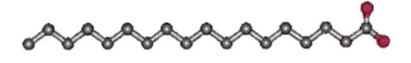

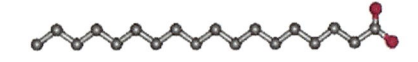

オレイン酸 $CH_3(CH_2)_7CH=CH(CH_2)_7COOH$

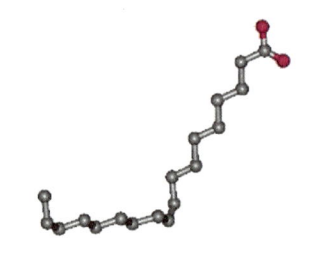

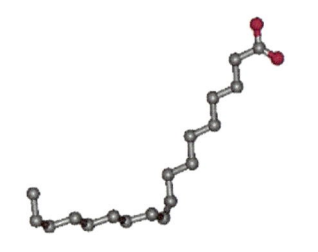

リノール酸
$CH_3(CH_2)_4CH=CHCH_2CH=CH(CH_2)_7COOH$

リノレン酸
$CH_3CH_2CH=CHCH_2CH=CHCH_2CH=CH(CH_2)_7COOH$

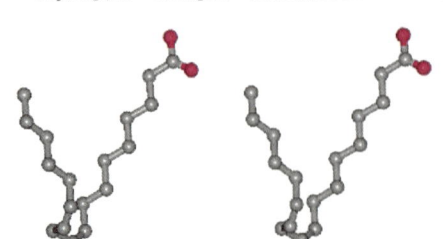

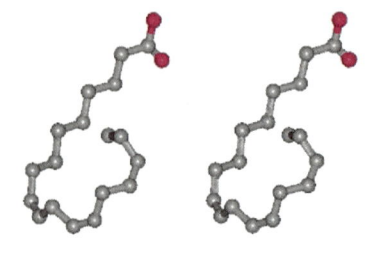

図3・16　炭素数が18個からなる脂肪酸のかたち． ステアリン酸，オレイン酸，リノール酸，リノレン酸の化学構造式および立体構造（ステレオ図）を示す．ステレオ図では炭素を灰色，酸素を赤で表示した．二重結合の存在によりアルキル基に曲がりが生じる．その曲がりは，二重結合が多くなるほど大きくなる．

重結合数はそれぞれ 20：5，22：6 であり，どちらも二重結合を多く含む不飽和脂肪酸である（図 3・17）．

不飽和脂肪酸は二重結合の存在する位置により分類できる（表 3・2 参照）．脂肪酸のカルボキシル基の反対側のメチル基の炭素から数えて 3 番目の炭素にはじめて二重結合が出現するものを **n-3 系列** といい，6 番目の炭素にはじめて二重結合が出現するものを **n-6 系列** という．

EPA（エイコサペンタエン酸）
$CH_3CH_2CH=CHCH_2CH=CHCH_2CH=CHCH_2CH=CHCH_2CH=CH(CH_2)_3COOH$

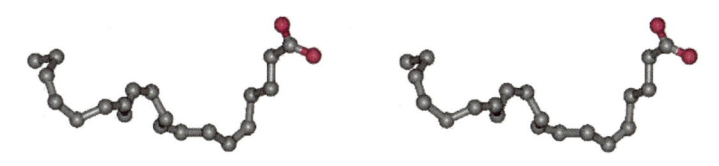

DHA（ドコサヘキサエン酸）
$CH_3CH_2CH=CHCH_2CH=CHCH_2CH=CHCH_2CH=CHCH_2CH=CHCH_2CH=CH(CH_2)_2COOH$

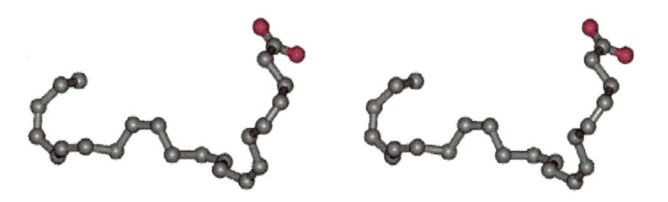

図 3・17　EPA と DHA のかたち．EPA と DHA の化学構造式および立体構造（ステレオ図）を示す．ステレオ図では炭素を灰色，酸素を赤で表示した．

単純脂質には，特徴ある四つの環状炭素骨格を有する **ステロイド** も含まれる．ステロイドとはシクロペンタンフェナントレン炭素骨格をもつ化合物の総称で，これらは **誘導脂質** と分類されることもある．ステロイドのかたちの例として，コレステロール，テストステロン，プロゲステロンを示す（図 3・18）．**コレステロール** は細胞膜，ホルモン，胆汁酸などの原料となっている．男性ホルモンである **テストステロン**，黄体ホルモンである **プロゲステロン** はいずれもコレステロールを原料に体内で合成される．

3・3・3 複合脂質のかたち

複合脂質は分子内にリン酸を含む**リン脂質**と糖鎖を含む**糖脂質**に大別されることが多い．

リン脂質はアシルグリセロールを含む**グリセロリン脂質**とスフィンゴシンを含む**スフィンゴリン脂質**に分類される．食品中ではホスファチジルコリン，ホスファチジルエタノールアミン，スフィンゴミエリンの順で多く存在し，このうちホスファ

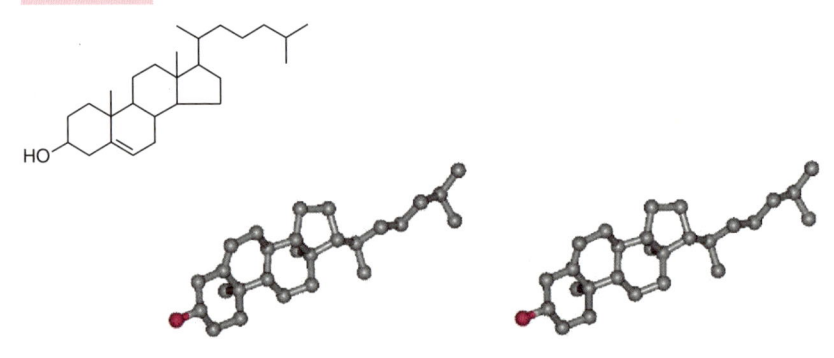

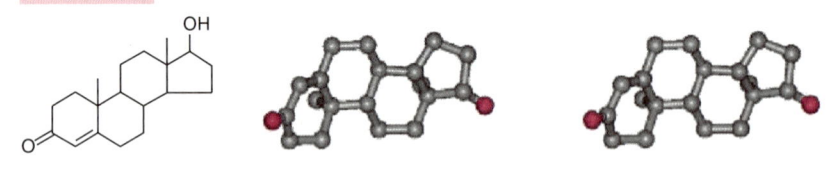

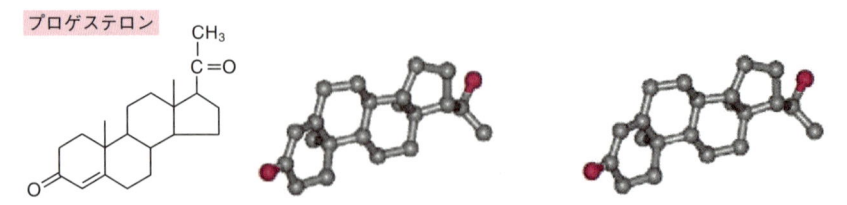

図3・18 ステロイドのかたち． ステロイドの例としてコレステロール，テストステロン，プロゲステロンの化学構造式および立体構造（ステレオ図）を示す．ステレオ図では炭素を灰色，酸素を赤で表示した．

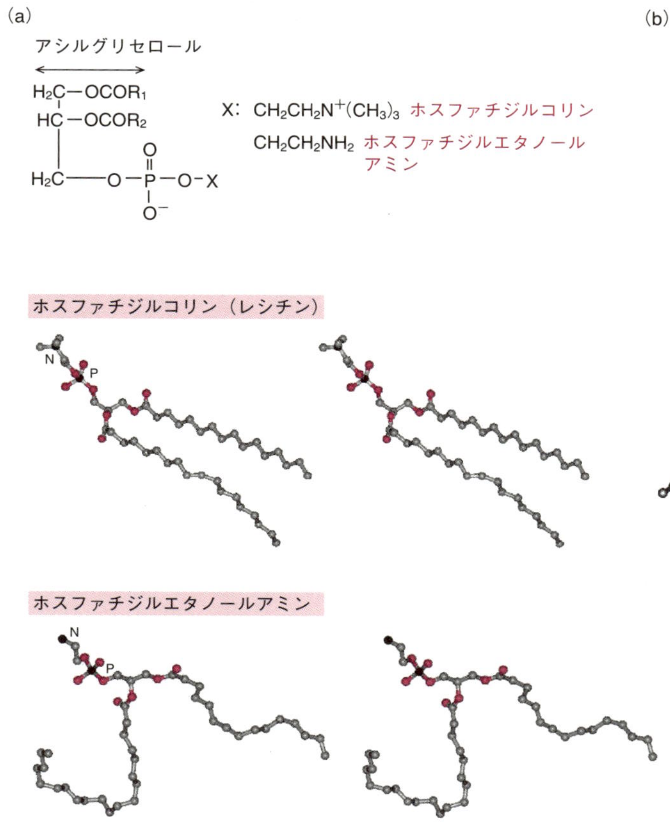

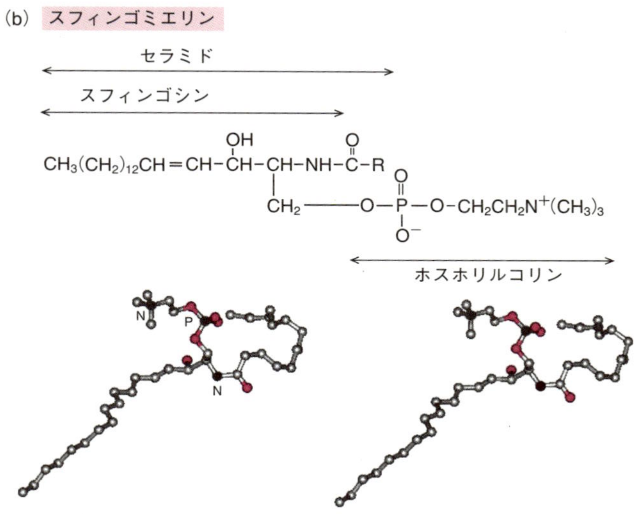

(a)

アシルグリセロール

$H_2C-OCOR_1$
$HC-OCOR_2$
$H_2C-O-\overset{\overset{O}{\|}}{\underset{O^-}{P}}-O-X$

X: $CH_2CH_2N^+(CH_3)_3$ ホスファチジルコリン
$CH_2CH_2NH_2$ ホスファチジルエタノールアミン

ホスファチジルコリン（レシチン）

ホスファチジルエタノールアミン

(b) スフィンゴミエリン

$\underbrace{CH_3(CH_2)_{12}CH=CH-\overset{OH}{\underset{|}{CH}}-\overset{}{\underset{|}{CH}}-NH-\overset{O}{\overset{\|}{C}}-R}_{\text{スフィンゴシン}}\underbrace{}_{\text{セラミド}}\underbrace{CH_2-O-\overset{\overset{O}{\|}}{\underset{O^-}{P}}-O-CH_2CH_2N^+(CH_3)_3}_{\text{ホスホリルコリン}}$

図3・19 リン脂質のかたち． (a) グリセロリン脂質のかたち．グリセロリン脂質の例としてホスファチジルコリン（レシチン），ホスファチジルエタノールアミンの化学構造式および立体構造（ステレオ図）を示す．(b) スフィンゴリン脂質のかたち．スフィンゴリン脂質の例としてスフィンゴミエリンの化学構造式および立体構造（ステレオ図）を示す．(a), (b) ともに，ステレオ図ではリン，窒素を黒，炭素を灰色，酸素を赤で表示した．

(a) ガラクトシルジアシルグリセロール

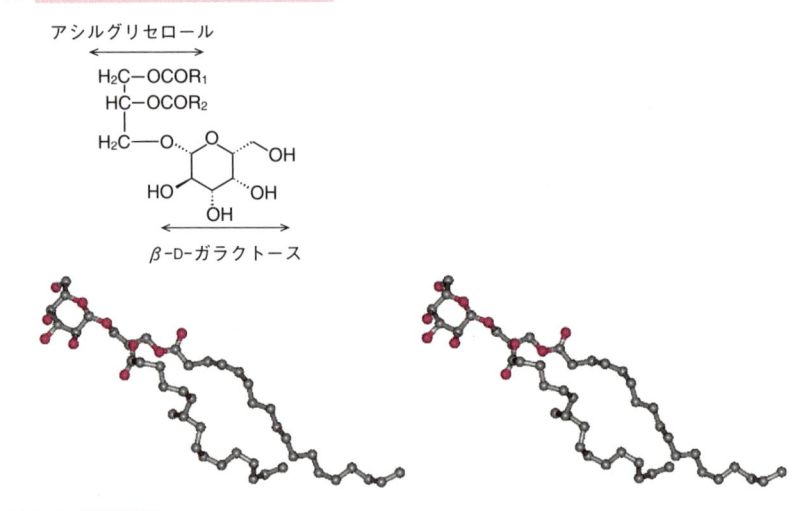

アシルグリセロール
H₂C−OCOR₁
HC−OCOR₂
H₂C−O−
β-D-ガラクトース

(b) セレブロシド

セラミド
スフィンゴシン
CH₃(CH₂)₁₂CH=CH−CH−CH−NH−C−R
           OH   O
         CH₂−O−
β-D-ガラクトース

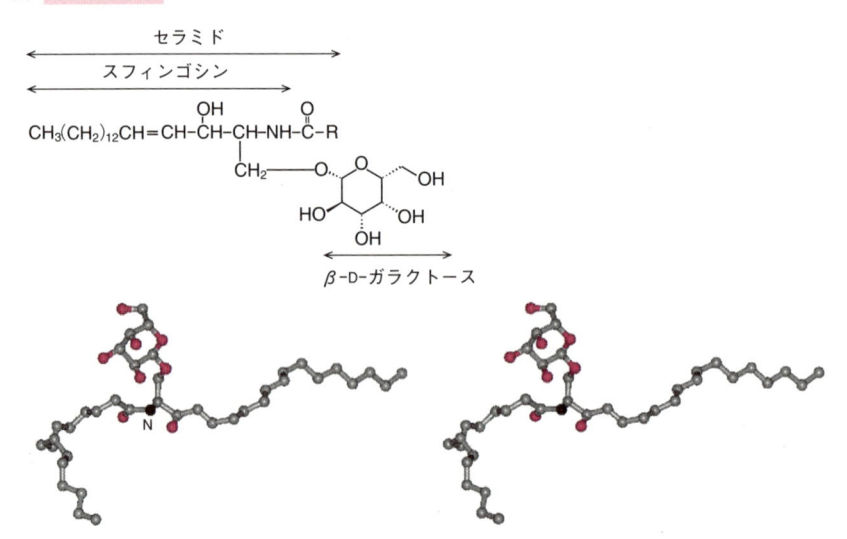

図3・20 **糖脂質のかたち**．(a) グリセロ糖脂質のかたち．グリセロ糖脂質の例としてガラクトシルジアシルグリセロールの化学構造式および立体構造(ステレオ図)を示す．(b) スフィンゴ糖脂質のかたち．スフィンゴ糖脂質の例としてセレブロシドの化学構造式および立体構造(ステレオ図)を示す．セレブロシドとして，図ではガラクトースが含まれるものを示した．また，ステレオ図では窒素を黒，炭素を灰色，酸素を赤で表示した．

チジルコリンとホスファチジルエタノールアミンはグリセロリン脂質に，スフィンゴミエリンはスフィンゴリン脂質に属する．また，ホスファチジルコリンはレシチンともよばれ，卵黄，大豆などにとくに多く含まれており，最近は機能性食品として注目されている（図 3・19）．

糖脂質は分子内に水溶性糖鎖と脂溶性基の両者を含むものであり，脂溶性基がアシルグリセロールあるいはアルキルグリセロールであるかセラミドであるかによりグリセロ糖脂質とスフィンゴ糖脂質に大別される．**グリセロ糖脂質**は一般に植物に多く含まれており，そのなかでもっとも単純なガラクトシルジアシルグリセロールを例にあげる．ガラクトシルジアシルグリセロールはとくに葉緑体に多く存在している．また，最も単純な**スフィンゴ糖脂質**はセレブロシドであり，セラミドにガラクトース（もしくはグルコース）が結合したものである．セレブロシドは脳における白質の構成脂質として重要である（図 3・20）．

3・4 炭水化物（糖質）のかたち

食品中には，さまざまな種類の炭水化物（糖質）が多量に含まれている．これらは，われわれのエネルギー源として重要であるとともに，食品自体の品質にも大きな影響を及ぼしている．炭水化物の働きを理解するためには，まずその構造を知ることが大切である．

炭水化物（糖質）は一般に $C_m(H_2O)_n$ の組成式で表される．ただし，この組成式とは異なるものや，C，H，O 以外の元素を含むものも存在する．炭水化物の特徴は，アルデヒド基 −CHO，ケトン基 −C=O，複数のヒドロキシ基 −OH をもつ

表 3・3　炭水化物の分類

分類	単糖の数	食品に含まれるおもな糖
単糖類	1	L-アラビノース，D-キシロース，D-リボース，D-2-デオキシリボース，グルコース，ガラクトース，フルクトース，マンノース，D-グルコサミン，D-ガラクトサミン
オリゴ糖	2〜10	スクロース，マルトース，ラクトース，シクロデキストリン
多糖類	数十〜数百万	デンプン，セルロース，キチン，キトサン，ペクチン質，アガロース，カラギーナン，アルギン酸

ことである．アルデヒド基をもつものを**アルドース**，ケトン基をもつものを**ケトース**という．

3・4・1　炭水化物の種類と構造

炭水化物は**単糖類**，**オリゴ糖**，**多糖類**に分類できる（表3・3）．単糖類は，炭水化物の構造の最小単位である．炭素原子の数が3〜10のものが知られている．含まれる炭素の数によって，トリオース（三炭糖），テトロース（四炭糖），ペントース（五炭糖），ヘキソース（六炭糖）…といわれる．

単糖は少なくとも1個の不斉炭素原子（炭素に結合している原子，置換基が四つとも異なる）をもつ光学活性な分子である．アルドースで最も炭素数の少ないトリオースであるグリセルアルデヒドは，不斉炭素原子を1個もち，D体とL体の2種類の立体異性体が存在する（図3・21）．天然に存在する単糖類のほとんどはD体である．

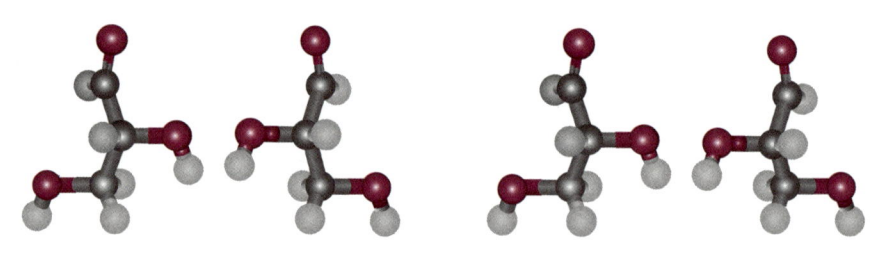

D-グリセルアルデヒド　L-グリセルアルデヒド

図3・21　グリセルアルデヒドの立体異性体．酸素原子は赤，炭素原子は濃い灰色，水素はうすい灰色．本章のステレオ図は東京大学大学院農学生命科学研究科 田之倉研究室 宮園健一氏作製

ペントース，ヘキソースになると，水溶液中ではほとんどが環状の構造になって存在する．ここでは，グルコースを例にとって見てみよう．グルコース中のアルデヒド基が，4位の炭素原子のヒドロキシ基と結合すれば五員環のフラノース，5位の炭素原子のヒドロキシ基と結合すれば六員環のピラノースができあがる（図3・22）．この結合を**ヘミアセタール結合**という．環状構造のグルコースには2種類あり，1位の炭素原子に結合したOH基の立体的な配置によってα型とβ型に区別される．このような異性体を**アノマー**という．

3・4 炭水化物（糖質）のかたち

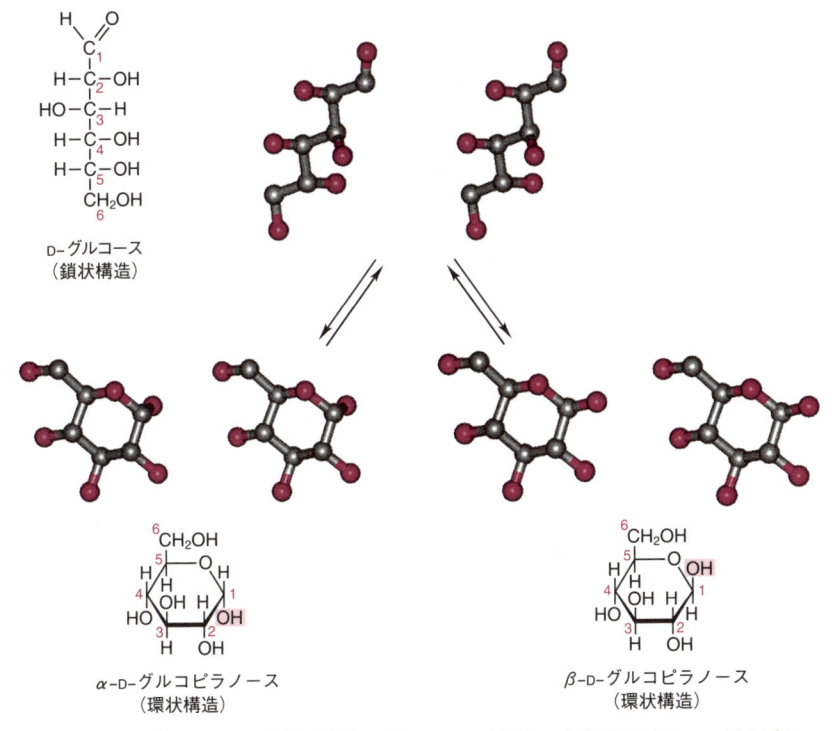

図3・22 D-グルコースの構造の変化．グルコースの場合，水溶液中では，α- および β-グルコピラノースが，ごく微量のアルデヒド型とともに平衡を保っている．平衡状態(20 ℃の場合)においては，$\alpha : \beta = 37 : 63$ の割合で存在する．

3・4・2 食品中のおもな単糖

食品中に含まれるおもな単糖を図3・23に示した．

a. ペントース

ペントースは食品において，ほとんどが多糖類や核酸の構成成分として含まれている．多糖類の構成成分としては，L-アラビノース，D-キシロースがある．これらは大豆の多糖類の主要成分となっている．D-キシロースは植物中にセルロースに次いで多く含まれるヘミセルロース中の主成分であるキシランの構成成分として存在している．核酸の構成成分としては，D-リボース，D-2-デオキシリボースがある．デオキシリボースは糖誘導体（後述）であり，デオキシ糖とよばれる．

b. ヘキソース

i) **グルコース（ブドウ糖）**：果物やハチミツなどに高濃度で含まれている．その

ほか，多くの場合，オリゴ糖（スクロース，マルトース，ラクトースなど），多糖類（デンプンなど）の構成成分としても存在している．デンプンを加水分解して得られる．

ⅱ）**ガラクトース**：ラクトースなどのオリゴ糖や種々の多糖類などの構成成分として存在している．

ⅲ）**フルクトース**：果物やハチミツなどに高濃度で含まれている．また，スクロースなどのオリゴ糖，種々の多糖類の構成成分として含まれる．水溶液中では六員環のピラノースであるが，オリゴ糖（スクロースなど）の構成糖として含まれる場合は五員環のフラノースとして存在している．

ペントース

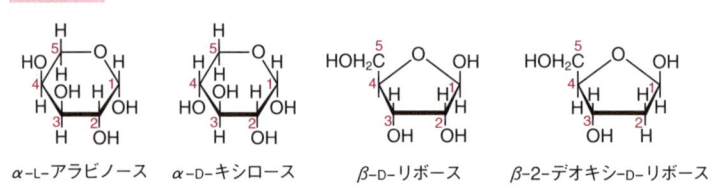

α-L-アラビノース　　α-D-キシロース　　β-D-リボース　　β-2-デオキシ-D-リボース

ヘキソース

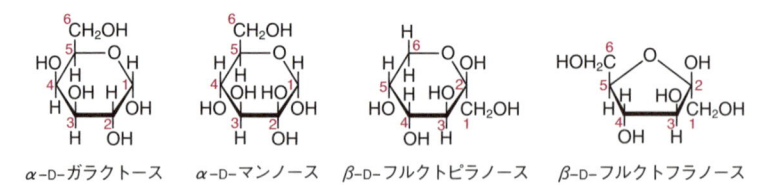

α-D-ガラクトース　　α-D-マンノース　　β-D-フルクトピラノース　　β-D-フルクトフラノース

糖誘導体

キシリトール　　ソルビトール　　D-マンニトール　　D-グルコサミン　　D-ガラクトサミン

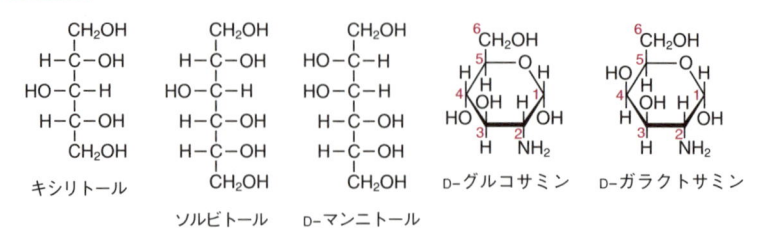

図3・23　食品中のおもな単糖の構造．グルコースの構造は図3・22に示した．

iv) **マンノース**：高等植物や酵母の細胞壁に含まれる多糖類の構成成分である．

糖の一部が変化して生じた糖を**糖誘導体**という．以下におもな糖誘導体を示した．

c. 糖アルコール

代表的な糖アルコールとして，D-グリセロール，エリスリトール，D-キシリトール，D-ソルビトール，D-マンニトールなどがあげられ，天然には主として植物中に存在する．アルドースやケトースのカルボニル基が還元して得られる鎖状の多価アルコールである．

d. アミノ糖

D-グルコサミン，D-ガラクトサミンが代表的なアミノ糖で，天然に広く存在する．これらは，D-グルコース，D-ガラクトースの2位のOH基がNH基で置き換えられたものである．グルコサミンは昆虫や甲殻類のキチンに存在し，ガラクトサミンは糖脂質やコンドロイチン硫酸などの成分である．

e. ウロン酸

アルドースの6位の炭素原子が酸化されてCOOH基に変化したもので，ガラクツロン酸，グルクロン酸などがある．ガラクツロン酸はガラクトースを酸化して得られ，果実などに含まれる．グルクロン酸はグルコースを酸化して得られ，海藻などに含まれている．

3・4・3 オリゴ糖（少糖）のかたち

オリゴ糖は単糖が2～10個結合してできたものであり，単糖の結合数によって二糖類，三糖類…といわれる（図3・24）．これらの結合は**グリコシド結合**によるもので，アルドースの場合，1位の炭素原子のOH基，ケトースの場合2位のOH基が，他の単糖のOH基と反応し，脱水して生成する．食品中には数多くのオリゴ糖が存在しているが，重要なものの多くは二糖類である．

a. スクロース（ショ糖）

α-D-グルコースの1位の炭素のOH基とβ-D-フルクトースの2位の炭素のOH基が結合（α-1,2結合）してできたもの．砂糖の主成分であり，果物，サトウキビ，ハチミツなどに多く含まれている．

b. マルトース（麦芽糖）

グルコース2分子からなる糖である．1位と4位のOH基が結合（α-1,4結合）してできている．麦芽，水あめなどに含まれる．主として，デンプンにβ-アミラーゼを作用させて製造される．

c. ラクトース（乳糖）

D-ガラクトースとD-グルコースがβ-1,4結合でできた糖．哺乳動物の乳に含まれている．

d. シクロデキストリン

D-グルコースがα-1,4結合で環状になったオリゴ糖．グルコースが6, 7, 8個

スクロース

マルトース
〰H, OH：α, βいずれも存在

ラクトース
〰H, OH：α, βいずれも存在

α-シクロデキストリン

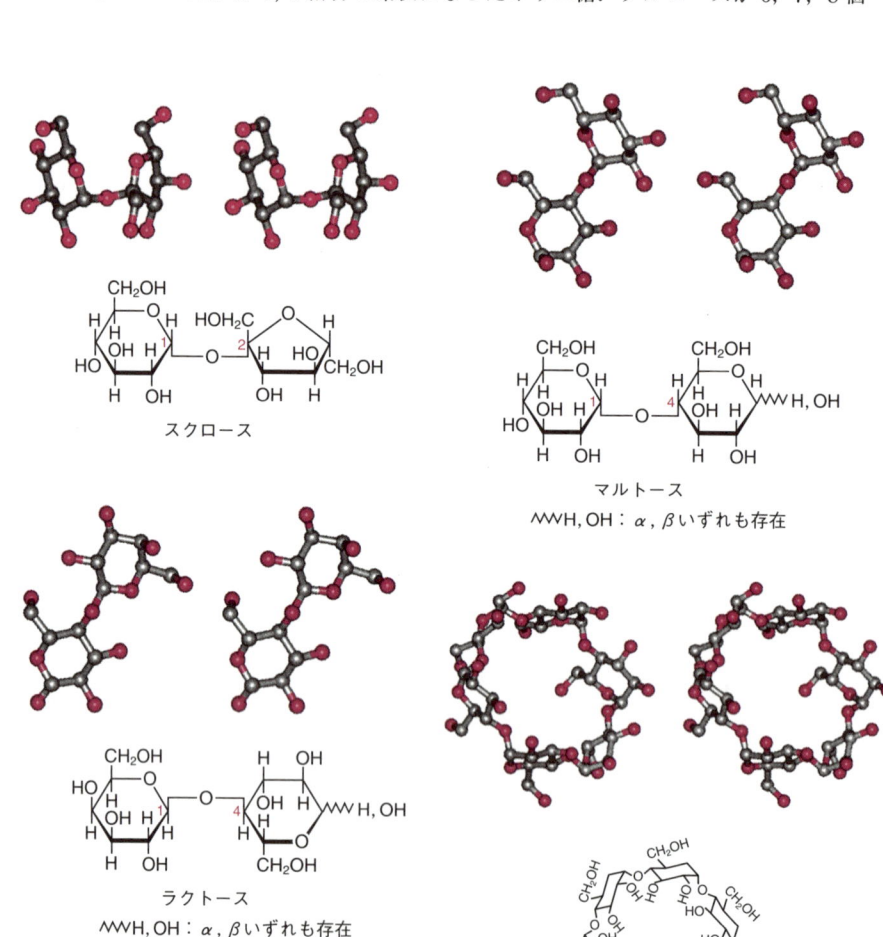

図3・24　おもなオリゴ糖

のものをそれぞれ α-, β-, γ-シクロデキストリンという．分子の外部は親水性，分子内部の空洞は疎水性となっており，空洞の大きさに応じて，疎水性の分子を取込むことができる包接化合物である．

3・4・4 多糖類のかたち

多糖は数十から数百万個の単糖がグリコシド結合したもので，天然の炭水化物はほとんど多糖類として存在している．ここでは，1種類の糖からなる**単純（ホモ）多糖**と数種類の糖からなる**複合（ヘテロ）多糖**に分け，そのおもなものの構造を見てみよう．

a. 単純多糖

i) デンプン：セルロースやスクロースとともに，緑色植物の光合成によって最も多く生産される糖質で，ヒトのエネルギー源として最も重要なもののひとつであ

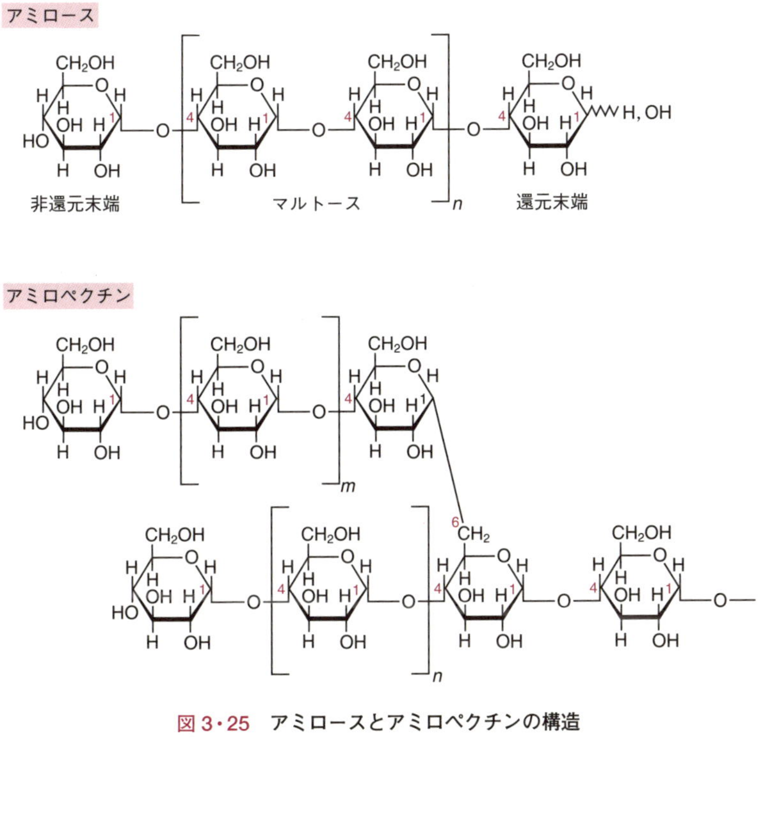

図3・25 アミロースとアミロペクチンの構造

る．穀類，イモ類の貯蔵組織にデンプン粒として大量に見いだされる．

　デンプンは D-グルコースからなる直鎖状の**アミロース**と分岐した房状の構造をもつ**アミロペクチン**からなる（図3・25）．アミロースは数千個のグルコースが α-1, 4 結合し，アミロペクチンは α-1, 6 結合で分岐し，数十万から数百万のグルコースからなる．通常，デンプン粒はアミロースを 15～30%，アミロペクチンを 70～85% 含んでいる．もち米などは，大半がアミロペクチンからなる．

　ii) **セルロース**：天然に最も多量に存在する多糖であり，植物の細胞壁の主要な成分である．1000 から 2000 の D-グルコースが β-1, 4 結合で直鎖状につながったものである（図3・26）．ヒトはセルロースを分解する酵素をもたないため，栄養源として利用されない．

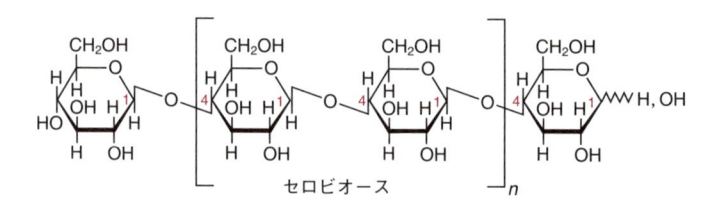

図3・26　セルロースの構造

　iii) **グリコーゲン**：グルコースが α-1, 4 結合したものが，α-1, 6 結合で高度に分岐したもので，その構造はアミロペクチンに似ている．動物細胞の貯蔵多糖となっている．

　iv) **キチン・キトサン**：キチンはグルコースの 2 位の炭素原子が結合した N-アセチルグルコサミンが β-1, 4 結合したものである（図3・27）．カニやエビなどの甲殻類の殻，カビやキノコなどの細胞壁に存在している．動物性食物繊維としてよく知られている．一方，キトサンはキチンの 2 位の炭素原子に結合したアセトアミド基から，アセチル基を除いたグルコサミンが β-1, 4 結合したものである（図3・27）．一部の真菌類の細胞壁を構成している．キチン，キトサンのようにアミノ糖あるいはアミノ糖誘導体を含む多糖を**ムコ多糖**といい，そのほかにいずれも複合多糖であるヒアルロン酸，ムコイチン硫酸，コンドロイチン硫酸などがある．

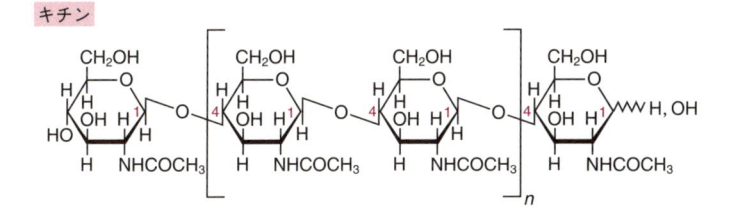

図 3・27　キチンおよびキトサンの構造

b. 複合多糖

図 3・28 に複合多糖の構造を示した.

i) **ペクチン質**: D-ガラクツロン酸を主成分とする多糖であり，この部分はガラクツロン酸のカルボキシル基 −COOH の一部がメチルエステル −COOCH$_3$ になっている. かんきつ類や陸上植物の細胞壁や細胞質間に存在する.

ii) **アガロース**: アガロビオース (β-1,4 結合した D-ガラクトースと 3,6-アンヒドロ-L-ガラクトース) が構造単位となった直鎖状の多糖で，紅藻類 (テングサなど) から抽出される. 寒天はアガロース (70%) とアガロペクチン (30%) からなる. アガロペクチンはアガロースに硫酸などがついたものである.

iii) **カラーギナン**: 紅藻から得られ，κ, λ, ι 型に大別される. 図 3・28 に示した κ 型および ι 型はカリウムイオンなどの存在下でゲル化する.

iv) **アルギン酸**: D-マンヌロン酸と L-グルロン酸が β-1,4 結合した 3 種類の構造単位がランダムに結合したもので，褐藻の細胞壁の構成成分である. アルギン酸自身は水に不溶であるが，ナトリウム塩は水に溶ける. また，カルシウムイオンの存在下でゲル化する.

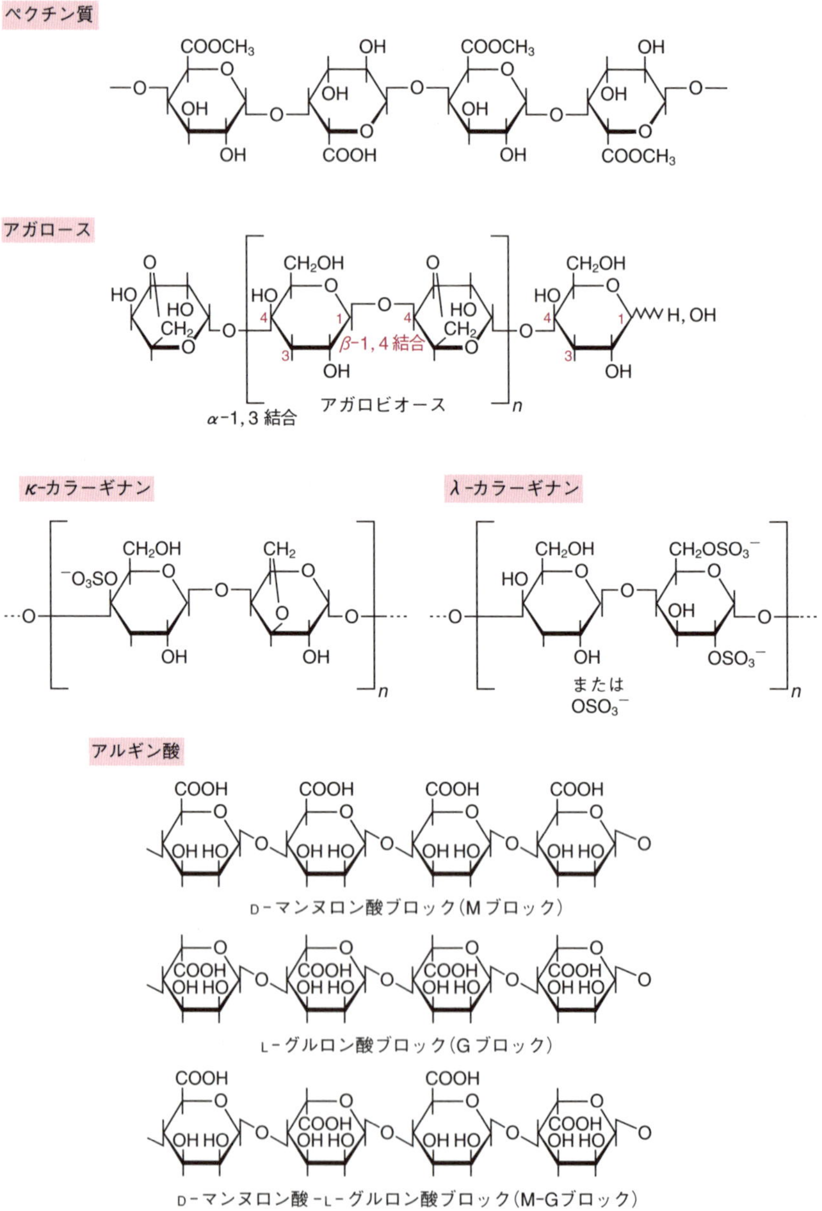
ペクチン質
アガロース
α-1, 3 結合
β-1, 4 結合
アガロビオース
κ-カラーギナン
λ-カラーギナン
または
アルギン酸
D-マンヌロン酸ブロック（M ブロック）
L-グルロン酸ブロック（G ブロック）
D-マンヌロン酸 -L-グルロン酸ブロック（M-G ブロック）

図 3・28　複合多糖の構造

3・5 ビタミン, ミネラルのかたち

　ビタミンは, 栄養素のうちで, 糖質, 脂質, アミノ酸, 無機物質以外で必要な微量の有機化合物のことを指す. 現在では, 10種類以上知られている (表3・4). ミネラルは無機の栄養素を指しており, 多くの場合は金属イオンである. ここではこれらの物質のかたちを一覧する.

表3・4　ビタミンの種類

	名　称	化合物名
脂溶性ビタミン	ビタミン A	レチノール, レチナール, レチノイン酸
	ビタミン D	コレカルシフェノール, エルゴカルシフェノール
	ビタミン E	トコフェノール, トコトリエノール
	ビタミン K	フィロキノン, メナキノン, メナジオン
水溶性ビタミン	ビタミン B_1	チアミン
	ビタミン B_2	リボフラビン
	ビタミン B_6	ピリドキシン, ピリドキサール, ピリドキサミン
	ビタミン B_{12}	コバラミン
	ナイアシン	ニコチン酸, ニコチンアミド
	葉酸	プテロイルグルタミン酸
	パントテン酸	パントテン酸
	ビオチン	ビオチン
	ビタミン C	アスコルビン酸

　生体中では, ビタミンはタンパク質と相互作用している場合が多い. ここではビタミンの平面の構造式と立体的なかたち, およびタンパク質との相互作用を掲載した. いずれのビタミンにおいても, 平面の構造式と立体的なかたちが, ずいぶん異なっていることを見てほしい. 多くのミネラルもタンパク質に配位して機能する.

　以下では, ビタミンの構造式において, 炭素と水素を省略した. 立体構造において, 白球は炭素原子, 赤球は酸素原子, 青球は窒素原子, 黄色は硫黄原子, 橙球はリン原子を示している.

　また, タンパク質は, ポリペプチド鎖のつながり方がわかるように, アミノ末端側を紫色で, カルボキシル末端を赤色で, その間を虹色で着色して, 主鎖を示した. 複雑にならない限りは, 側鎖も線で表示した.

　ビタミンやミネラルのかたちについては, 以下のホームページにも解説があるので参照されたい. http://cib.cf.ocha.ac.jp/~yura/VITAMIN/

脂溶性ビタミン

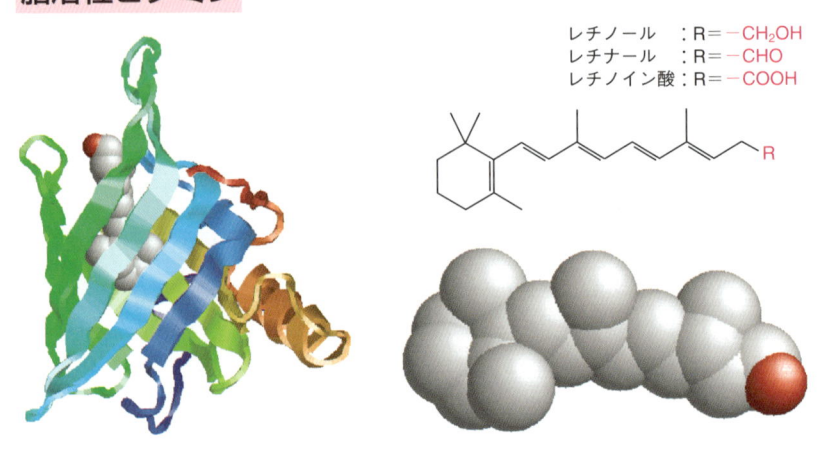

レチノール　：R＝−CH₂OH
レチナール　：R＝−CHO
レチノイン酸：R＝−COOH

ビタミンAは脂溶性であり，レチノール，レチナール，レチノイン酸がある．図のレチノールは肝臓に存在するレチノール結合タンパク質と結合している．

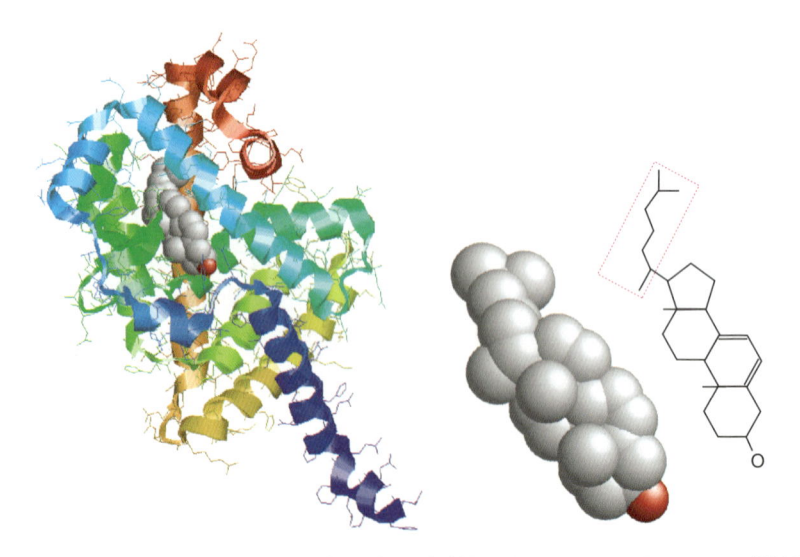

ビタミンDはカルシフェロールともよばれる脂溶性のビタミンで，D_2からD_7の6種類が知られている．図にはビタミンD_3の前駆体（プロビタミンD_3）の一つである7-デヒドロコレステロールを示した．他のビタミンD群においては，図中の点線内の構造が変化するだけである．図中のタンパク質は，ビタミンD_3が結合すると，核に移行し特定のタンパク質を転写する．

3・5 ビタミン，ミネラルのかたち

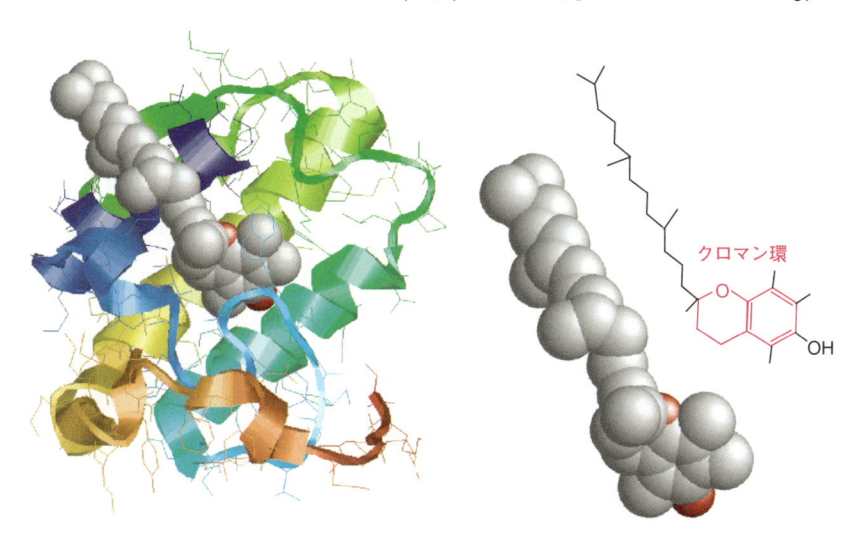

ビタミンEにはトコフェロールとトコトリエノールの2種類存在する．図に示したのは，トコフェロールである．トコフェロールとトコトリエノールはともに，クロマン環に存在するメチル基の数と位置の違いによって，天然には4種類ずつ存在することがわかっている（図4・15参照）．ビタミンEには，アルツハイマー病の進行を遅らせる効果があるといわれている．これは，ビタミンEがホスホリパーゼA（左）と相互作用することで，生体膜のグリセロリン脂質を分解する酵素であるホスホリパーゼの働きを阻害し，神経の細胞膜を安定化するためである．

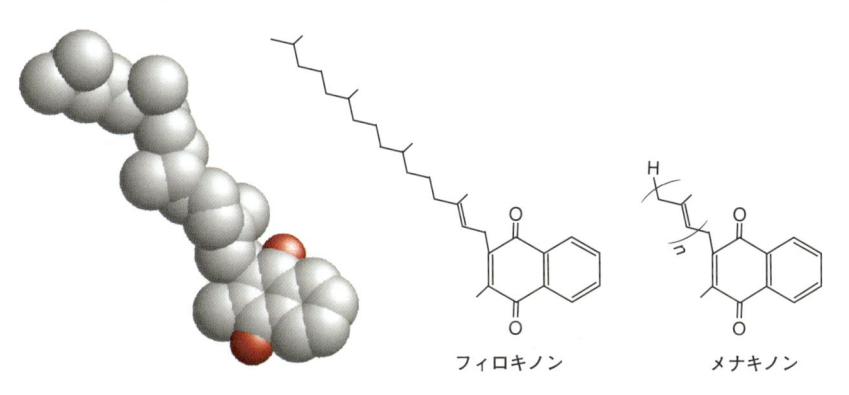

フィロキノン　　　メナキノン

ビタミンKには，フィロキノン（K_1）とメナキノン（K_2），メナジオン（K_3）がある．図には，フィロキノンを示した．

水溶性ビタミン

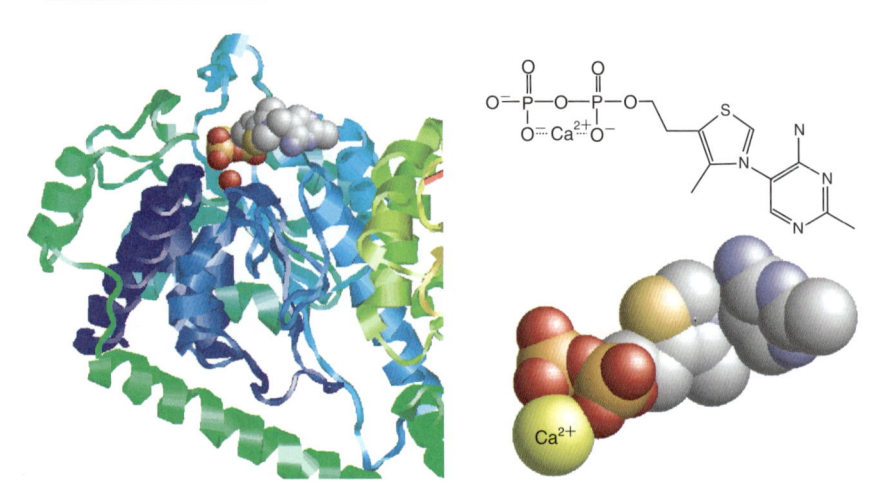

ビタミン B_1 の実体はチアミンである．チアミンの誘導体は多くのタンパク質の補酵素として働く物質である．図に示した糖代謝タンパク質のトランスケトラーゼにチアミン二リン酸とカルシウムイオンが結合している．

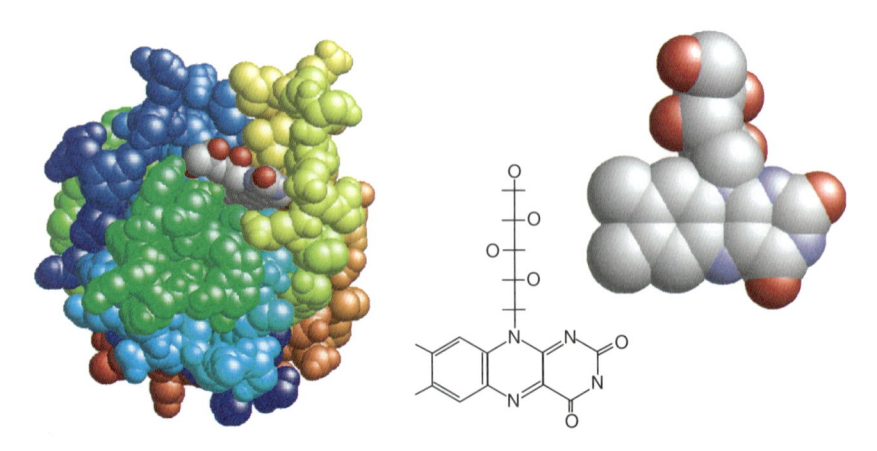

ビタミン B_2 はビタミン G ともよばれており，その実体はリボフラビンである．図はリボフラビンをフラビンモノヌクレオチド（FMN）に変換する酵素であるリボフラビンキナーゼとリボフラビンの相互作用の様子を示している．ここでは，タンパク質の全原子を球で表示した．この表現の方がリボン図よりもタンパク質の実像に近い．基質のリボフラビンがタンパク質内部に突き刺さっている感じがわかる．

3・5 ビタミン，ミネラルのかたち

タンパク質
残基と共有結合

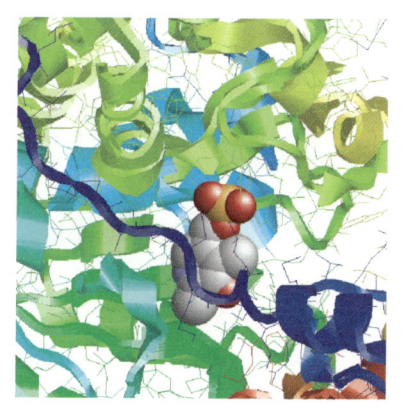

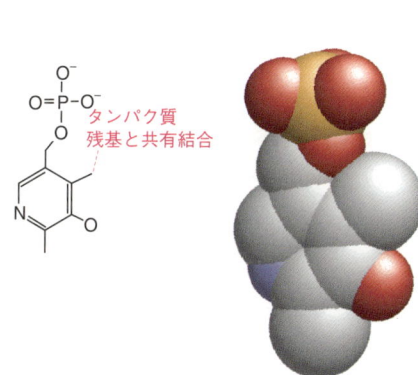

ビタミン B_6 にはピリドキシン，ピリドキサール，およびピリドキサミンがある．生体中では，ピリドキサール 5′-リン酸（PLP）になり，タンパク質の補酵素として存在する場合が多い．PLP は，アミノ酸代謝に関係するタンパク質によく見られる補酵素で，タンパク質のリシン残基の側鎖と共有結合している場合が多い．図では，PLP がアミノ基転移酵素の補酵素となっている状態を示している．

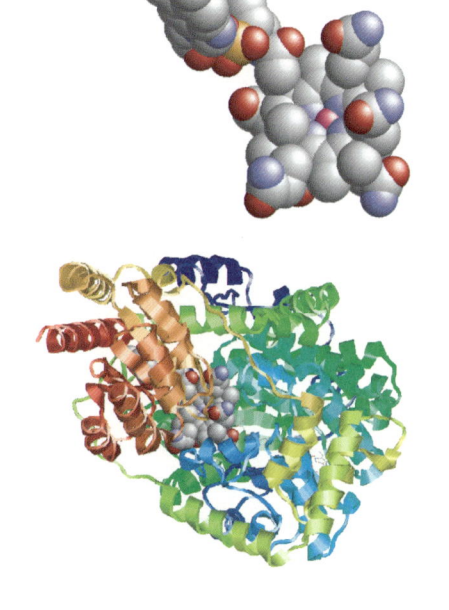

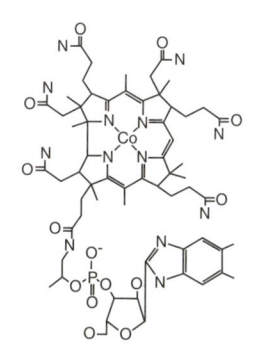

ビタミン B_{12} にはいくつかのコバラミンがある．図はアデノシルコバラミンがメチルマロニル CoA ムターゼの補酵素となっている様子を示している．ポルフィリン環にコバルトが配位し，リン酸を介してアデノシルが結合した物質がアデノシルコバラミンである．

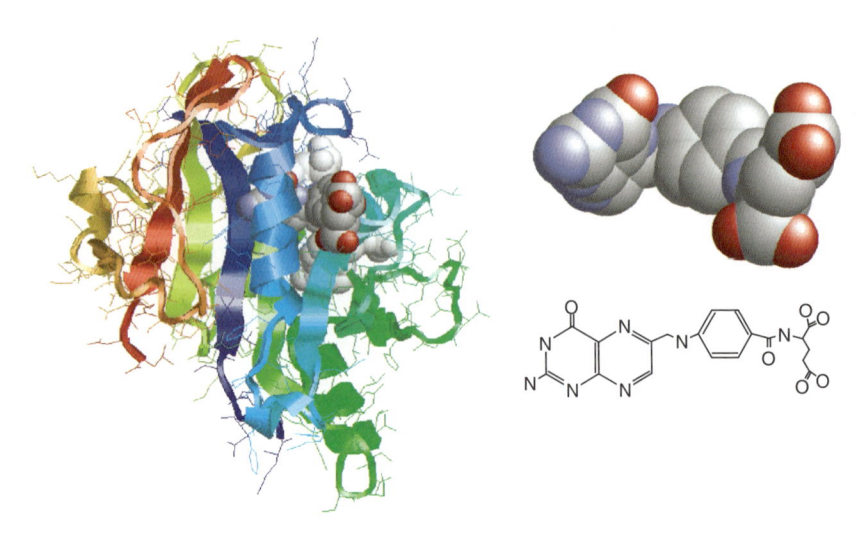

葉酸はビタミンMともよばれており，図には，ジヒドロ葉酸レダクターゼと相互作用している7,8-ジヒドロ葉酸を示した．この酵素が7,8-ジヒドロ葉酸を5,6,7,8-テトラヒドロ葉酸に還元する．

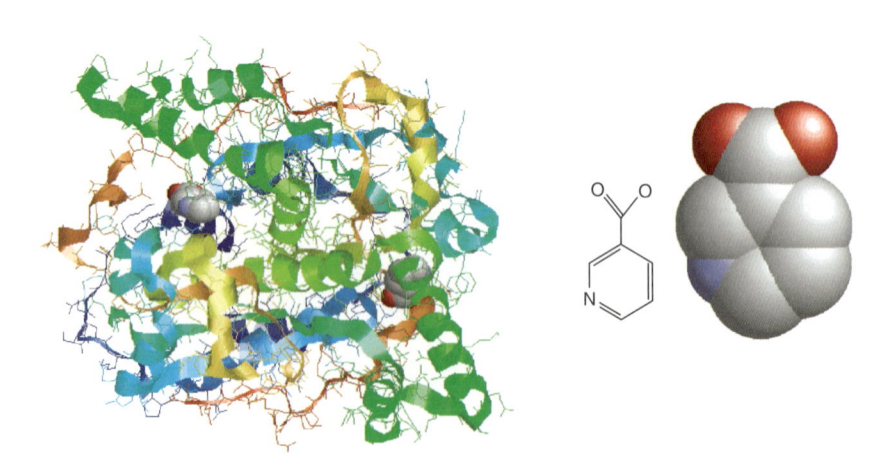

ナイアシンはニコチン酸ともよばれている．生体中ではニコチン酸はニコチンアミドアデニンジヌクレオチド（NAD）またはニコチンアミドアデニンジヌクレオチドリン酸（NADP）として存在する．図に示すのは，ニトロレダクターゼと相互作用しているニコチン酸である．ニトロレダクターゼは二量体のタンパク質であるため，ナイアシンも2分子存在する．

3・5 ビタミン, ミネラルのかたち

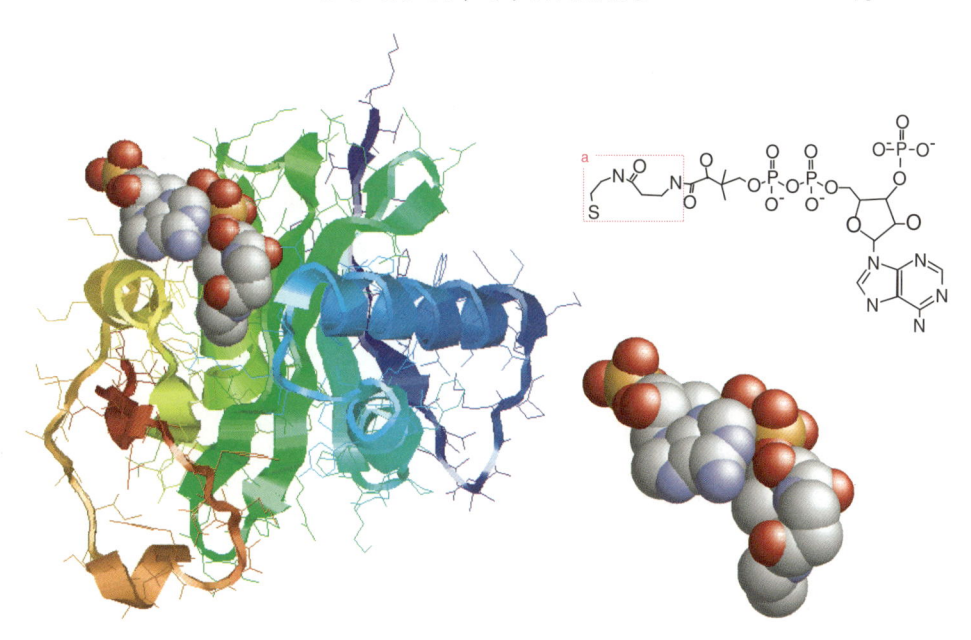

パントテン酸は, 生体中では補酵素 A (CoA) として存在する. 補酵素 A の 2-メルカプトエチルアミン部分 (図中の a) がとれるとパントテン酸になる. 補酵素 A はアシル基やアセチル基と結合してアシル CoA やアセチル CoA になることが知られている.

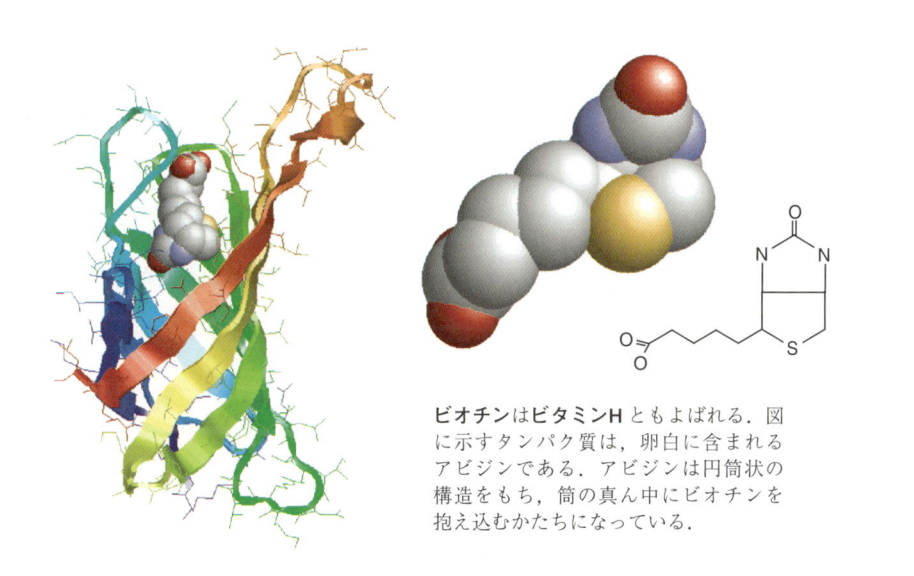

ビオチンはビタミン H ともよばれる. 図に示すタンパク質は, 卵白に含まれるアビジンである. アビジンは円筒状の構造をもち, 筒の真ん中にビオチンを抱え込むかたちになっている.

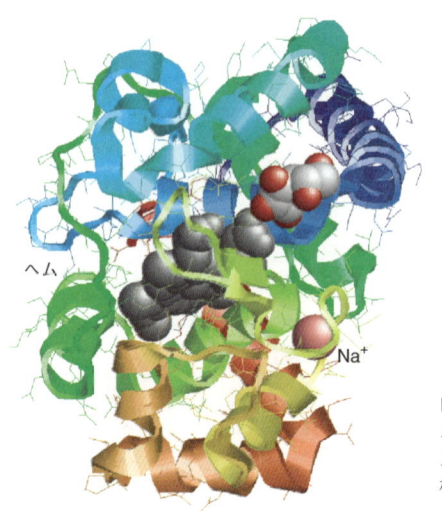

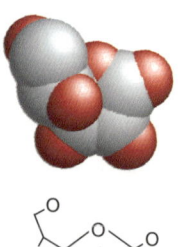

ビタミンCの実体はアスコルビン酸である．ここに示すタンパク質は植物のアスコルビン酸ペルオキシダーゼであり，植物の生長と関係している．

ミネラル

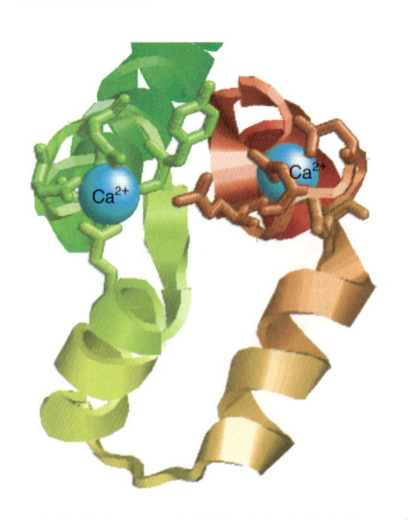

カルモジュリンに配位する**カルシウムイオン**（Ca^{2+}）を示している．この配位によって，筋肉の収縮が調節されている．

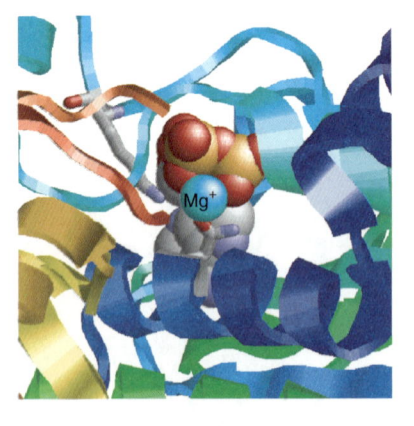

マグネシウムイオン（Mg^{2+}）は，ATPのリン酸基部分に配位し，ATP-マグネシウムとなって，タンパク質に結合している場合が多い．図に示したように，リン酸基転移酵素や各種の合成酵素の酵素活性部位にマグネシウムイオンはよく見られる．タンパク質から出ているマグネシウムイオンへの配位子はスティックモデルで表示した．血清中では，80％がイオンの形で存在している．

3・5 ビタミン，ミネラルのかたち

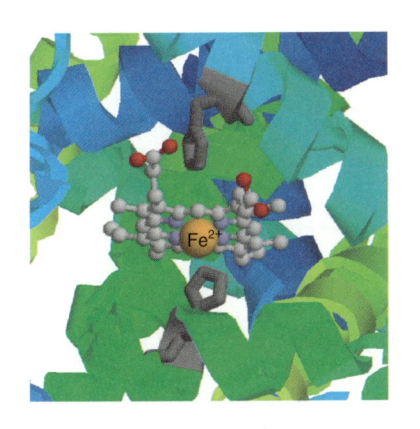

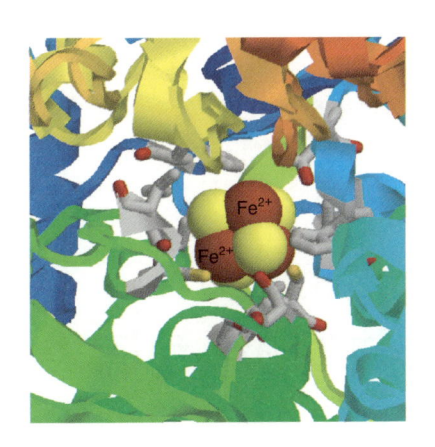

生体中の**鉄イオン**（Fe^{2+}, Fe^{3+}）は，錯体になっている場合が多い．赤血球中に含まれるヘモグロビンにおいては，ポルフィリン環の中央に鉄イオンが配位している（左図）．また，複数の鉄イオンが，無機硫黄および，タンパク質中のシステイン残基の硫黄に配位して構成する鉄-硫黄クラスターがある（右図）．鉄（茶色）が4個と硫黄（黄色）が4個で正六面体様構造を形成し，3個の鉄イオンはさらにタンパク質のシステイン残基に配位している．

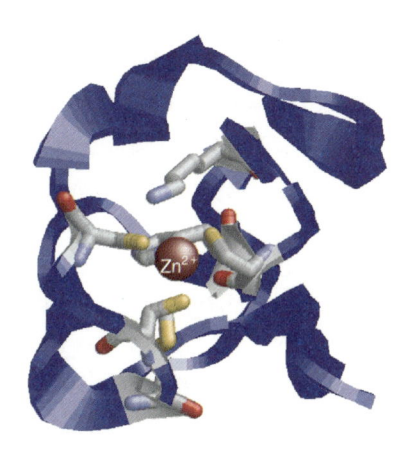

がん遺伝子の産物（タンパク質）の転写因子の中央に**亜鉛イオン**が位置しており，タンパク質全体のかたちを支えていることがわかる．転写因子はDNAからRNAを合成する際に必要なタンパク質であり，遺伝子発現に大きく関与している．

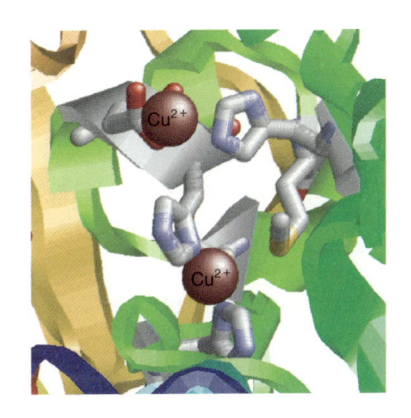

セルロプラスミン（フェロオキシダーゼ）には**銅イオン**が配位して，タンパク質の立体構造が形成される．血漿中の銅イオンのうち，ほとんどがこのタンパク質に配位している．

4

食物質が協力して食品をつくる

4・1 食品のおいしさを決めるもの

　食品は人間の生命活動を維持していくのに必要な栄養素を供給する役割をもつと同時に，人間の食生活を豊かにするための「おいしさ」を備えていなければならない．食品のおいしさは，甘味，苦味といった味覚や香りなどの化学的特性（5・1節参照）と並んで，テクスチャー（食感），外観，温度などの"物理的特性"によって決定される．とくに，固体・半固体の食品においては，歯触り，舌触り，喉ごしといった言葉で表現される**テクスチャー**が重要であり，それによっておいしさが決定づけられる場合も多い．たとえば，焼餃子においては，焼面の平たい部分がカリッとしていて，その他の面が軟らかいという取りあわせの妙味を楽しんでいるし，フカヒレ，クラゲ，ところ天などもテクスチャーがおいしさの決め手となっている．また，せんべいのように本来パリッとしているものが湿るとおいしさを感じなくなるように，味は変わらなくても，テクスチャーが変化することによっておいしさが変わることさえある．このような食品の官能的性質を客観的に評価するために，表4・1に示すようなテクスチャープロファイルが提案されている．しかし，これらの力学的性質のおいしさへの寄与は単純ではないうえに，われわれが日常摂取している食品は，固体成分と液体成分の混合物であるなど不均一である場合が多く，いくつかのパラメータを用いて多角的に評価する必要がある．

　食品製造において，消費者のテクスチャー嗜好は新食品の開発や販売戦略にとって非常に重要である．たとえば，グミ菓子，裂きチーズなどの開発では消費者好み

4・1 食品のおいしさを決めるもの

表4・1 Szczesniak によるテクスチャープロファイル

分類	一次特性	二次元素	一般用語
力学的特性	硬さ 凝集性 粘性 弾性 付着性	 もろさ 咀しゃく性 ガム性	軟らかい→歯ごたえのある→硬い もろい→サクサクした→硬い 軟らかい→噛みごたえのある 崩れやすい→粉状→糊状→ゴム状 水っぽい→粘っこい 塑性のある→弾力性のある ネバネバした→粘着性→ベタベタした
幾何学的特性	粒子径とかたち 粒子のかたちと方向性		砂状→粒状→粗粒状 繊維状→多孔性の→結晶状の
その他の特性	水分含量 脂肪含量	 油状 グリース状	乾いた→湿った→水気のある→水気の多い 油っこい 脂っこい

のテクスチャーを知ることが成功の鍵となった．

4・1・1 食品の物性

テクスチャープロファイルの表現は，物理学的には弾性，粘性，粘弾性という用語で表されるものであり，このような性質を解明する学問を**レオロジー***とよぶ．

a. 弾 性

物体に外力を加えると，その大きさに応じて物体は変形し，加えられた外力が小さい場合は外力を除くと元のかたちに戻る．このような性質を**弾性**という．一方，外力がある程度以上大きくなると外力を除いても元のかたちに戻ることができなくなる．このような性質を**塑性**といい，その限界を**弾性限界**という．ほとんどの物質はこの両方の性質を有しており，弾性限界の大きいものを**弾性体**，小さいものを**塑性体**とよぶ．食品においては前者の例として，プリン，ゼリー，カマボコ，後者の例としてバター，チーズなどがあげられる．

物体に加えた外力と物体の変形量の間には，次式で表されるような比例関係（**フックの法則**）が成り立つ．

$$力 = \kappa \times 変形量$$

---

* 液体の流動および固体の変形を取扱う学問

比例係数 κ が **弾性率*** で，この値が大きいほど物体は固い性質を示す．ただし，この法則は外力を除くと変形が直ちに元に戻るような完全弾性体（例；バネ）において，変形量が十分小さい範囲でのみ成立する．

b. 粘 性

液体は力の作用を受けると流動し，流動に対する抵抗を**粘性**とよぶ．液体に加えた外力とそのときの流動速度との間にニュートンの法則，すなわち，

$$\text{力} = \eta \times \text{流動速度}$$

が成立する液体があり，このような液体を**ニュートン流体**という．ニュートン流体の代表的なものとして，水，ショ糖溶液，食用油などがあげられる．比例定数 η を**粘性率**あるいは**粘度**といい，液体の流れにくさを表す．横軸に加えた力，縦軸に流動速度をプロットすると，ニュートン流体の流動曲線は原点を通る直線となる（図4・1）．

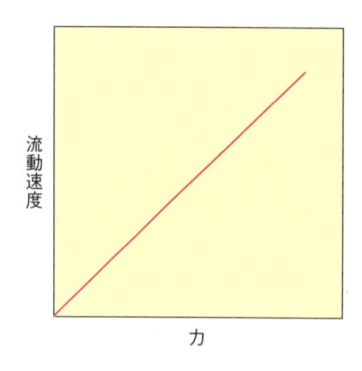

図4・1 ニュートン流体の流動曲線

一方，ニュートン流動を示さない流体を**非ニュートン流体**という．スープ，ハチミツなどの粘ちゅう性液体食品の多くは，非ニュートン流体である．非ニュートン流体の粘度は外力および流動速度にともなって大きく変化することが特徴であり，図4・2に各種非ニュートン流体の流動曲線を示す．曲線 a はジュース，スープ，ピューレなどのように，小さな外力で速く流動するもので**ダイラント流動**という．曲線 b はデンプン糊液のように，小さな力では流動速度が小さく，力が大きくな

---

* 物体の伸長，圧縮，ずり（物体の底面を固定して上下両面に平行に力を加えたときの変形）による弾性率を，それぞれ，伸び弾性率，体積弾性率，ずり弾性率または剛性率といい，とくに，伸長，圧縮による弾性率のことを**ヤング率**という．

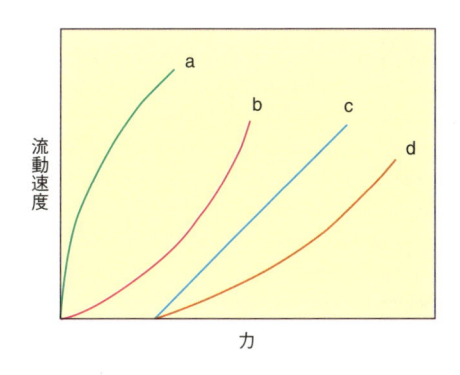

図4・2 非ニュートン流体の流動曲線

るにつれて流動速度が大きくなる流動で，**準粘性流動**という．曲線 c は小さな力では流動せず，ある大きさ以上の力が作用してはじめて流動するもので，**塑性流動**あるいは**ビンガム流動**という．この流動を起こす限界値を**降伏応力**という．食品の場合，塑性流動を示すものはほとんどなく，曲線 d のような，降伏値以上の外力を加えると非ニュートン流動をする**擬塑性流動**を示す場合が多い．擬塑性流動を示す食品として，マヨネーズ，生クリーム，ケチャップ，練りがらしなどがあげられる．

c. 粘弾性

レオロジーの基本は，固体の性質を表すフックの法則と液体の性質を表すニュートンの法則であるが，実在の多くの物質の挙動は厳密にはこれらの法則に従わない．とくに，食品の多くは弾性と粘性の両方を性質を兼ね備えている．このような性質を**粘弾性**という．

4・1・2 食品の物性を測定する

本来，食品のテクスチャーは人間の感覚で評価されるべきものであるが，官能検査は多大な労力や時間を要する．そこで，食品製造分野での品質管理などのためには，感覚的測定と相関の高い実用的・経験的な測定機器が用いられる．

a. テクスチャーアナライザー

テクスチャーアナライザーは，ヒトの口腔内の咀しゃく行動を模した，食品のテクスチャーを客観的に測定する装置である（図4・3）．テクスチャープロファイルの一次特性としてあげられる硬さ，凝集性，付着性などを数値化することができ，さまざまな食品に適用されている．

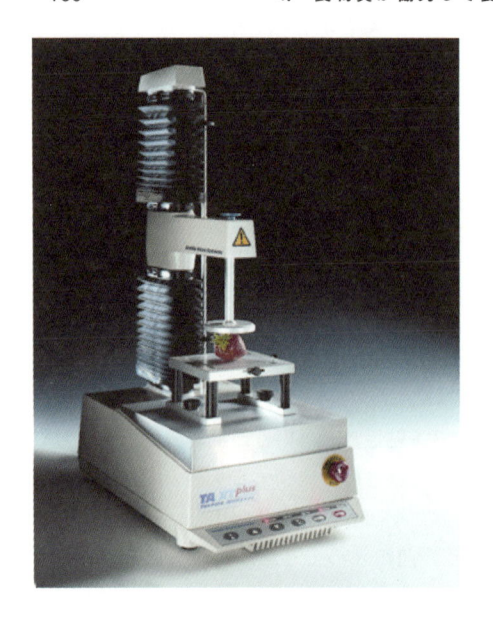

100　　　　　　　　　　4. 食物質が協力して食品をつくる

図4・3　テクスチャーアナライザー.
写真は英弘精機株式会社提供

b. 食品テクスチャー生体計測法

　最近，咀しゃく時の口腔内の感覚をより的確に測定する方法として，簡易な筋電位測定装置（咀しゃくに使われる筋肉の働きを調べる装置）を取入れ，多数の感圧

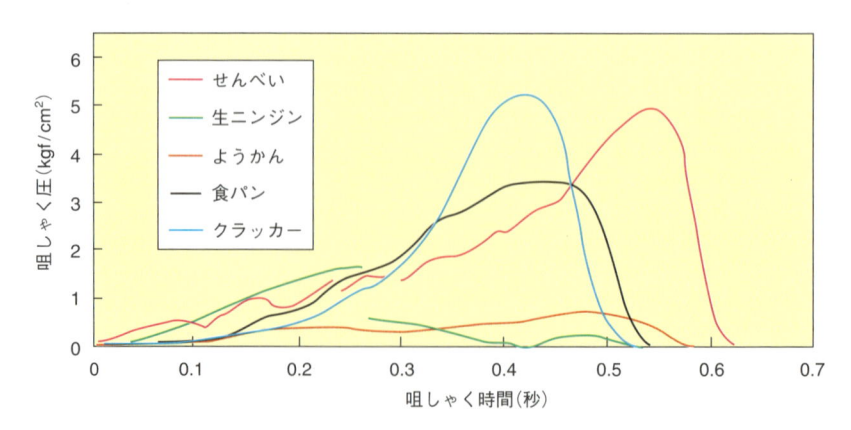

図4・4　多点シートセンサーを用いて奥歯でいろいろな食品を噛んだときの咀しゃく圧曲線(http://www.nfri.affrc.go.jp/guidance/soshiki/kinou/butsurikinou.htmlより転載)

点をもつセンサーシートを用いて咀しゃく中の食品の物性測定が行われている．この**食品テクスチャー生体計測法**では，従来の測定では評価できない咀しゃく時間の長さ，すなわち，噛みやすさや飲み込みやすさに関する性質が得られ，咀しゃくパターンの差異を数値化できる（図4・4）．このような生理学的手法は，今後，これまでに適合しないこともあった官能評価値と機器測定値とを結びつける役割の一端を担うのではないかと期待される．

4・1・3 食品の物性に及ぼす要因

食品の物性は構成する成分の存在状態，すなわち，液体状態や結晶状態などによって影響を受ける．

a. ガラス状態

物質の状態は自由度の高い順に気体，液体，固体の三態をとる．**ガラス状態**はこれらとは異なる第四の状態であり，構成している成分が結晶を形成せずに，内部の分子の運動が抑えられた，非常に安定した固形状態であるといえる（図4・5）．

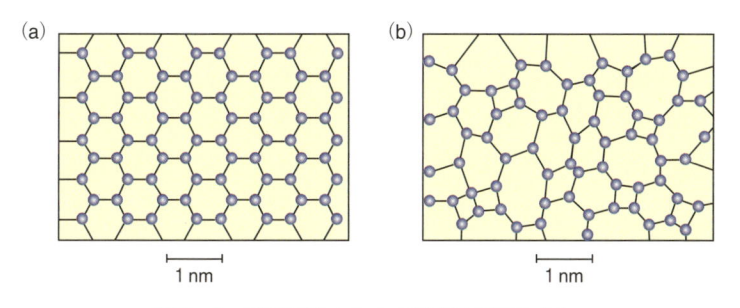

図4・5　結晶状態（a）およびガラス状態（b）

食品においては，キャンディー，クッキー，せんべい，スナック菓子，アイスクリーム，凍り豆腐，かつお節など，身近にたくさんのガラス状態食品がある．これは，食品は一般的に結晶部分と非結晶部分の混合系であり，非結晶部分が温度の低下または可塑剤（食品の場合は水分子）の脱離により分子運動性の高いラバー状態（ゴム状態）から運動性の低いガラス状態へと容易に転移することに起因する．たとえば，アメ細工では，高温で軟らかくなったラバー状態のアメを使って成形し，それが冷めると固いガラス状態のアメになる．このようなガラス状態に転移する現象を**ガラス転移**，そのときの温度を**ガラス転移温度**という．

食品製造分野においては，食品が保存される温度帯，あるいは流通される温度帯以上に食品のガラス転移温度を上げることができれば，分子の運動性が低い，化学的・生化学的諸反応が生じにくいガラス状態を長期間保つことができ，食品の保存安定性が増す．さらに，せんべいは通常ガラス状態でパリッとした食感を示すが，吸湿するとラバー状態に転移して軟らかくなり，食感が損なわれてしまうことからわかるように，食品のガラス転移温度をうまく調節してやれば，食品の物性改善や品質向上につなげることができる．

　ガラス状態は，エネルギー的に安定な結晶状態へ転移するための過渡的な状態であり，熱的には非平衡状態である．以上の特徴から，ガラス状態を捉える代表的な方法として，熱量的変化を測定する**示差走査熱量測定**（DSC），粘弾性の変化を測定する**機械的熱分析法**（MTA），構成分子の挙動を測定する**ESR**（**電子スピン共鳴**），**NMR**（**核磁気共鳴**）などがある．

b. 食品コロイド

　食品を構成する高分子化合物の多くは溶媒中に小さな粒子として分散した状態で存在し，このような状態を**コロイド**という．コロイド中で分散している粒子は**分散質**とよばれ，直径は 1～100 nm（10^{-9}～10^{-7} m）程度であり，一方，分散させている媒体を**分散媒**という．食品コロイドは，分散質および分散媒の組合わせによって，表4・2に示すように分類される．

表 4・2　食品コロイドの分類

分散媒	分散質	名　称	食品の例
気体	液体 固体	エアロゾル 粉末	香りつけのためのスモーク 小麦粉，砂糖，スキムミルク，ココア
液体	気体 液体 固体	泡沫 乳濁液（エマルション） 懸濁液（サスペンション） ゾル ゲル	ホイップクリーム，炭酸飲料の泡 牛乳，バター，マヨネーズ，生クリーム みそ汁，スープ ポタージュ，ソース ゼリー，寒天，ババロア
固体	気体 液体	固体泡沫 固体ゲル	パン，クッキー，せんべい，マシュマロ 吸水膨潤した凍り豆腐，果肉

　1) 泡沫　　ホイップクリームのように液体に空気が分散している**泡沫**は，食品の口当たりをソフトにし，なめらかさや軽い食感を与える．

2) **乳濁液**　水と油のように本来混じりあわない液体の混合物のうち，一方が微粒子となって他方の中に分散しているコロイドを**乳濁液（エマルション）**という．これには，マヨネーズや牛乳のように，水の中に油の粒子が分散した水中油滴型（O/W（oil in water）型）と，バターのように，油の中に水の粒子が分散した油中水滴型（W/O（water in oil）型）がある（図4・6）．乳濁液は分散媒と分散質の間の表面張力が低くないと安定に存在せず，表面張力を低下させる**乳化剤**が作用している．乳化剤は分子中に親水基と疎水基（親油基）の両方を有し，水と油の両相の界面上で乳濁液を安定化する．食品では卵黄レシチンやモノグリセリドなどがその代表である．

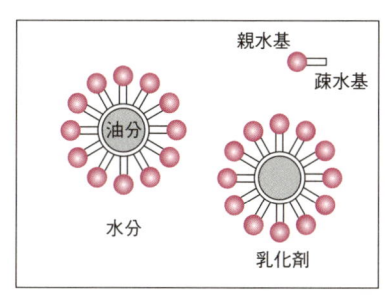

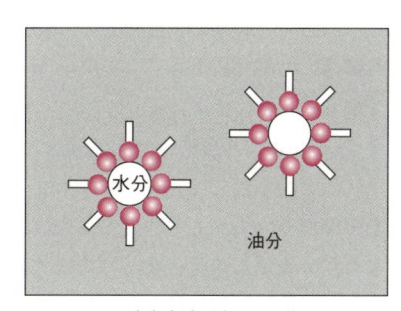

図4・6　乳濁液(エマルション)

3) **懸濁液，ゾル，ゲル**　液体の分散媒中に微粒子の固体が分散しているものを**懸濁液（サスペンション）**とよび，そのなかでもコロイド粒子がとくに微細で，透明またはほとんど透明な状態のものを**ゾル**という．また，ゾル中のコロイド粒子が凝集あるいは架橋して連続的な網目構造を形成し，分散媒が流動性を失った状態を**ゲル**とよぶ．ゲルは軟らかく，口当たりもなめらかで多くの人に好まれ，高齢者にとっては飲み込みやすい形態なので高齢者用食品として注目されている．

4) **固体泡沫**　固体の分散媒中に気体粒子が分散した**固体泡沫**の例としては，パン，せんべい，マシュマロなどがあげられる．これらにおいては，分散している空気粒子の量や大きさが，歯触りや舌触りなどに大きく関与する．

c. 食品中の水分

ジュースはいうに及ばず，チョコレートのようなものでも水分含量は1％程度あ

り，食品に水は不可欠である．テクスチャー面では，固形あるいは半固形食品の食感は，その水分含量に強く依存する．このような食品中の水分の量を示すものとして，水分活性があり（3・1節参照），その存在状態を把握する方法として，NMRが利用される．

4・2 食物質間の化学反応
4・2・1 褐変化反応

食品は，加工，貯蔵，調理などによって褐色に着色することが多い．これを一般に**褐変**とよんでいる．褐変には，酵素の関与しない褐変（**非酵素的褐変**）と酵素の関与するもの（**酵素的褐変**）とに大別できる．

a. 非酵素的褐変

非酵素的褐変にはアミノ-カルボニル反応，カラメル化反応などが知られている．**アミノ-カルボニル反応**はアミノ化合物とカルボニル化合物の非酵素的反応である．アミノ化合物としてはアミノ酸，ペプチド，タンパク質やリン脂質，核酸関連化合物などがあり，すべて非酵素的褐変に関与している．

また，カルボニル化合物としてはアルドースやケトースなどの還元糖，脂質の自動酸化などで生じるアルデヒド化合物やケトン化合物，アスコルビン酸などのレダクトン*類，植物体に存在するポリフェノール類などが関与している．

アミノ-カルボニル反応でアミノ化合物と還元糖の反応を**メイラード反応**というが，近年ではアミノ-カルボニル反応とメイラード反応は同意語的に使われている．

アミノ酸，ペプチドやタンパク質と還元糖が反応して**メラノイジン**とよばれる褐色の物質が生成する．図4・7は，アルドースとアミノ化合物のメイラード反応についてアマドリ転位生成物までの前期段階を示している．初期段階のイミンは，中性付近では容易にプロトン化される．プロトン化されたイミンはさらに1,2-エナミノールを経て，安定なアマドリ転位生成物を生成する．図4・8にはそれ以降の後期段階を示している．アマドリ転位生成物からは中間体のデオキシオソンやオソンを生じる．これらはα-ジカルボニル化合物であり，反応性が高く，アミノ化合物と反応しメラノイジンなどの後期段階生成物（AGE）を生成する．そのほかに，オソンの生成に伴い，酸素が還元され，活性酸素種の一つのスーパーオキシドが生

＊　エンジオール型の構造をもち，強い還元性を示す物質をレダクトンという．

4・2 食物質間の化学反応

成する．また，酸素が関与する還元糖の開裂反応や逆アルドール反応によって低分子のカルボニル化合物やラジカルが生成する．

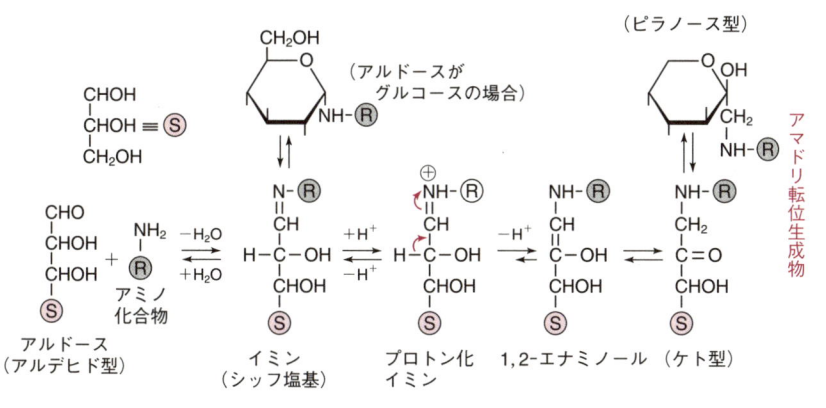

図4・7 メイラード反応の前期段階

アルドース（アルデヒド型） + アミノ化合物 ⇌ イミン（シッフ塩基） ⇌ プロトン化イミン ⇌ 1,2-エナミノール ⇌ （ケト型） → アマドリ転位生成物（ピラノース型）

（アルドースがグルコースの場合）

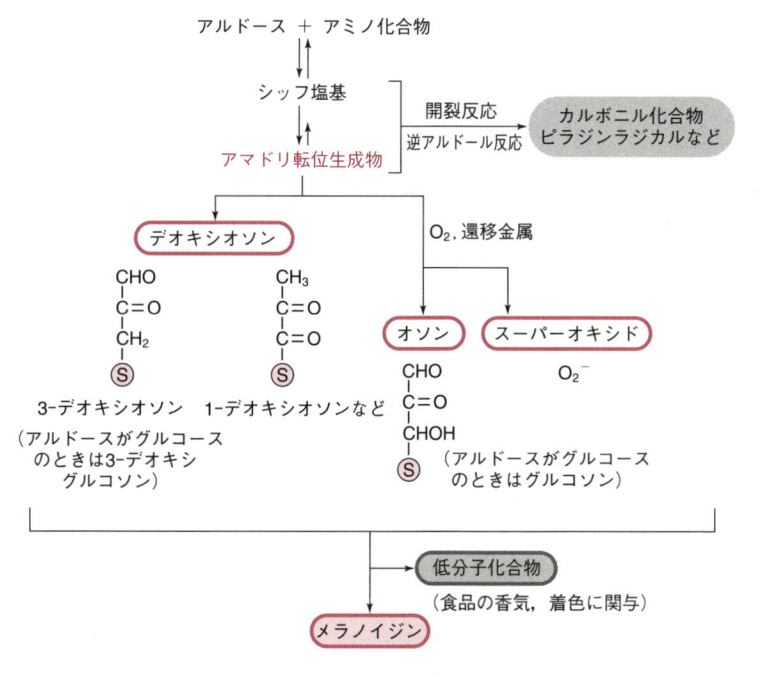

図4・8 メイラード反応の後期段階

アルドース + アミノ化合物 ⇌ シッフ塩基 → （開裂反応／逆アルドール反応）カルボニル化合物，ピラジンラジカルなど

シッフ塩基 → アマドリ転位生成物 → デオキシオソン（3-デオキシオソン，1-デオキシオソンなど；アルドースがグルコースのときは3-デオキシグルコソン）

アマドリ転位生成物 →（O₂，遷移金属）→ オソン（アルドースがグルコースのときはグルコソン），スーパーオキシド O_2^-

→ 低分子化合物（食品の香気，着色に関与）→ メラノイジン

以上のように，メイラード反応での褐変化反応ではα-ジカルボニル化合物の生成，活性酸素種の生成，還元糖の炭素鎖の開裂とラジカルの生成が起こり，褐変が進行する．この反応で多くの低分子の後期段階生成物が生成し，食品の加熱香気や色の発現に関与している．

　また，高分子の褐色化合物であるメラノイジンは強い抗酸化性を有する．そのほかに抗変異原作用[*]，食物繊維様作用，α-アミラーゼ，トリプシン，グリコトランスフェラーゼ（糖転移酵素）を阻害することが知られている．

　メイラード反応はみそ，しょう油の褐変の主要な反応の一つである．また乳製品の褐変（乳糖とタンパク質の反応が主体），パン，焼き肉，コーヒー，ビスケット，果汁，乾燥果実などの褐変もメイラード反応によるところが大きい．また，食品のみならず生体内においてもこの反応は進行し，糖尿病などの生活習慣病や老化によってメイラード反応の程度が増大していることが証明されている．

　一方，カラメル化反応は糖類を融点以上に加熱すると，カラメルとよばれる褐色物質が生成する反応である．この反応はみそ，しょう油，パン，ビスケットの褐変の一因となる．糖類としてはフルクトースやグルコースを用いる場合が多い．この反応は酸素がなくても進行する．

b. 酵素的褐変

　酸化酵素（オキシダーゼ）が関与する反応を酵素的褐変という．酸化酵素としてはポリフェノールオキシダーゼやアスコルビン酸オキシダーゼが知られている．**ポリフェノールオキシダーゼ**はクロロゲン酸やチロシンなどのフェノール類を酸化する酵素の総称である．リンゴなどが褐変するのは，リンゴのなかのポリフェノール類（クロロゲン酸，カテキンなど）がポリフェノールオキシダーゼによって酸化され，キノン類に変化し，さらにキノン類は酸化，重合して，褐色の着色物質を生成することによる．また，ジャガイモが褐変するのは，ポリフェノールオキシダーゼの一種であるチロシナーゼにより，チロシンからDOPA（3,4-ジヒドロキシフェニルアラニン）が生成し，さらに重合体のメラニンという黒褐色の着色物質を生じるためである．果汁，乾燥野菜の褐変には，アスコルビン酸をデヒドロアスコルビン酸に酸化する**アスコルビン酸オキシダーゼ**が関与している（図4・9）．デヒドロアスコルビン酸は自動酸化によって2,3-ジケトグロン酸に酸化される．さらに

---

[*] 自然に起こる突然変異よりも高い割合で突然変異を誘発する性質を変異原性という．変異原性をもつ物質を阻害することが抗変異原作用である．

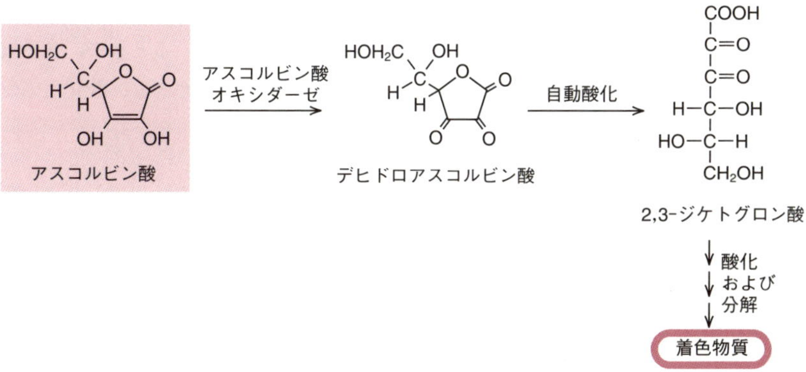

図4・9 アスコルビン酸の酵素的褐変

酸化が進むと分解が進み，その過程で着色物質が生成する．この反応系にアミノ化合物が存在すると，非酵素的褐変反応もともない褐変がよりいっそう進行する．

c. 褐変の利用と防止

　非酵素的褐変には，あらゆる食品成分が関与しており，褐変を利用，防止するには，食品の素材を考慮して行わなければならない．褐変を有効に利用したものでは，水産練り製品やコーヒー，ケーキなどの嗜好品のように食品の色，フレーバーに好ましさを与えることができる．褐変物質は，脂質に対して抗酸化能を有することが知られているので，ポテトチップスの製造時にアミノ-カルボニル反応を利用して脂質の酸化を防止している．

　褐変の防止については，一般的に水分活性を 0.4 以下にする，温度を 10 ℃以下にする，pH を 5 以下とするなどの環境条件の制御，共存金属イオンの除去などが褐変速度を減少させるには有効である．また，化学的方法も有効な場合がある．たとえば亜硫酸塩を添加することにより，アミノ-カルボニル反応の反応種であるカルボニル基と付加物を形成し，反応速度を減少させる．

　酵素的褐変には，酸素，酸化酵素，基質の三者の存在が必要であるから，褐変を防止するには，そのうち一つでも除去すればよい．実用上有効なのは，加熱処理，いわゆる"ブランチング"である．この操作によって酵素を失活させる．

　一方，ポリフェノールオキシダーゼの作用を積極的に利用した例は紅茶である．茶生葉を発酵させることによって，カテキン類が酵素的酸化を受けて紅茶の紅色を決定づけるテアフラビンが生成することを利用したものである．

4・2・2 酸化反応

食品は多くの成分で構成される．食品を加工したり保存しているときに，食品成分はさまざまな相互反応を起こす．そのひとつに"酸化反応"がある．酸化反応が引き金となり，食品成分間で相互反応が起きる．

a. 食品成分の酸化反応

酸化反応は，食品成分と酸素分子 O_2 の反応である（図4・10）．食品を加工保存する間に，O_2 が反応性の高い**活性酸素**に変わる．生じた活性酸素は，食品を構成する脂質，タンパク質，核酸などと容易に反応する．その結果，食品中にはさまざまな酸化物から派生した**フリーラジカル**（活性遊離基）が生成する（図4・11）．フリーラジカルは，食品成分の酸化反応や成分間反応を促進する．この反応により，食品にとって好ましくない変色，変味，酸敗，鮮度の低下などが起きる．一方で，

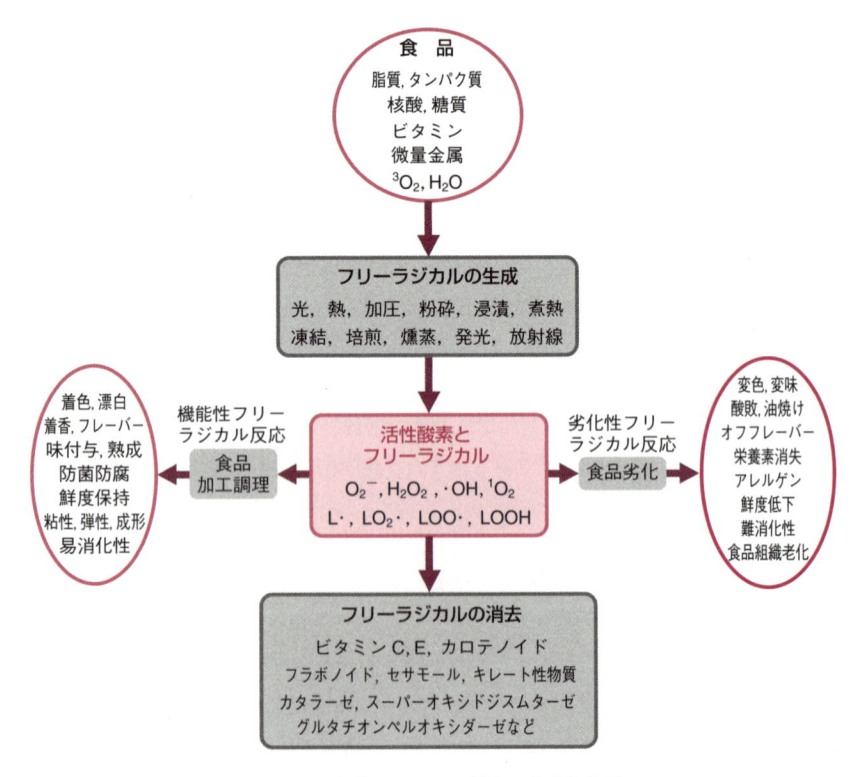

食品
脂質, タンパク質
核酸, 糖質
ビタミン
微量金属
$^3O_2, H_2O$

↓

フリーラジカルの生成
光，熱，加圧，粉砕，浸漬，煮熱
凍結，培煎，燻蒸，発光，放射線

↓

活性酸素とフリーラジカル
$O_2^-, H_2O_2, \cdot OH, ^1O_2$
$L\cdot, LO_2\cdot, LOO\cdot, LOOH$

機能性フリーラジカル反応 → **食品加工調理**
着色, 漂白
着香, フレーバー
味付与, 熟成
防菌防腐
鮮度保持
粘性, 弾性, 成形
易消化性

劣化性フリーラジカル反応 → **食品劣化**
変色, 変味
酸敗, 油焼け
オフフレーバー
栄養素消失
アレルゲン
鮮度低下
難消化性
食品組織老化

↓

フリーラジカルの消去
ビタミンC, E, カロテノイド
フラボノイド, セサモール, キレート性物質
カタラーゼ, スーパーオキシドジスムターゼ
グルタチオンペルオキシダーゼなど

図4・10 食品のフリーラジカル生成と作用

フリーラジカル反応が調理や加工過程で利用される場合もあり，その結果，食品に特有の機能性（着色，フレーバー，粘性など）を与える．

b. 油脂の酸化反応

食品の代表的な酸化反応に，食品油脂（脂質）の酸化劣化がある．油脂が酸化さ

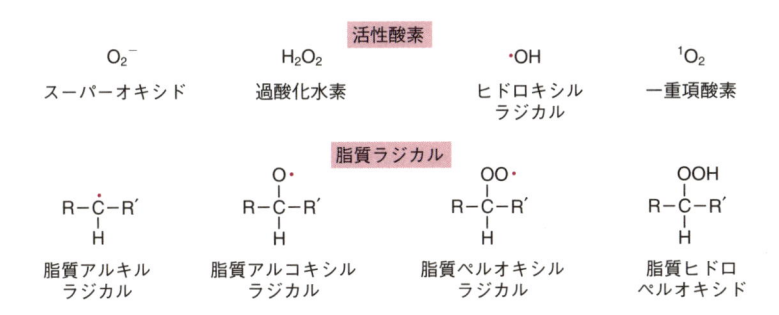

活性酸素

- O_2^- スーパーオキシド
- H_2O_2 過酸化水素
- ·OH ヒドロキシルラジカル
- $^1O_2$ 一重項酸素

脂質ラジカル

- 脂質アルキルラジカル
- 脂質アルコキシルラジカル
- 脂質ペルオキシルラジカル
- 脂質ヒドロペルオキシド

タンパク質・アミノ酸ラジカル

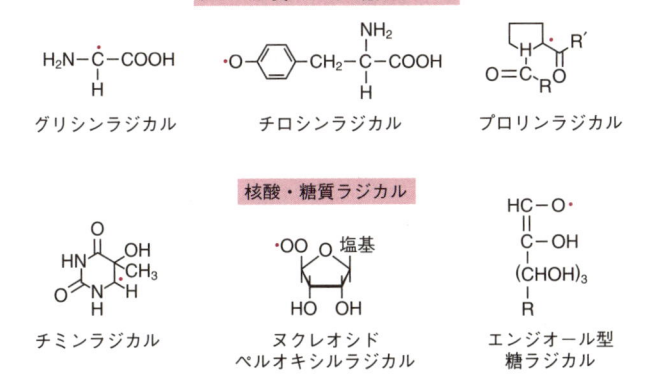

- グリシンラジカル
- チロシンラジカル
- プロリンラジカル

核酸・糖質ラジカル

- チミンラジカル
- ヌクレオシドペルオキシルラジカル
- エンジオール型糖ラジカル

ビタミンラジカルとカテキンラジカル

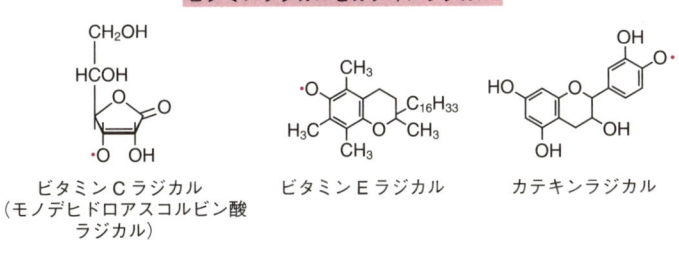

- ビタミンCラジカル（モノデヒドロアスコルビン酸ラジカル）
- ビタミンEラジカル
- カテキンラジカル

図4・11　食品の加工や保蔵で生じるおもな活性酸素とフリーラジカル

れると，脂肪酸の不飽和部分に酸素分子が結合し，**過酸化脂質**が生じる．この酸化反応の第一次生成物は分子内にヒドロペルオキシド基−OOH をもつので，脂質ヒドロペルオキシドという（図 4・11 参照）．食用油の酸化度を求める**過酸化物価**（POV）は，この脂質ヒドロペルオキシドの生成量を示す（図 4・12）．脂質ヒドロペルオキシドはさらに酸化二次生成物であるアルデヒド，ケトン，アルコール，エポキシドなどに分解される．これら二次生成物は**カルボニル価**（COV）として示される．食品に生じた過酸化脂質は，タンパク質やビタミン A, C, E などと反応するため，酸化が進むにつれて食品の栄養価や品質は低下する．酸化が極度に進むと毒性を示すこともある．こうした油脂の酸化劣化を**変敗**という．

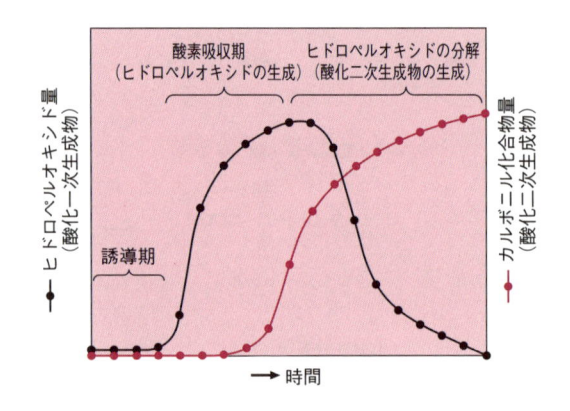

図 4・12 油脂の過酸化反応における脂質ヒドロペルオキシドと酸化二次生成物

c. 油脂の酸化機構

　酸素，光，温度，酵素，金属，水分の影響を受け，油脂の自動酸化，光酸化，熱酸化，酵素的酸化が進む．このうち最も重要な酸化反応は，大気中の酸素による**自動酸化**である．油脂の自動酸化は，**ラジカル連鎖反応**によって進む（図 4・13）．ラジカル連鎖反応は，初期反応，増殖反応，終結反応に分けられる．初期反応では，不飽和脂肪酸 LH の活性メチレン基から水素が引き抜かれる．これによりアルキルラジカル（炭素ラジカル L·）が生成する．L· は酸素と反応してペルオキシルラジカル LOO· になる．LOO· は他の脂肪酸から水素を引き抜きヒドロペルオキシド LOOH になる．この反応で新たな L· が生じ，ラジカル反応が繰返され酸化が進む．

連鎖反応の速度は，LOO· の生成率で決まる．すなわち，LOO· が多く生じるほど酸化は速やかに進み，LOOH が蓄積する．一方で，ラジカルどうしが重合したり，抗酸化物質によりラジカルが捕捉されると，安定な非ラジカル化合物が生じ自動酸化は抑制される．

初期反応
脂肪酸の活性メチレン基からの水素の引き抜き

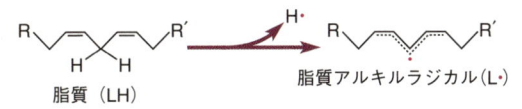

R−CH=CH−CH₂−CH=CH−R′ → H· + 脂質アルキルラジカル(L·)
脂質（LH）

ラジカル連鎖反応

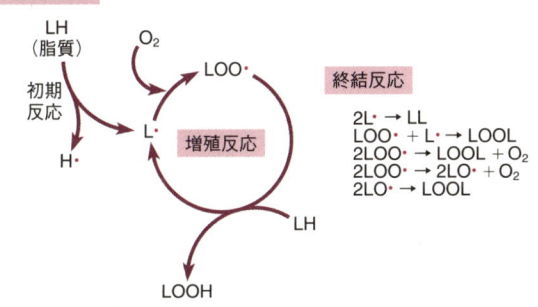

LH（脂質），O_2，LOO·，初期反応，L·，H·，増殖反応，LH，LOOH

終結反応
$2L· → LL$
$LOO· + L· → LOOL$
$2LOO· → LOOL + O_2$
$2LOO· → 2LO· + O_2$
$2LO· → LOOL$

図 4・13　油脂の自動酸化の反応機構

　油脂の自動酸化の初期反応において，不飽和脂肪酸がどのような機構でラジカルに変わるのかは議論が多い．通常の酸素分子が不飽和脂肪酸から水素を引き抜くとか，食品中に極微量に含まれる過酸化物が分解してラジカルが発生するなどいろいろと推察されている．最近では，活性酸素のひとつである一重項酸素（$^1O_2$）が酸化の初期反応に関与するといわれる．$^1O_2$ は，通常の酸素（$^3O_2$）に比べて，1500〜2000 倍速く脂肪酸（リノール酸）を酸化する．$^1O_2$ がリノール酸と反応すると，4 種のヒドロペルオキシドが生成する（図 4・14）．その後に分解して，ペルオキシルラジカル LOO· やアルコキシルラジカル LO· になる．これらのラジカルが酸化反応の引き金になる．$^1O_2$ の生成機構には，食品中に存在するポルフィリンやカロテノイドなどの色素が関与する．これらの食品色素は光を吸収し，励起状態（三重項状態）になる．励起状態の色素は $^3O_2$ と反応して，反応性に富む $^1O_2$ が生じる．

$^1O_2$ により自動酸化が開始される．

d. 脂質ヒドロペルオキシドと他成分の反応

酸化で生じた脂質ヒドロペルオキシドは，タンパク質など他の成分と反応する．脂質ヒドロペルオキシドがタンパク質と反応すると複合体をつくる．その後に分解して，LOO・などの脂質ラジカルや，タンパク質のアミノ酸部位にラジカルが生じる（図4・11参照）．タンパク質ラジカルは重合物を形成する．LOO・がタンパク質に付加することもある．脂質の酸化二次生成物もタンパク質と反応する．酸化二次生成物のアルデヒドは反応性が高く，タンパク質のアミノ基やチオール基に付加する．脂質過酸化物がタンパク質と反応することで，タンパク質の化学構造は変化する．このため酵素活性の低下や溶解性が下がり，タンパク質の機能性は減ずる．

図4・14　一重項酸素による脂肪酸の酸化機構

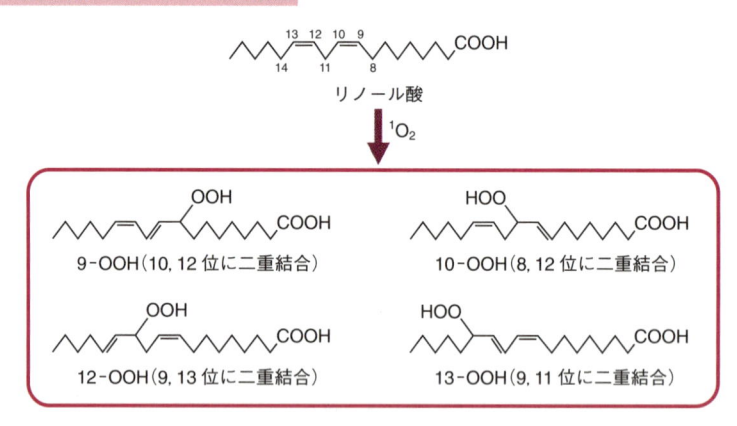

たとえば，過酸化脂質は大豆グロブリンと反応して，サブユニットの分解と重合を引き起こす．ペプチド結合の分解や架橋の形成なども起きる．また，脂質ヒドロペルオキシドはチオール化合物やアスコルビン酸を酸化する．脂質ヒドロペルオキシドは，ビタミンAやβ-カロテンなどの共役二重結合をもつ物質を分解する．このとき，β-カロテンは脱色される．トコフェロール（ビタミンE）は脂質ヒドロペルオキシドと反応して，トコフェリルキノンや二量体を形成する．

e. 酸化の防止

油脂の酸化反応では，脂質ヒドロペルオキシドの生成が引き金になり，種々の食品成分間反応が誘発される．酸化が進むと食品の品質と栄養価が低下するので，食

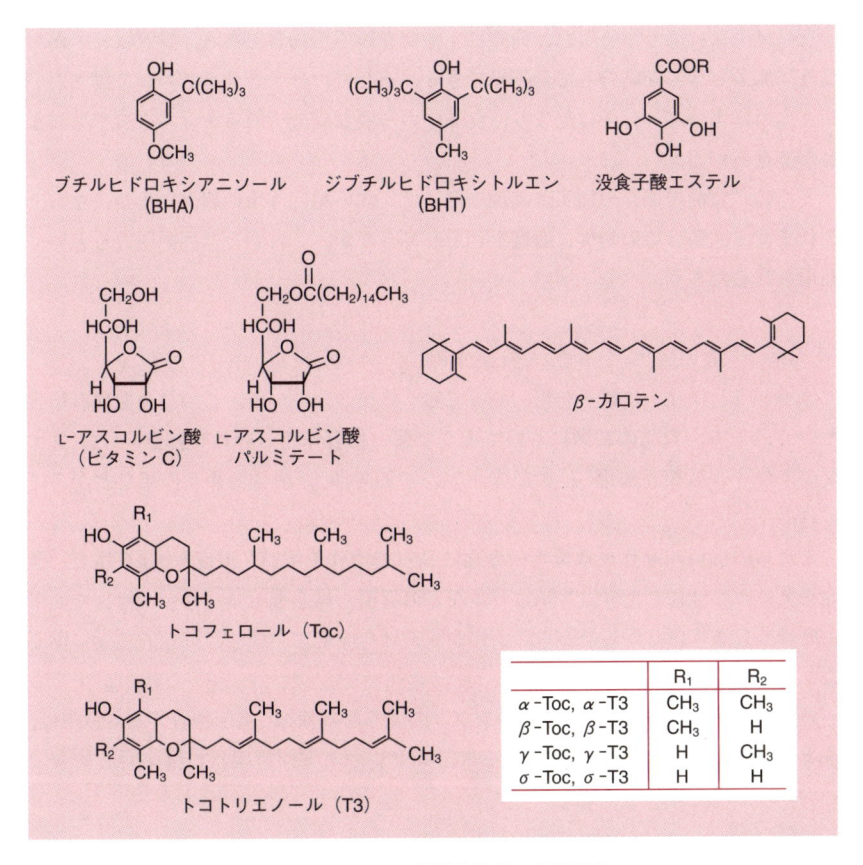

	R_1	R_2
α-Toc, α-T3	CH_3	CH_3
β-Toc, β-T3	CH_3	H
γ-Toc, γ-T3	H	CH_3
σ-Toc, σ-T3	H	H

図4・15　おもな抗酸化物質の化学構造

品中の油脂の**酸化安定性**に注意が必要になる．酸素，光，温度，酵素，金属，水分の影響を受けて酸化は進行するので，これらを除去することで酸化を防止できる．また，油脂への**抗酸化物質**の添加も酸化防止に有効である．天然の抗酸化物質のなかで，α-トコフェロールとβ-カロテンは$^1O_2$の消去能が強い．脂質のラジカル連鎖反応は，**ラジカル捕捉剤**により抑制できる．γ-およびδ-トコフェロールは高いラジカル捕捉作用を示す．食品の酸化防止に用いられるおもな抗酸化物質を図4・15に示した．

4・3 食品の加熱処理と高圧処理

食品は生命によりつくられ，同時に，生命をつくる物質である．物質は原子からなり，原子どうしが結合して分子ができる．そして，分子と分子との間に働く弱い相互作用によって，分子は集まり，食品中の主要な成分であるタンパク質や糖質などができあがる．

とくに，食品の保存や加工・調理などには，弱い相互作用の制御が重要になる．これまで，人類はこの制御に温度を利用してきたが，これからは高い圧力も大いに利用されるだろう．

4・3・1 食品をつくる弱い相互作用

原子どうしは互いに電子を出しあって強く結びついている．この結合を共有結合という．一方，食品の制御において重要な**弱い相互作用**（非共有結合）には，ファンデルワールス相互作用*，水素結合（3・1節参照），静電的相互作用などがあげられる．

これらの弱い相互作用は環境の変化によって壊れやすい．温度を50℃以上，酸性やアルカリ性にしたり，アルコールなどの有機溶媒を混ぜる，などの操作で簡単に壊れてしまう．しかしながら，条件が整えば自発的に生成し，可逆的に元に戻ることができる．

肉や卵白のようなタンパク質，デンプンのような多糖類，遺伝物質である核酸は，基本単位となるアミノ酸，グルコース，ヌクレオチドが直線状に強い共有結合に

---

* 原子や分子どうしはある距離に近づくと互いに引きあう．これをファンデルワールス相互作用といい，非常に弱いものである．これにより原子や分子が密に集合できる．

4・3 食品の加熱処理と高圧処理

よってつながってできた，ひものような巨大分子である．そして，ひもについた枝（アミノ酸の側鎖，グルコースのヒドロキシ基，ヌクレオチドの塩基）が互いに，ファンデルワールス相互作用や水素結合，静電的相互作用などの弱い相互作用によって，らせん構造をつくったり，ねじれたり，丸くなったりして，全体として独特の定まった立体構造をつくりあげている（図 4・16）．これがタンパク質，デンプン，DNA の姿である．

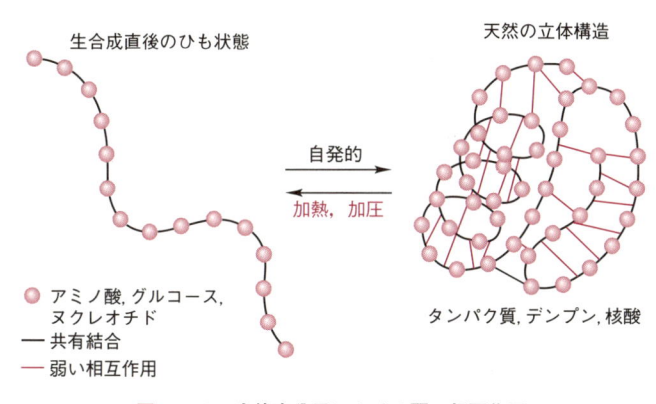

図 4・16　生体高分子における弱い相互作用

生命の分子・細胞・組織はとりもなおさず食品の素材である．これは，多数の弱い相互作用により全体としてはかなり強固な状態をしているので，このままでは食べられず，加工や調理をする必要がある．

4・3・2　食品における弱い相互作用の制御

卵をゆでると固まるのは，タンパク質の弱い相互作用が破壊され，共有結合でできたひもに戻ってしまうからである．これを**タンパク質の変性**という．タンパク質が変性すると水に溶けない状態になり，凝固する．そして，消化性が良くなる．デンプンが加熱により糊状になるのも，同じように，生のデンプンの構造が壊れて，消化性が良くなるためである．これを**デンプンの糊化**あるいは**α化**という．

壊れた弱い相互作用は自発的に戻ることがある．その典型的な例は，糊化したデンプンを冷やしておくと，一部の構造が元に戻る．これは**老化**とか**β化**といわれる硬い，芯のある状態になる現象である．

ゆで卵の半熟や温泉卵のゆで加減，ステーキの焼き加減，パン粉のドウ（こね粉）づくり，ゲル状食品などには，分子間の弱い相互作用の生成・破壊・再配列が効いている．これを見れば，食品の調理・加工は分子間の弱い相互作用を人為的に上手に制御することが基本原理となっていることがわかる．とくに，良質な食品のテクスチャーやレオロジー的な機能は，この制御の巧みさによって生みだされるといえる．

4・3・3 食品における加熱操作

食品をつくっている弱い相互作用の生成・破壊・再編成は，伝統的に温度の上げ下げによって行われている．温度を下げて低温あるいは凍結により食品を加工する例がいくつもある．また，温度を上げて高温にして調理や加工をするのは日常的な煮炊きである．これによりタンパク質やデンプンの消化性を高め，同時に風味の改善を行う．さらに，殺菌や殺虫をして保存性を高める目的もある．

これらの温度の利用においては，弱い相互作用のみの生成・破壊・再編成を期待することが多い．いい換えれば，天然の食品を化学的に変化させないで，調理や加工を成し遂げたいのである．現在では，水の沸点である 100 ℃以上の加熱を行うことができるようになったが，このような温度の利用には弊害も出てきている．過度の加熱が食品の風味を劣化させたり，強い共有結合も破壊することで，栄養成分の損失を招くことが指摘されている．たとえば，加熱によるビタミンの損失は共有結合が加熱により壊れるためである．

4・3・4 食品における高圧操作

現在では温度の上げ下げだけでなく，高い圧力が利用されるようになった．

加熱は鍋に水を張り，これに食品を入れて火にかけ，水の温度を上げる．これに対し，加圧は頑丈な筒に水を張り，これに食品を入れてピストンで押し，高圧水を生みだす（図4・17）．こうすると加熱により食品に変化が起こるのと同じように，加圧により食品に変化が起こる．この操作は，高温の水に食材をしばらく入れてから取りだすように，高圧水に食品をしばらく浸けてから取りだすということである．こうして，煮炊きや殺菌が高圧処理によってもできることになる．

ここでいう高圧処理はプレスするという機械的処理ではなく，物理化学の原理に基づいた温度 T に対し，圧力 P を利用するものである．高圧による水の体積の減少は気体の圧縮と違い小さくてすむ．高圧をかけて気体を生体の組織や細胞に溶か

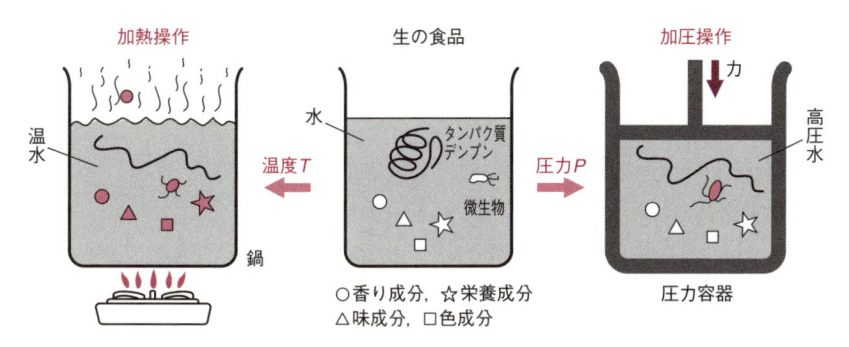

図4・17 食品の加熱処理と加圧処理. 色の変化は化学変化がありうることを示す.

し込み,一気に減圧して破裂・破壊するということではない.

さて,高圧とはどのくらいだろうか. 10 000 メートルの最深海にはおよそ100 MPa(メガパスカル)* の水圧があり,ここには特殊な生物が棲息している.したがって,生物に変化を与えるにはこれ以上の圧力が必要になることが多い.また,室温の水を加圧すると1000 MPaで固体となるので,それ以上の圧力は食品の世界では想定しなくてよい.

この程度の水圧は共有結合に影響することは少なく,弱い相互作用のみの生成・破壊・再編成に影響する.したがって,加熱を併用しない限り(後述),圧力による処理は食品の匂い,味,色,栄養素などを変化させずに,タンパク質を変性させ,デンプンを糊化させ,微生物を不活性化させることができる.

加熱と加圧はそれぞれの長所と短所を補いあう.加熱による異臭の発生や成分の劣化(有効性リシンの減少やビタミンの破壊など)や食品成分間の相互作用は加圧では抑えられる.逆に,加熱による有用な変化(加熱香気の発生やメイラード反応による褐色化など)は加圧では期待できない.

4・3・5 食品における加圧の用途

食品を加熱して求める効果のほとんどすべてを加圧によっても行うことができる.ここでは室温での食品の加圧について概説する.この場合,元の風味は加圧処

---

* 圧力の国際単位としてパスカル(Pa)が推奨されている.この場合,1気圧は 0.1 MPa(メガパスカル)であり,1000 気圧はおよそ 100 MPa である.

理後も残っている．

1. タンパク質：部分変性や完全変性し，ついには凝固する．
2. デンプン：デンプン粒が膨潤し，糊化する．
3. 油脂：脂質の相転移は圧力の影響を受けやすい．
4. 細胞壁：ペクチンなどが溶けだし，細胞壁が変化する．
5. タンパク質と脂質の混合物：新しいテクスチャーをつくりだすことができる．
6. 殺菌：天然の風味を保ち殺菌ができる．
7. 静菌：比較的低圧（200 MPa 以下の圧力）で菌の増殖を抑える．
8. 殺虫：比較的低圧で不可逆的に死滅できる．

これらを参考にすれば，圧力処理により食品の改良や新しい食品の開発が無限に可能になる．

水の凍結温度は高圧下では下がり，200 MPa では $-20\,℃$ にならないと凍結しない．このことを利用して，瞬間凍結（圧力移動凍結法），瞬間解凍（圧力移動解凍法），不凍結保存ができる．さらに，高圧容器に食品材料を入れ，容器のまま $-20\,℃$ の冷凍庫に保存すれば，容器内に 200 MPa が発生し，食品の加工や殺菌が同時に可能となる．

4・3・6 加熱と加圧の併用

加熱や加圧をそれぞれ単独利用するのではなく，両者をあわせて用いることもできる．その場合，つぎのように三つの方法がある．

$T \rightarrow P$ （加熱した後，加圧する）
$P \rightarrow T$ （加圧した後，加熱する）
$T + P$ （加温した状態で加圧する）

これらのうち，加圧処理してから食前に加熱処理を施し口に入れる方法，つまり，圧力履歴の利用方法はデンプンやタンパク質を含んだ食品に適している．また，室温で加圧しても不活性化しにくい微生物は 60 ℃ 前後の加圧で失活するので，加熱による食品の劣化を最小限にしながら加圧殺菌ができる．

T に加え P を新たに導入すれば，それらの組合わせにより食品に適した無限の手法が食品製造の分野にもたらされる．

5

食物質は情報をもっている

5・1 感覚系における食情報の受容と伝達 ── 食品のおいしさ

"感覚"は動物が生きていくうえで必要な外界からの情報である．脳がそれぞれの感覚系からの情報を処理して判断を下し，行動を起こす．食品を摂取することで得られる情報は，「物理的情報」と「化学的情報」の二つに分類される．ひとつは口腔内に食品を入れたときに得られる情報は咀しゃくしたり，舌で押しつぶしたときに得られるテクスチャーや噛んだときの食品がつぶれる音などの"物理刺激"であり，もうひとつは口腔内からの匂いや味刺激などの"化学刺激"である．ここでは，感覚のなかでも食情報の受容と伝達に重要と思われる味覚と嗅覚について述べる．

5・1・1 味覚のしくみとその働き

化学的な情報を感知する感覚のうちで，食品のおいしさの主要な部分を占めるのは**味覚**である．味覚は口腔表面に接する可溶性の化学物質の種類や，濃度を感知する鋭敏な"化学センサー"といえる．

味覚には**甘味**，**苦味**，**塩味**，**酸味**，うま味の五つの**基本味**がある．食品のもつ味はその食品に含まれる栄養素などの情報である．生理的に必要である物質を摂取したときに感じるおいしさは，すべての動物に共通であり，最も基本的なおいしさといえる．

炭水化物はそれ自体は無味であるが，その分解物である糖は甘く感じる．甘味は

糖のシグナルとなる．脂肪はこれまで無味であると感じられてきたが，口腔内にある脂肪受容体において，その化学情報が受容されていることが明らかになってきている．タンパク質はその分解物であるアミノ酸によって感知される．アミノ酸にはうま味を呈するものが多いため，うま味はタンパク質のシグナルとなる．塩味はミネラル類のシグナルである．さらに，未熟な果実や腐敗した食品には酸が含まれていることが多いため，酸味は未熟な果物や腐敗のシグナルである．動物は酸味を基本的には避けるが，代謝に必要な有機酸も酸味を呈するため，疲れたときのクエン酸などの酸味はおいしく感じる．苦味は毒物のシグナルである．植物の葉の未熟な果実には，アルカロイドや配糖体などの中毒や消化阻害を引き起こす物質が含まれていることがあり，これらの苦味を呈するため，動物は毒物を摂取することのリスクを減じることができる．

5・1・2 味情報の受容と細胞内での伝達

味蕾は神経上皮細胞の集合体である．ヒトでは味蕾は舌前方部の茸状乳頭，舌側部の葉状乳頭，舌後部の有郭乳頭に多く存在するが，咽頭，喉頭蓋，食道上部にも存在する．味蕾は味細胞，支持細胞，基底細胞からなり，50～100 個の細胞より構成される（図 5・1）．

味を示す物質は味蕾頭部にある直径 2～4 μm の味孔から味蕾に入り，**味細胞にある受容体**（**味覚受容体**，味を示す物質を受取るタンパク質），または味細胞膜において受容される（図 5・2）．

たとえば，純粋な塩味はナトリウムイオン Na^+ の刺激によるものであり，酸味

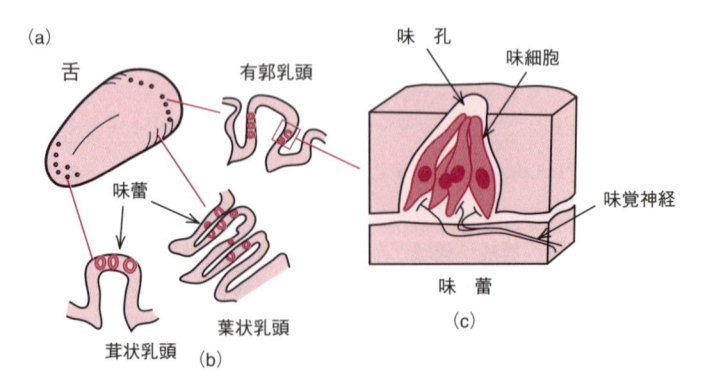

図 5・1 舌表面の乳頭分布の様子(a)，3 種類の乳頭(b)，味蕾の構造(c)

5・1 感覚系における食情報の受容と伝達

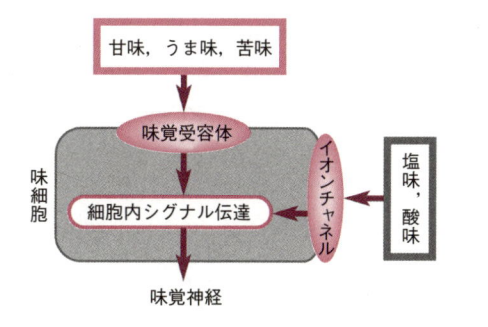

図5・2 味情報の受容と細胞内での伝達

は水素イオン H^+ の刺激によるものである．これらの刺激となる物質は味細胞にあるイオンチャネルを通って細胞内に入る．一方，甘味（糖，人工甘味料），うま味（アミノ酸系，核酸系），苦味は細胞膜に存在する味覚受容体を経て細胞内に流入する．これらの受容体は **Gタンパク質共役型受容体**（GPCR）などからなっている*．

味細胞はこの刺激を電気的な情報に変換し，接触している神経にその情報を伝える．このときの情報変換を**細胞内シグナル伝達**とよび，Ca^{2+}，cAMPやcGMPなどがおもにかかわっている．これらの物質を"セカンドメッセンジャー"とよび，視覚や嗅覚など他の外部感覚系でも機能している．刺激のないときには味細胞内部の電荷はマイナスであるが，刺激を受けると一時的にプラスになる．このことを**脱分極**といい，細胞が興奮していることを示す．興奮した味覚神経は電気的な信号（インパルス）を発生し，これが脳に送られて味を感じる．

5・1・3 味情報の脳への伝達

味蕾の味細胞で受容された味情報はシナプスを形成する味覚神経によって，脳に電気的に伝達される．味覚神経は数千本の神経線維からなり，触，圧，温度などの感覚情報を伝える神経線維も含んでいる．また，鼓索神経は舌前半部にある味蕾からの味情報を脳に伝える神経である（図5・3）．

味情報は活動電位というデジタル信号の発生パターンとして神経を伝わる．ひとつの味細胞にいくつかの味質を受容する受容体がある．また，1本の神経線維は末

---

* 甘味の受容体はGPCRであるT1R2，T1R3という二つのタンパク質の二量体であり，うま味の受容体としては，味覚性代謝型グルタミン酸受容体やGPCRであるT1R1とT1R3の二量体であると報告されている．また，苦味の受容体はGPCRであるT2Rで，さまざまなタイプがあるために，多様な苦味物質に応答できる．

梢ではいくつかの味細胞に伸びており，複数の味刺激に応答するものも多い．これらの味情報がどのように脳に伝達されているかには，ラベルドライン説とアクロスファイバーパターン説の二つの説が提唱されてきた．**ラベルドライン説**は1本の神経線維は一つの味質を伝えるとする考え方で，**アクロスファイバーパターン説**は神経線維の応答パターンにより味質が伝わるとする説である（図5・4）．しかし，これら二つの説は相反するものではなく，動物種によっても異なる可能性もある．また，両方の方法で処理しているとの説もある．

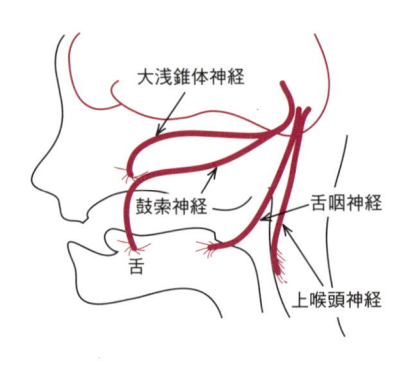

図5・3 4種類の味覚神経と支配領域

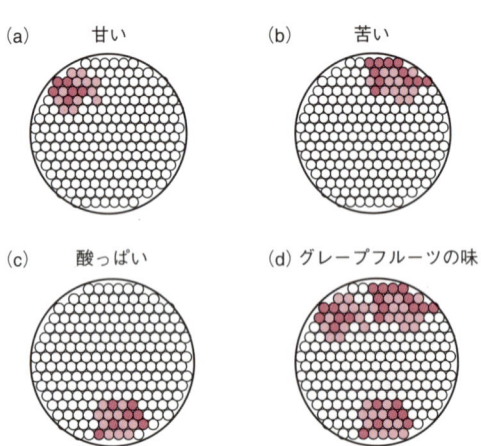

図5・4 アクロスファイバーパターン説とラベルドライン説の模式図．　大きな丸は味覚神経を示し，その中の小さな丸は味覚神経を構成する神経線維を示す．色つきの丸を応答する線維とし，色が濃いものほど強く応答するとする．ラベルドライン説では，甘い味は(a)で濃く塗った甘味ベスト線維によってのみ伝えられると考える．アクロスファイバーパターン説では，色つき以外の線維を含めた全体の線維の活動パターンとして伝えられると考える．山本隆，「美味の構造」, p.130, 講談社 (2001) を改変

5・1・4 基本味以外の味覚

基本味の五つの味質以外にも日常的に使う味の表現がある．赤ワインや濃い紅茶を飲んだときに感じる感覚を**渋味**と表現する．これは含まれるタンニンなどによる口腔粘膜の収れん感であり，収れん味とも表現されるが，純粋な意味での味覚とは異なる．

辛味は食品によってさまざまな化学物質が口腔粘膜を刺激して生じる感覚である．トウガラシのカプサイシンなどは痛覚を刺激するため，味覚ではなく，口腔感覚とされる．

5・1・5 嗅覚の働き

フレーバーという概念は風味と訳されるが，味と匂いを一体としてとらえたものである．食べ物のおいしさはフレーバーによって決まるため，飲み込んではじめて食品のおいしさを知覚することができる．食品の情報としての味と匂いは脳に運ばれた後，統合されてフレーバーとして認識され，おいしさが判断された後，それらの情報が食品の情報として記憶される．

味質にはそれぞれの働きがあることはすでに述べたが，匂いの場合，その役割は明確でない．また，味覚における基本味のような基本香の概念は提唱されていない．

5・1・6 匂い情報の受容と伝達

嗅細胞はヒトでは500万個ある．匂い物質は嗅上皮の嗅細胞の嗅繊毛に局在する**Gタンパク質共役型嗅覚受容体**に結合する．つぎに，このGタンパク質などが順次活性化され，嗅細胞が脱分極し，嗅神経に電気的興奮を伝える．また，これらのセカンドメッセンジャーを介さない系も存在すると考えられている．

単一の嗅細胞はいくつかの種類の匂いに応答するので，複数の受容体の存在が示唆され，GPCR以外の受容体の存在も想定されている．同じ匂いに応答する嗅細胞から伸びる嗅神経は同じ糸球体に接続する．一つの糸球体には，2000本ほどの嗅神経が入力している（図5・5）．

匂い物質は数十万種類あるといわれている．しかしながら，匂い受容体は千種類しかないことが明らかになっている．そこで，数十万種類の匂い物質を識別することが可能なのは，活性化する受容体の組合わせのパターンで認識しているためと推測されている．

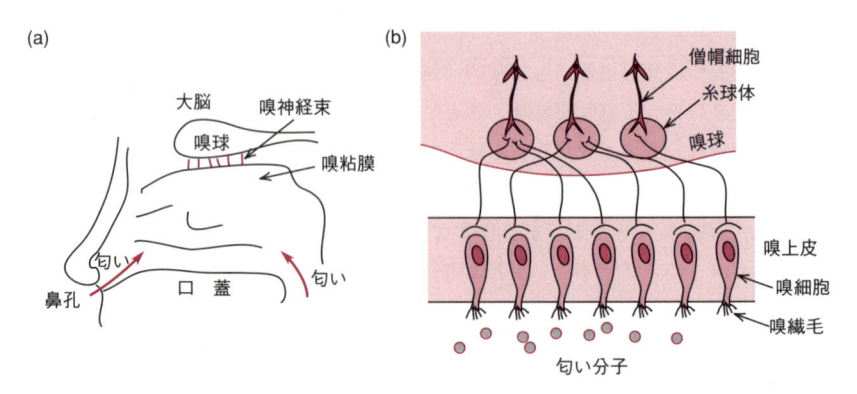

図5・5 鼻腔には前鼻孔と後鼻孔から匂いが入ってくる(a), 嗅上皮から嗅球への伝達(b).

匂い物質の濃度が異なると, 匂いの質も異なって感じる. これは匂い物質の濃度が低いときに比べ, 濃度が高いときの方が, 活性化する受容体の数が多くなるからである.

5・1・7 匂いがおいしさに及ぼす影響

鼻をつまんでオレンジジュースとアップルジュースを飲むと区別がつかない. このことは食情報における嗅覚の寄与が非常に大きいことを示している. また, バニラの香りの成分はバニリンという化学物質であるが, この匂いは'甘い'匂いと表現される. しかし, バニリン自体は苦い. バニラは甘いお菓子に使われるため, バニラを嗅いだときに甘いものを想起するために甘い匂いと感じてしまう.

新しい未知の飲食物においては, まず匂いを嗅いで摂取できるかどうかを判定する. 匂いが好ましくなければ, その食品をおいしく食べることは難しい. しかし, 匂いの強いチーズなどのように繰返し摂取しているうちに, 味を好ましく感じるようになると, 匂いも気にならなくなり, むしろ好ましく感じるようになる. これらのことから, 匂いの好き嫌いは味覚とのつながりによって可逆的に変化すると考えられている.

5・1・8 感覚情報とおいしさ

おいしいという情動は動物の食物選択の判断基準になっており, その食品を摂取し続けるための重要な動機になる. 化学感覚として受容された味覚や嗅覚情報は大脳皮質味覚野を通って, 扁桃体まで運ばれる. 扁桃体は味覚や嗅覚以外の感覚情

やこれまで食べたものの記憶などをもとに，快か不快かを決定する．このことはおいしさには味覚や嗅覚情報以外にも多くの要素が関係するということを示している．食品のもつ情報は味覚や嗅覚だけでなく，外観やそれらから想起されるイメージ，以前に食べたときの雰囲気までをも含むと非常に多岐にわたる．食品を摂取するということは，それらすべての情報を脳に送り込むということである．したがって，感覚情報はその食品の全体のイメージを想起させるきっかけをつくりだしている．

5・2 消化系における食情報の受容と伝達

　食品の役割は，生体に糖質，タンパク質，脂質，ビタミンなどの栄養素を供給するだけではない．食品成分はそれ自体が生体に対する"情報因子"であると考えられるようになり，最近では"食シグナル"という言葉も使われるようになっている．前項で述べられた味覚はその代表的なものであるが，食品成分がシグナルとして生体に働きかける場面はそれだけではない．食品成分の消化吸収をつかさどる器官である消化管，とくに胃や小腸はそのような食シグナルを受容する重要な臓器となっている．ここでは，おもに小腸における食シグナルの受容とその伝達について述べる．

5・2・1 小腸上皮細胞

　ヒトの小腸は約 6 m の長さをもつが，その内壁には多くのひだ状構造があり，さらにその表面には無数の突起（絨毛：長さ 0.5〜1.5 mm 程度）が存在している．後述するが，この絨毛の表面を覆っている上皮細胞の表面には微絨毛というさらに微細な突起があるため，小腸内壁の表面積を合計すると，ヒトでは 200 m^2 にも達する．われわれは，摂取した食品中の栄養素をこの広大な面積を利用して急速に取込んでいるのである．この栄養素の取込みにかかわっている**腸管上皮細胞**は，絨毛の基部にあるクリプトとよばれるくぼみに存在する**幹細胞**からつくられる（図 5・6）．幹細胞は活発に増殖し，絨毛の表面を移動しながら機能をもった上皮細胞に分化していき，最終的には絨毛表面から脱落したり，マクロファージに貪食されて消失する．この細胞の誕生から死までは，ヒトの場合 1〜3 日間程度といわれているが，この短い間に上皮細胞はいくつかの異なった機能をもつ細胞群に分化する．それらの細胞群は以下のように分類されている（図 5・7）．

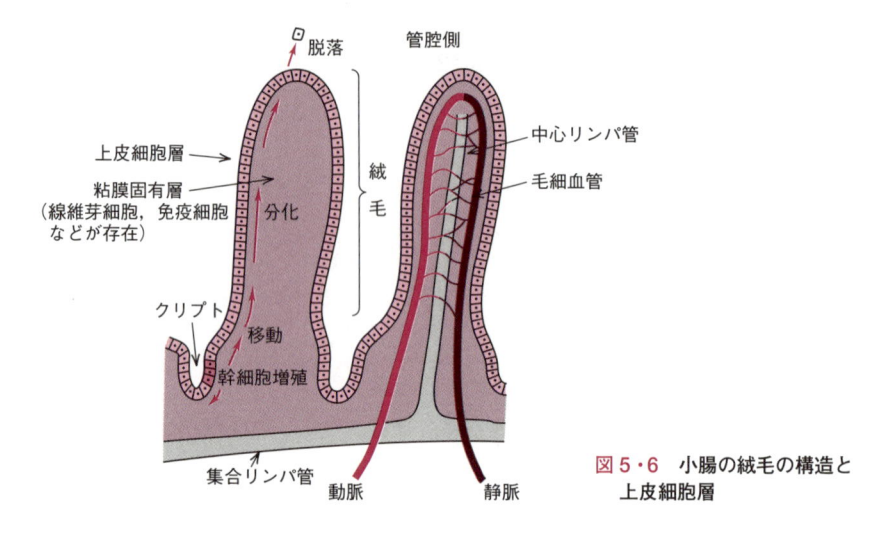

図5・6 小腸の絨毛の構造と上皮細胞層

1) 吸収上皮細胞
2) パネート細胞
3) 杯細胞
4) 受容内分泌細胞

吸収上皮細胞は上皮細胞全体の80％以上を占める大型の細胞で，栄養素の消化，吸収を担っている．吸収上皮細胞の粘膜側表面には長さ1 μmくらいの微細な突起（微絨毛）がびっしりと存在し，ここに糖質，タンパク質などの最終的な消化を担う分解酵素類や，最終産物を細胞内へ（さらには体内へ）輸送する各種のタンパク質（輸送担体）が存在する．一方，**パネート細胞**はクリプトの下部に存在し（つまり絨毛の先端の方には移動しない），リゾチームのような加水分解酵素や抗菌ペプチド，ある種の成長因子などを分泌することが報告されている．また，**杯細胞**は吸収上皮細胞の間に散在する杯のような形態をした細胞で，粘液（ムチン）を管腔側に分泌する．これにより腸管上皮の表面は粘液層で覆われた状態を維持することになる．最後の**受容内分泌細胞**は，上皮細胞全体の1％以下にすぎない細胞群であるが，食情報の受容と伝達という意味では，きわめて重要な細胞である．

5・2・2 受容内分泌細胞

腸の受容内分泌細胞は，細胞の基底膜側に分泌顆粒を含む細長い細胞である．細

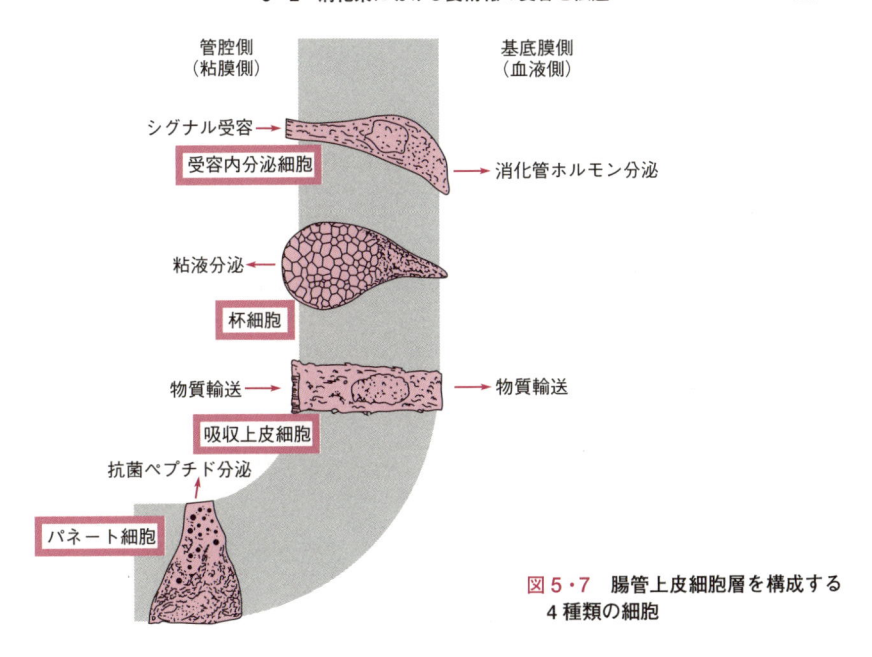

5・2 消化系における食情報の受容と伝達   127

```
管腔側                    基底膜側
（粘膜側）                 （血液側）

シグナル受容 →
  受容内分泌細胞              → 消化管ホルモン分泌

  粘液分泌 ←
    杯細胞

  物質輸送 →               → 物質輸送
    吸収上皮細胞

抗菌ペプチド分泌 ←
    パネート細胞
```

図 5・7　腸管上皮細胞層を構成する 4 種類の細胞

　胞質中に存在する顆粒の中には，さまざまなペプチドホルモンや，カテコールアミン，セロトニンなどの活性物質が含まれている．腸管管腔側に面した細胞表面（頂端部）には微絨毛が突き出ており，これが腸管内容物の化学的変化を受容するとそのシグナルが細胞内に伝わる．その結果，細胞のカルシウムチャネルなどに変化が生じ，細胞内の分泌顆粒が基底側の細胞膜に癒合することにより顆粒中のホルモンなどが基底膜側へ分泌・放出される．このような「細胞によるシグナルの受容とそれに引き続く，顆粒成分の分泌・放出」というプロセスは神経細胞（ニューロン）に見られるものである．

　一般に，内分泌細胞から放出されたホルモンは血流中に入り，遠隔の組織に作用する．腸管上皮の受容内分泌細胞から放出されたホルモン（消化管ホルモン）も，門脈や肝臓を経て，胃や膵臓に作用してその分泌機能を調節するなどの作用を示す．しかし，これらは同時に腸管上皮細胞層下部の粘膜固有層（ここには線維芽細胞，平滑筋細胞，免疫細胞，毛細血管内皮細胞などに混じって，腸管神経の網目が広がっている）に拡散していき，これら腸管上皮周辺の細胞に対してもその機能調節を行っている．とくに，腸の内分泌系と神経系とは協調して機能していると考えら

れる．

5・2・3 受容内分泌細胞が放出するホルモンとその作用

現在，**ペプチドホルモン**をコードする遺伝子は 30 以上が同定されており，これらの遺伝子から 100 以上の生理活性ペプチドが発現しているといわれている．表 5・1 には，消化管に発現している主要なペプチドホルモンをまとめた．これらのペプチドを産生する腸管上皮の受容内分泌細胞には，形態学的特徴などの異なるものが数種類存在している．

表 5・1 消化管に発現している主要なペプチドホルモン

おもに産生する物質	局在性
ソマトスタチン	胃，十二指腸，盲腸，大腸
コレシストキニン	十二指腸，空腸
セクレチン	十二指腸，空腸
セロトニン	胃，十二指腸，空腸，回腸，盲腸，大腸
ガストリン	胃，十二指腸
ガストリン分泌阻害ペプチド	十二指腸，空腸
モチリン	十二指腸，空腸
ニューロテンシン	空腸，盲腸
グレリン	胃

食品成分は腸管管腔でこれらの受容内分泌細胞によって認識され，その結果として基底膜側にホルモン類が放出される．たとえば，胃の幽門腺や十二指腸に分布している G 細胞の場合は，管腔側のペプチドやアミノ酸を認識して**ガストリン**を基底膜側に放出する．放出されたガストリンは胃腺に作用し，塩酸とペプシノーゲンの分泌を促進するとともに，胃壁のぜん動運動を促す．胃内の pH が 2.5 以下になると，ガストリンの放出は抑制される．

さらに，十二指腸や空腸に分布する I 細胞（M 細胞）は，管腔側のペプチド，アミノ酸，脂肪酸などを認識して**コレシストキニン**（別名パンクレオザイミン）を基底膜側に放出し，これが胆嚢の収縮や膵液の分泌を引き起こして脂肪やタンパク質の消化を促進する．また，コレシストキニンは腸管の運動性を高める作用をもち，一方で胃の幽門括約筋を収縮させるなど，食品成分における腸管内の移動速度を調節する役目も果たしている．コレシストキニンはまた強い食欲抑制ホルモンであり，肝臓周辺で神経系に作用して，情報を脳に伝えると考えられている．同じく十二指腸や空腸に存在する S 細胞は，酸に応答して**セクレチン**を分泌する．セクレチン

は膵臓の外分泌腺の細胞に働きかけ，アルカリ性膵液の分泌を促進する．腸管内のpHが上昇するとセクレチン分泌も抑制される．

このように，胃や腸管上皮の各種受容内分泌細胞は，腸管管腔内に進入してきた食品成分あるいは消化液成分を頂端部の微絨毛にある受容体で認識し，その情報を細胞内に伝達する機能をもっている．その結果として，細胞は基底膜側に各種ペプチドホルモンなどを分泌したり，あるいはそれを抑制したりして消化管の運動機能や消化機能を調節するというわけである．つまり腸管上皮は，食品成分という分子情報を消化管ホルモンという別の分子に転換して生体内に伝える，いわば変換器のような役割をしているわけである．消化管ホルモンについては，5・4節でも述べられている．

5・2・4　その他の上皮細胞における食情報の受容と伝達

前述のように，小腸上皮細胞の大部分を占める吸収上皮細胞には各種の消化酵素や輸送担体（トランスポーター）が存在している．したがって，この細胞が食品成分の消化や栄養素の吸収機能を担っている．さらには，吸収上皮細胞間では管腔内の異物が容易に上皮細胞層を通過して体内に入ることがないように物理的な障壁を形成している．近年，吸収上皮細胞にはこれら以外の機能もあることが明らかになってきている．たとえば，吸収上皮細胞にもある種の受容体があり，管腔側からくる刺激に対してある種の応答をすること，すなわち吸収上皮細胞も食情報伝達にかかわっていることがわかってきた．

さらには吸収上皮細胞も，細菌や上皮細胞の障害を阻止するための免疫防御システムにも貢献していることがわかっている．粘液を分泌する杯細胞，抗菌性ペプチドを分泌するパネート細胞に対して，吸収上皮細胞はさまざまなサイトカイン類，ケモカイン類，あるいは接着因子類を産生し，上皮細胞間に入り込んでいる上皮内リンパ球（IEL）や周辺の免疫細胞（マクロファージ，好中球，樹状細胞など）の機能や挙動，すなわち**腸管免疫ネットワーク**を調節しているのである．吸収上皮細胞の管腔側に存在するTLR（toll-like receptor）という受容体が，侵入してきた病原菌や毒素などを認識すると，サイトカインやケモカインの産生が誘導されることが知られている．TLRについては次節で詳しく述べられている．

したがって，このような現象は，腸管内への有害物質の侵入に対する生体側の防御機構として発達してきたものと考えられる．しかし，食品成分によってもこれらのサイトカイン類などの産生が変化することがわかってきた．たとえば，リノール

酸，アラキドン酸，エイコサペンタエン酸などの長鎖脂肪酸は，上皮細胞における炎症性サイトカインなどの分泌を促進する．また，植物性食品由来成分のなかにも吸収上皮細胞のサイトカイン，ケモカイン産生を誘導したり，抑制したりするものがある．このように，吸収上皮細胞は食品成分の存在を感知し，その情報をサイトカインなどの分子に変換して生体内に伝えるという意味で，受容内分泌細胞と同様の情報伝達機能をもっているということができる（図5・8）．

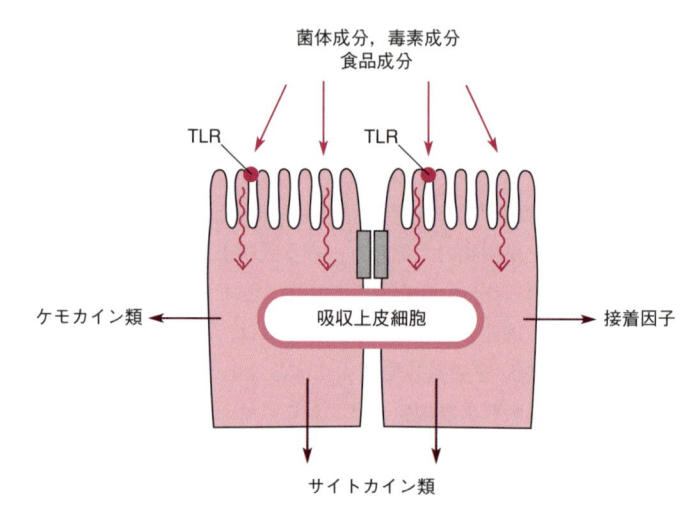

図5・8 吸収上皮細胞による食情報などの受容と応答

このように，さまざまな消化管ホルモンやサイトカイン類の分泌を行う組織であることから，いまや腸管は消化・吸収・バリアー機能をつかさどる器官であるとともに，食情報を処理する生体内でもっとも大きい内分泌器官であるという認識が形成されつつある．

5・3 免疫系における食情報の伝達

食品成分は，さまざまなかたちで免疫系に影響を与えている．ここでは，複数の細胞や情報伝達物質のネットワークにより情報が伝達される．まず，食事から摂取したタンパク質の腸管における情報伝達について述べる．そして，腸管以外の免疫系における情報伝達やタンパク質以外の食品成分と免疫とのかかわりについてもふ

れる．

5・3・1 腸管からの食情報の伝達

　食品中の成分の多くは，おもに腸管から取込まれる．この腸管はパイエル板，腸間膜リンパ節，粘膜固有層，腸管上皮といった複数の免疫器官や組織からなり，"最大級の免疫器官"を構成している（図5・9）．この腸免疫系のなかで，食品成分が取込まれる経路として主要なものは**パイエル板**と**腸管上皮**である．腸管に点在するパイエル板は，上皮細胞で覆われている．また，このパイエル板を通じて細菌なども侵入することが知られている．

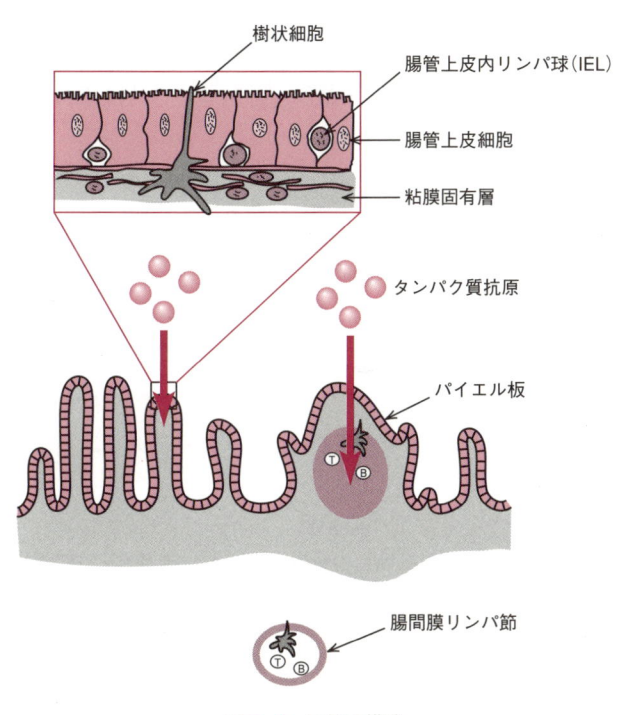

図5・9　腸管の構造

a. パイエル板からの伝達

　食事から摂取されたタンパク質に対しては，過剰な応答が起きないために免疫を抑制する機構「経口免疫寛容」が誘導される（7・4節参照）．一方で，摂取タンパ

ク質に対する免疫応答がアレルギー反応を誘発する場合もある．これらのタンパク質抗原に対する特異的な免疫反応は，**抗原特異的 T・B リンパ球**（T・B 細胞）が担っている．抗原とはリンパ球の抗原受容体（レセプター）により認識される物質のことをいう．

　まず，抗原となるタンパク質について述べる．図 5・9 に示すように，パイエル板により取込まれたタンパク質抗原は，抗原提示細胞に取込まれて抗原提示され，T 細胞に認識される（T 細胞の抗原認識，抗原提示については後述）．T 細胞はサイトカインを分泌して，「経口免疫寛容」における調節性 T 細胞として，免疫応答を抑制する．一方で，パイエル板に細胞性免疫（7・4 節参照）を活性化する機能を有することも確認されている．このパイエル板における T 細胞の応答を誘導する抗原提示細胞として，主要な役割を果たすのは**樹状細胞**である．さらに，パイエル板には B 細胞応答の中心的な場が存在し，食品抗原に対して B 細胞による免疫反応も起こる．

b. 腸管上皮からの伝達

　一方，腸管上皮は腸管上皮細胞とその間に埋込まれているかたちで存在する**腸管上皮内リンパ球**（IEL）からなる．上皮細胞に存在する IEL は $CD4^+ CD8^-$，$CD4^- CD8^+$，$CD4^+ CD8^+$ の T 細胞から構成されている．また，$\alpha\beta$ TCR を発現する T 細胞のほかに，他の免疫器官ではあまり見られない独特の T 細胞も多く存在している．この IEL がタンパク質抗原に応答している．

　これに対して，樹状細胞が腸管上皮細胞間より浸潤して管腔側の抗原を取込むので，この樹状細胞によるタンパク質抗原の抗原提示も考えられている．

5・3・2　腸管とは異なる部位への伝達

　さらに，食品抗原は腸管免疫系以外の免疫組織における免疫応答に影響する．前述の「経口免疫寛容」では，タンパク質抗原を摂取すると，脾臓や末梢リンパ節における抗原特異的 T 細胞の応答が低下する．これは抗原やリンパ球が血流などを介し，腸管免疫系以外の免疫組織に達することを示している．

　一方で，タンパク質抗原に対して血中の抗原特異的 IgG（免疫グロブリン G）抗体や IgE（免疫グロブリン E）抗体が産生されることがある．

5・3・3　タンパク質抗原以外の食情報の伝達

　T 細胞抗原受容体や抗体に認識される抗原以外の食品中の成分も免疫系に影響を

与える．ここで，重要な役割を果たすのは**腸管上皮細胞**である．上皮細胞はさまざまな食品中の成分に反応する．とくに，乳酸菌などの食品中の微生物のプロバイオティクス効果において，腸管上皮系との相互作用は重要である．これらは，上皮細胞のサイトカインの産生を誘導する．さらに，ヌクレオチドの摂取は小腸上皮細胞の IL-7（インターロイキン7）の産生を亢進し，腸管上皮内リンパ球（IEL）の割合を増大させる．また，難消化性オリゴ糖などの食品成分が直接ではなく，プレバイオティクスとして腸管管腔内の腸内細菌，あるいはその代謝物を介して免疫系に影響を与える（7・4節参照）．

5・3・4　食品成分の認識，食情報受容の分子機構

　免疫担当細胞が食品成分を直接認識し，食情報を受容する場合と間接的に受取る場合とがある．直接的な例としては，T・Bリンパ球の抗原受容体やTLRがある．間接的な受容のおもな例は，食品中の成分に反応した細胞により分泌されたサイトカインのシグナルを受取る場合である．

a．T・Bリンパ球の抗原受容体による認識

　タンパク質抗原は，**T・Bリンパ球の抗原受容体**により認識される．B細胞は細胞表面上の抗体により抗原を認識する（図5・10a）．また，抗体分子は他の細胞上の受容体に結合することにより，その細胞に食品タンパク質に対する抗原特異的な応答性を与える．典型的な例として，図5・10(b)に示すようにマスト細胞上の受容体にIgE抗体が結合し，このIgE抗体に特異的な抗原が結合して，脱顆粒が引き起こされ，アレルギー反応における炎症物質が放出される．

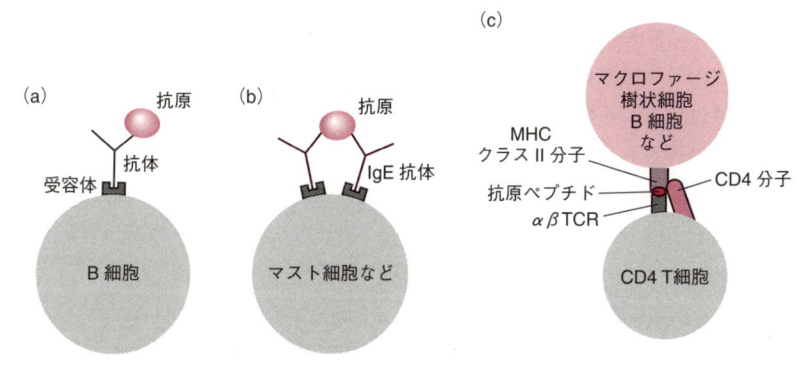

図5・10　食品抗原の認識

Tリンパ球は，抗原提示細胞表面上のMHC分子-抗原ペプチド複合体をT細胞抗原受容体により認識する．食品が抗原となる場合，基本的にはMHCクラスII分子上に提示され，CD4 T細胞に認識される（図5・10c）．

b. TLRなどの自然免疫系の受容体による認識

TLR（toll-like receptor）はマクロファージや樹状細胞などを多くの細胞に発現する微生物を認識する自然免疫系の受容体として近年明らかになっており，リポ多糖，核酸を認識する．食品中の微生物（乳酸菌などの食用微生物）もTLRにより認識される．また，TLRは他の受容体分子と協調して，受容体に結合する分子（リガンド）を認識することが明らかになっている．たとえば，β-グルカンの認識にはある受容体とTLRが協調してシグナルを伝達することが知られる．

c. サイトカインによる間接的な食情報の受容

食品成分を直接認識した細胞がサイトカインを分泌し，そのサイトカインに対して他の免疫担当細胞が応答する場合が，免疫系における食情報の伝達では重要な意味を有する．T細胞，上皮細胞，マクロファージ，樹状細胞など多くの細胞が，このようにして，食品成分に対する免疫応答を制御する．

5・4　内分泌系における食情報の受容と伝達

本節のテーマである内分泌系は，ホルモン系ともいわれる．**ホルモン**とは，「特定の臓器（内分泌腺）でつくられた化学物質が，血流で離れた場所に運ばれ，少量で特異的な作用を発揮するもの」というのが本来の定義である*．

食品に含まれる情報すなわち食情報が，からだの機能に影響を及ぼす際には，ホルモンの情報に変換されてから伝えられる場合も多い．食事として摂取した成分によって，体内の特定のホルモンの量が変わる，あるいは量は変わらなくともそのホルモンの活性が変わる場合がある．一方，食事の成分そのものがホルモンのような働きをする場合もある．これらを理解するために，まずホルモンがからだの中でどのように作用するかを理解しておく必要がある．

---

* この定義に当てはまらないホルモンが多く見つかっており，またホルモンと他の因子との境界もはっきりしなくなっている．すなわち，神経伝達物質や栄養素がホルモンのような働きをしたり，ホルモンがさまざまな臓器でつくられたり，つくられる場所と作用を発揮する場所が比較的近いなどである．いずれにしても，体内で「情報」を伝える物質，という意義は変わらない．

5・4・1 ホルモンの作用機構

食品と内分泌の関係を理解するためには，まずホルモンがどのように生体に作用するかを理解する必要がある．図5・11に，代表的なホルモンの作用機構を示してある．ホルモンが作用をする相手の細胞（標的細胞）は，その特定のホルモンを受取るための分子（**受容体，レセプター**）をもっている．受容体に結合する分子のことを一般に**リガンド**という．ここではホルモンと同じ意味である．

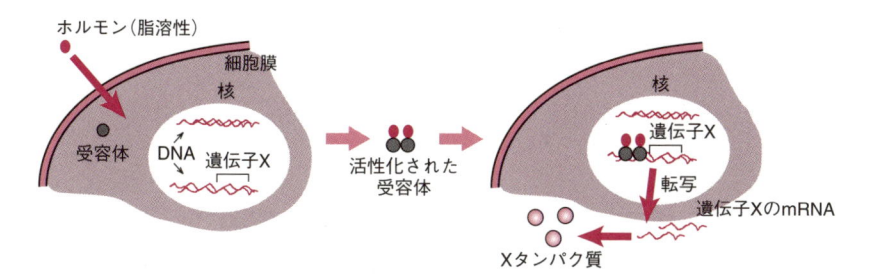

図5・11 核内受容体によるホルモンの作用機構

核内受容体に結合する分子は，脂溶性のホルモン，たとえばステロイドホルモン，甲状腺ホルモンなどである．これらのホルモンは，細胞膜を通り抜けて細胞の中に入って，受容体と結合する．つぎに受容体は同種あるいは異種の2分子が会合（二量体化）してさまざまな遺伝子の特定部位に結合する．それによって，その遺伝子の発現が増し（逆に抑えられる場合もある），細胞の状態が変化する．

一方，細胞の中に入れないホルモン分子の場合は，細胞膜に受容体がある．この場合多くは，分子が受容体に結合することで何らかの酵素の働きが変化する（図

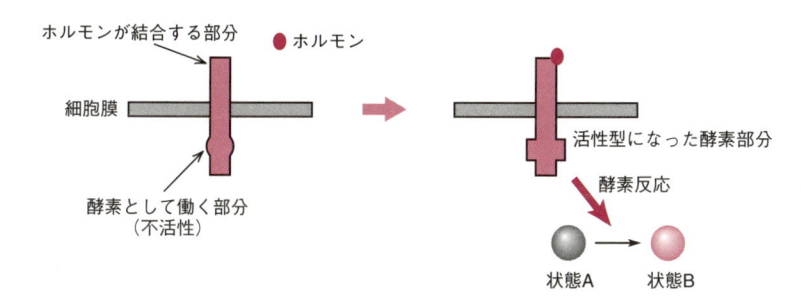

図5・12 酵素の活性化によるホルモンの作用機構

5・12)．**Gタンパク質共役型受容体**というグループは，Gタンパク質（GTPが結合するのでこうよばれる）の作用を介して，特定の酵素を活性化する．これらの酵素は，信号物質を合成する．

これとは別に，受容体そのものが酵素活性をもつ場合として，**キナーゼ型受容体**というのがある．キナーゼは，他の分子にリン酸を結合させる酵素で，たくさんの種類がある．リン酸が結合することによって構造が変わり，活性が変化するタンパク質は非常に多い．キナーゼによるリン酸化の変化によって，さまざまな酵素の活性が変わって，それが細胞応答を引き起こす．

さらには，活性化されるとイオンチャネルを開く（または閉じる）働きをもつ受容体もある．これにより細胞内外のイオンの分布が変わり，これが信号となって細胞は特定の応答をする．

5・4・2　食品成分のホルモン様作用

食事因子が内分泌系に作用をする機構のなかで，食品成分そのものが受容体に結合する場合が最も単純であるが，これには比較的最近わかってきたものが多い．とくに，栄養素が核内受容体に結合する場合が重要である．たとえば，ビタミンAやビタミンDは，それらに対する受容体が体内に備わっている．ビタミンDの場合，体内で合成されるか食事として摂取されたビタミンDはまず肝臓と腎臓で活性型に変えられ，この活性型ビタミンDは標的となる細胞に入って，**ビタミンD受容体**（VDR）と結合して活性化させる．ビタミンDの主要な作用については2・5節を参照のこと．

一方，ビタミンAも同様な作用機構で働くが，この場合はより複雑である．動物性食品に由来するレチノールや植物性食品中のカロテノイド類（プロビタミンA）は，レチナールの形となって視覚を担う一方，さらに酸化されたレチノイン酸に変換されて，これは**レチノイン酸受容体**に結合する．レチノイン酸が結合して活性化されたレチノイン酸受容体は，実にさまざまな遺伝子の発現を制御する．

脂肪酸やコレステロール類と結合する受容体が注目を集めている．肥満や糖尿病にかかわっているPPARという核内受容体は，脂肪酸と結合する．また，最近見いだされたGPR40という受容体は，Gタンパク質共役型受容体に属するが，これも脂肪酸と結合し，インスリン（後述）の分泌の調節にかかわっている．体内のコレステロールの一部は酸化を受けて酸化型コレステロールとなるが，これと結合する核内受容体LXRは，コレステロールを胆汁酸に変える酵素を活性化する．FXR

という受容体には胆汁酸が結合するが，この場合は胆汁酸合成を抑制する．このような受容体活性の共同作用によって，体内のコレステロール量は調節されている．

食品中に含まれる因子が生体にとって不利益な結果につながる例としては，ダイオキシンなどの"内分泌撹乱物質"の作用がある．このような物質は核内受容体に結合することで，正常な機能を阻害する．

メラトニンは，睡眠など生体リズムを制御するホルモンである．高等動物は脳の松果体という部分でこれを合成しているが，穀類，豆類，根菜など多くの食品にはこの物質が豊富に含まれていることが明らかとなっている．これも食品から無意識にホルモンを摂取している例の一つであろう．

ペプチドホルモンの場合も，経口的に体内に入って作用を及ぼしている可能性が考えられている．たとえば母乳中には，いくつかの成長促進因子が含まれているが，その一部が消化を免れて体内に入り活性を発揮していることが考えられている．これは，消化管機能が未熟な乳児においては，とくに重要な働きを担っている可能性がある．

5・4・3　食事成分による内分泌因子の量や活性の調節

食品因子が直接ホルモンの分泌を制御する明確なものとして，**消化管ホルモン**がある．図5・13に示すように，消化管ホルモンは消化管内に食物が入ってくると消

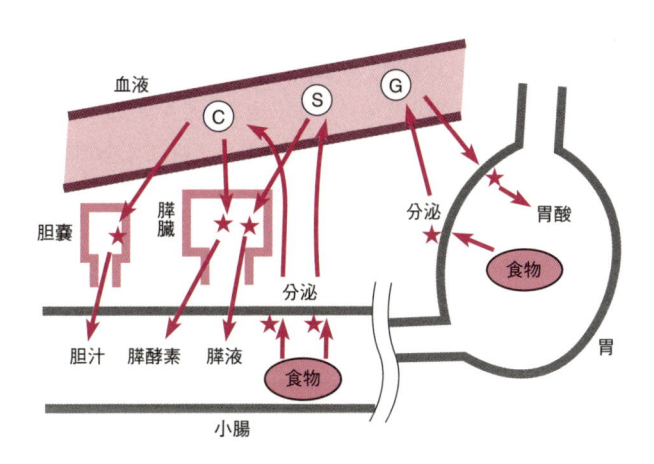

図5・13　代表的な消化管ホルモンの分泌と作用． G：ガストリン，C：コレシストキニン，S：セクレチン．★印は刺激を示す．

化管の特定の細胞から分泌されて，血中を移動して必要な器官に適当な応答を起こさせる．胃液の分泌を誘導するガストリン，膵酵素の分泌や胆汁の放出を促すコレシストキニン，膵液の放出を刺激するセクレチンなどが有名である．これらの分泌は，食事の組成による影響も強く受ける．たとえば，タンパク質やアミノ酸はガストリン，コレシストキニンなどの分泌を促進する．一方，脂肪はガストリン以外の多くの消化管ホルモンの分泌を刺激する．ガストリンの分泌は，アルコール，カフェイン，香辛料によっても刺激される．

摂食行動そのものも，ホルモンによって調節されている．近年食欲を調節するホルモンが多く見いだされており，肥満や生活習慣病との関連で注目されている．コレシストキニンは，摂食抑制の作用ももつ．おもに脂肪細胞で合成される**レプチン**は，食欲を強く抑制するホルモンであり，この分泌は摂食によって増加し絶食で減少する．逆に摂食を促進するホルモンの多くは，絶食によって増加する．

消化され吸収された栄養素は，的確に体内で利用されなければならない．すなわち，代謝を調節するホルモンが重要となる．摂食と絶食という基本的な条件における栄養素の代謝は，膵臓から分泌される**インスリン**や**グルカゴン**によって巧妙に保たれている．たとえば，絶食によって血中グルコースが不足すれば脳の機能などが停止してしまう恐れがあるが，このとき分泌されるグルカゴンが血糖を増加させる．逆にインスリンは，摂食後に分泌されて，グルコースを各組織に有効に利用させる．肝臓にはGタンパク質共役型であるグルカゴン受容体があって，その信号は絶食時に糖の合成（糖新生）やグリコーゲンの分解を促進させる．インスリンの受容体は，キナーゼ型であり，これは肝臓，筋肉，脂肪細胞などに存在し，肝臓で糖の合成を抑えたり，筋肉や脂肪組織へ血中の糖を取込ませたりする．インスリンの分泌の場合，以下のように調節される．食後に吸収されたグルコースが血中に増えると，グルコースは膵臓のインスリン分泌細胞（β細胞）により代謝され，その結果として，細胞内に貯えられていたインスリンが分泌される．一部のアミノ酸は分泌を強める．また，食事の刺激はインクレチンとよばれる消化管ホルモンの作用を介してもインスリン分泌を起こす．

今後は，食事因子によってホルモンの作用を適当に保ち，生活習慣病を予防することがより積極的に検討されていくだろう．たとえば，インスリンの分泌や作用が正常に行われないと，糖尿病となりさまざまな症状に苦しむこととなる．栄養の過剰や偏りは複雑な過程を経て，インスリンの機能不全を生じるが，これを防ぐための有効な食成分の利用はこれからの課題のひとつである．

5・5　神経系（脳）における食情報の受容と伝達

　脳は重さ約1500 gの灰白色の塊で，頭蓋骨の中に入っている．脳の中は，いろいろな領域に分かれており，ヒトで最も発達しているのが，脳の表面に位置している大脳新皮質である．この脳の中には，脳神経細胞（ニューロン）が100億個以上，びっしりと詰まっている．この莫大な数のニューロンが，お互いに連絡しあい，脳としてひとつの働きをしている．脳が活発に活動するとき，大量のエネルギーを消費していることが知られている．脳はからだ全体のエネルギーの20 %を消費する．ヒトの脳の重量はおよそ1.5 kgであることからすると，これは驚くべき数字である．

　それぞれのニューロンは長い突起をもっており，シナプスとよばれるソケット構造でお互いが連結されている．一つのニューロンで発生した電気信号は突起を伝わり，シナプスを介してつぎのニューロンへと瞬く間（およそ10ミリ秒）で伝達されている．それでは，ニューロンとニューロンのつなぎ目で，神経の刺激はどのようにして伝達されるのか．多くのシナプスでは，**グルタミン酸**というアミノ酸によって神経の刺激が伝達されることがわかっている（図5・14）．5・1節でも述べたように，グルタミン酸は舌にある味覚神経を刺激し，うま味を伝達する．脳のニューロンの間でも似たようなしくみにより情報が伝達される．

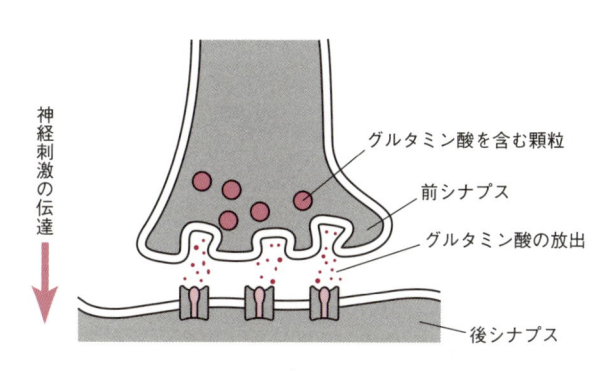

図5・14　神経の刺激の伝達

5・5・1　脳の発達を促進する母乳中の栄養成分

　ここでは，脳神経系に作用する食品成分のなかで，ある程度その役割がわかって

いるものについて述べる*.

母乳中に含まれる不飽和脂肪酸である **DHA（ドコサヘキサエン酸）** については，脳回路の発達に必須であることがわかっている．欧米で行われた疫学調査の結果，DHA を含む育児用粉乳と DHA を含まない育児用粉乳で育てられた二つのグループの未熟児のうち，DHA を含む育児用粉乳で育てられた子供の方が，その後に実施された知能検査の結果，有意に得点が勝っていたことが示されている．この不飽和脂肪酸は，ニューロンの膜成分として働いていることもわかっているが，非常に酸化されやすい．加齢に従い，脳内では過酸化物質の除去作用が低下するため，ニューロン膜状にある DHA も酸化されてしまう傾向にある．そのため，食事から，DHA を補給する必要性がある．また同様に，不飽和脂肪酸である**アラキドン酸**も老化にともない非常に酸化されやすい傾向にある．そのため，中高齢者においては，食事よりアラキドン酸を補給する必要性がある．

母乳に大変多く含まれ乳児の脳内で最も大量に存在するアミノ酸である**タウリン** ($H_2N(CH_2)_2SO_3H$) は，脳回路の発達に欠かすことのできない重要な栄養因子であることが見いだされた．とくに発達期の脳において，タウリンは脳回路の異常な興奮を抑える作用があることがはっきりとわかってきた（図 5・15）．タウリンは，発達期の脳に限らず，大人の脳に対しても不可欠な栄養成分であることが推測され

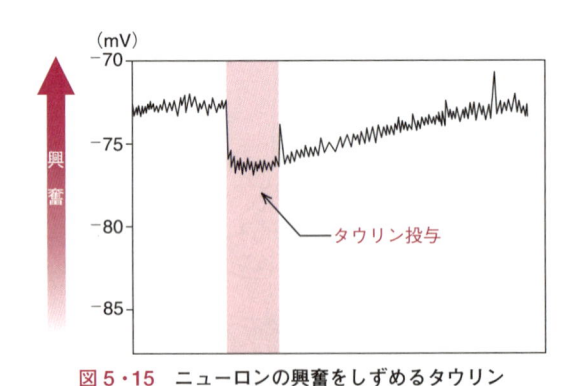

図 5・15　ニューロンの興奮をしずめるタウリン

＊　しかしながら，これらについてはまだよくわかっていないことのほうが多い．その理由として，人々が日常生活のなかで求めている脳の機能（たとえば，記憶力を高めること・ストレスを感じないこと・幸せを多く感じること・アイデアを豊富に思いつくこと・常に最良の決断をすること，など）を適切に評価する動物モデル系がほとんどないためである．

ている．タウリンは，頭の中でもごくわずかにつくられるが，歳をとるとともに，産生量が劇的に低下することも知られている．タウリンを適切に摂取することにより，中高齢者の脳機能が高められることが十分期待される．

近年，母乳中に含まれている栄養成分についての研究が非常に精力的に進められ*，これらの成果は，育児用粉乳の製品開発にいち早く応用されている．現在市販されている粉ミルクの成分は母乳の成分とほぼ同じになっている．これらの成分の中に，脳の発育を促進するものがあることは間違いないところである．しかし，どの成分がどのような働きかけをしているかについて，いまだによくわかっていない．

5・5・2 脳回路の発達・再生を促す食品成分

21世紀に入り，わが国では本格的な高齢社会に突入し，中高齢者のからだと心の健康をいかに高めていくかが大きな課題である．最近，大人になってからも，脳回路の微細なネットワーク構造が環境に適応しつつ変化を続け，死ぬまで脳が成長し続けていることがわかってきている（図5・16）．実際，大人の脳内においても新しく脳細胞が生みだされていることが発見された．大人の脳内において，記憶に代表される脳の高次機能をつかさどる"海馬"とよばれる脳領域で，どんなに歳をとっても新しくニューロンが生みだされている．この新しく生みだされたニューロンは，記憶の獲得や保持において重要な役割を果たしている．このように，大人になっても脳は，われわれの想像を超えたレベルでダイナミックに成長を続けており，この脳回路の成長を促す食品成分もいくつか得られている．

成人の脳内において，新しいニューロンは，脳内に存在する神経幹細胞から出現していることがわかり，神経幹細胞から新生ニューロンへといたる過程に，いくつかの分化途上細胞があることが判明した．神経幹細胞の増殖を促す物質として神経伝達物質である**セロトニン**が同定されている．うつ状態にしたマウスにセロトニン

セロトニン

---

* 乳児のころ，脳は猛烈なスピードで成長を続けている．この時期，乳児は，栄養素のすべてを母乳（あるいは粉ミルク）から摂取する．脳を成長させるために必要な栄養成分は，すべて母乳を通じて脳に供給される．誕生のころ，ヒトの新生児の脳重量はおよそ250 g，3歳あたりで倍の500 gまで増加し，さらに大人になるころには1200〜1500 g程度になる．

図5·16 脳回路の発達

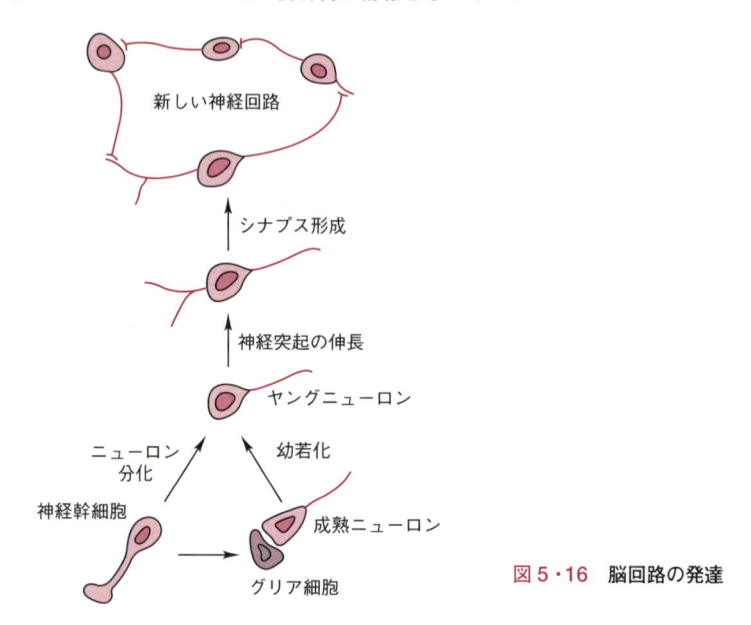

の脳内濃度を上げる薬（抗うつ薬：セロトニン取込み阻害薬）を投与するとうつ状態が劇的に緩和される．この際，神経幹細胞の増殖が顕著に増加していることが判明している．セロトニンは脳内で必須アミノ酸であるトリプトファンから2段階の酵素反応により生成される．

このような海馬におけるニューロン新生の過程は，食品中に存在するアミノ酸の一種であるγ-**アミノ酪酸**（**GABA**）（$H_2N(CH_2)_3COOH$）によっても，促進されることがわかってきている．また，これまでに，GABAを飲用することで，更年期障害ならびに初老期精神障害が緩和されることも報告されている．このことは，更年期あるいは初老期に見られる精神症状の少なくとも一部は脳内においてGABAが減少していることに起因することを示している．脳内で，GABAはグルタミン酸からグルタミン酸脱炭酸酵素（GAD）により合成されることが知られているが，このGADの補酵素として作用しているものが**ビタミン B_6** である．したがって，ビタミン B_6 の欠乏は，GADの活性を低下させてしまい，最終的には脳内のGABA濃度の低下を導いてしまう．海馬での新生ニューロンの活性を高め，脳の健康を守るためにも，トリプトファン，GABAあるいはビタミン B_6 を適切な量，摂取することが望まれる．

5・5・3　脳の機能老化を食い止める食品成分

　飽食の時代，思うに任せて食べすぎていると，必然的に血中の糖分や脂肪分が増加し，このような生活習慣が続くと，高脂血症の原因となる．脳組織の状態を観測する最新の医学機器（MRI：磁気共鳴画像）を使って，50歳以上の方の脳組織の状態を診断すると，程度の差こそあれ半分以上で脳組織のダメージが見つかる．これは，脳内の微細な毛細血管につまりが生じたために，その付近の脳細胞に満足に栄養が行きわたらなくなってしまったためである．痴呆症の原因として，今なおその半数ほどが血管性の脳障害によるものである．一般に，歳をとるにつれて，体内の組織障害にかかわる活性酸素が蓄積する傾向にあるが，これは，加齢にともない，活性酸素を消去するために機能する酵素群の活性が低下するためである．活性酸素を中和する物質が，**抗酸化物質**である．食品中には，さまざまな種類の抗酸化物質が含まれている．そのため，とくに中高齢者においては，脳や心の健康を保つために食事から抗酸化物質を補う必要がある．

　近年，大変注目されている抗酸化物質として，**ポリフェノール類**があげられる．茶葉中に多く含まれる**カテキン**もポリフェノールの一種であり，活性酸素に関連した脳障害に対して保護作用をもっている．このカテキンの作用を検証するための動物モデルとして，脳内の動脈を閉塞させる方法（中大脳動脈閉塞法）が使用された．このモデルによる術後24時間後の脳組織の障害の様子を図5・17に示す．図中右側の脳の組織が大変傷んでいることがわかる．茶カテキン抽出物を手術5日前より実験終了まで，0.5％含有水として自由に飲水させた．対照群には水道水を与えて

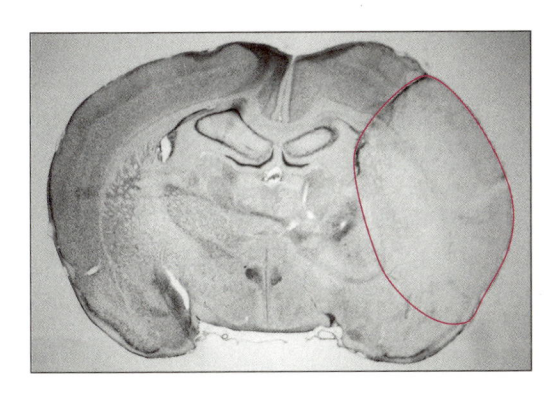

図5・17　脳障害に対するカテキンの保護作用．色で囲まれた部分が傷んでいる組織である．

いる．その結果，0.5％カテキン含有水を投与した群において，顕著な保護効果が認められている．

　カテキンは，分子構造的には，フラバン骨格を有するフラボノイドの一種でモノマー型のフラボノイドである（7・3・3節参照）．赤ワイン中にも大量にフラボノイドが含有していることが知られているが，これらの多くはポリマー型フラボノイドで別名を**オリゴプロアントシアニジン**とよぶ．また，ごく最近，同じようなオリゴプロアントシアニジンが，松の樹皮やリンゴの種などにもあることがわかり，それらの関連商品が市販されている．活性酸素により誘発される脳障害モデルの系を用いて，**赤ワインフラボノイド抽出物**（グラビノール）および**フランス海岸松フラボノイド抽出物**（フランバンジェノール）についても，カテキンと同等かそれ以上の脳保護作用が観察されている．食事中から抗酸化物質を適切に摂取することで，脳の機能老化が防止されることが大いに期待されている．

6

病気を起こす食生活

6・1 高血圧,心血管疾患を起こしやすい食生活

　病気の発症には,遺伝素因と環境因子が関係する.病気の種類により,また同一の病気でも個々の患者により,いずれがより重要であるかは異なる.しかし,高血圧,高脂血症,糖尿病,肥満などの,いわゆる生活習慣病の発症には,不適切な生活習慣,すなわち食生活,運動,喫煙などにおける不適切さという**環境因子**が重要な役割を果たしていることが多い.

　高血圧は心血管疾患の危険因子であるが,高脂血症,糖尿病,肥満といった病気も重要な心血管疾患の危険因子である.したがって,高血圧,心血管疾患を起こしやすい食生活には,高血圧のみならず,高脂血症,糖尿病,肥満などを起こしやすい食生活も含めて論じる必要がある.

6・1・1 摂取エネルギーの多い食生活(過食)

　摂取エネルギーの過剰は,肥満の原因となる.BMIが25以上の場合は肥満と判定される.肥満は,肥満に起因あるいは関連する健康障害*を合併するか,合併が予測される場合で,医学的減量を必要とする場合を"肥満症"として,一つの病気として扱う.

---

* 1. 2型糖尿病・耐糖能障害,2. 脂質代謝異常,3. 高血圧,4. 高尿酸血症・痛風,5. 冠動脈疾患:心筋梗塞・狭心症,6. 脳梗塞・脳血栓・一過性脳虚血発作,7. 睡眠時無呼吸症候群・Pickwick症候群,8. 脂肪肝,9. 整形外科的疾患:変形性関節症・腰椎症,10. 月経異常

肥満症ではインスリンというホルモンの作用が発揮しがたい状態，すなわち**インスリン抵抗性**が現れることが多い．インスリン抵抗性は，高血圧，高トリグリセリド血症，低 HDL-コレステロール血症などの原因ともなる．肥満に，インスリン抵抗性をもとにした高血圧，耐糖能障害もしくは 2 型糖尿病（6・4 節参照），トリグリセリド値が高い，あるいは HDL（高比重リポタンパク）値が低いなど複数の健康障害を合併した場合を，**メタボリックシンドローム**とよび，心血管疾患が多発する病態とされている．図 6・1 は主要な食生活上の問題点と心血管疾患との関係を示したものであるが，これを見るとメタボリックシンドロームの病態を容易に理解することができる．

また，過食すなわち摂取エネルギーの過剰は，図 6・1 に示すようにインスリン抵抗性をともなわなくても，それ自体が高脂血症（とくに高トリグリセリド血症や低 HDL-コレステロール血症）の原因となり，また飽和脂肪酸やコレステロール摂取の過剰を通して高脂血症（高コレステロール血症）の原因となる．また 2 型糖尿病，耐糖能障害あるいは食塩の過剰摂取を通して高血圧の原因ともなる．摂取エネルギーの過剰については，6・4 節で述べている．

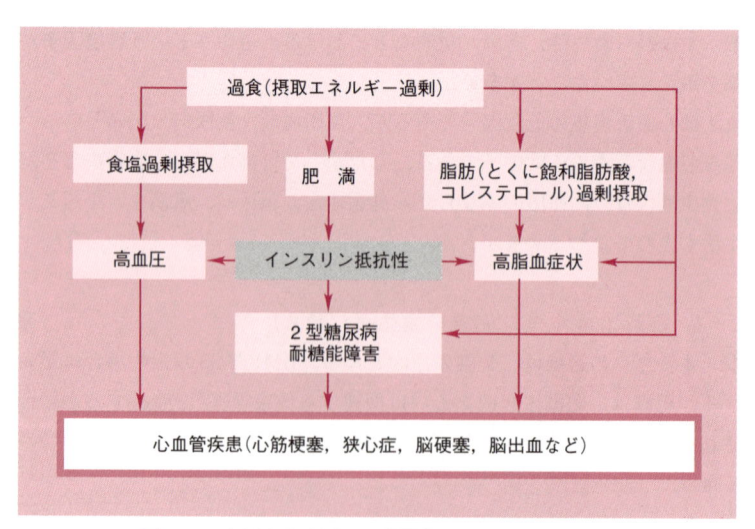

図 6・1　主要な食生活上の問題点と心血管疾患の関係

6・1・2 食塩の多い食生活

　食塩の過剰摂取は高血圧の原因となる．高血圧は脳出血の強い危険因子であるが，同時に動脈硬化を促進するため脳梗塞，心筋梗塞などの動脈硬化を基盤とした心血管疾患の危険因子ともなる．

　戦前，東北地方は食塩の過剰摂取地域として知られていた．当時，食塩の1日摂取量は20～30 g，高血圧の頻度は40％に達し，脳出血が多発した．戦後の減塩運動により，東北地方を中心に脳出血が激減したことはよく知られた事実であり，このことは食塩と高血圧，脳出血の関係の深さを示している．

　食塩の過剰摂取に陥りやすい食生活として，みそ汁，漬物，煮物，干物，水産練製品，肉の加工品（ハム，ベーコン）などが多い食生活，めん類のだし汁を飲みきる食習慣などがあげられる．さらに，スナック菓子，インスタントラーメンのとりすぎも食塩過剰摂取の一因となる．日本高血圧学会は，「2004年版高血圧治療ガイドライン」において食塩の1日摂取量を6 g以下にすることを勧めている．

6・1・3 脂肪の多い食生活

　脂肪の過剰摂取は，肥満，高脂血症，糖尿病，耐糖能障害の原因となる．日本人の食生活において戦後一貫して脂肪の摂取量の増加が続いていることが，近年における生活習慣病の多発の主要な原因の一つとされている．脂肪は，さらに飽和脂肪酸，一価不飽和脂肪酸，多価不飽和脂肪酸，コレステロールなどに分類されるが，これらすべてをあわせた総脂肪摂取量の多いことがまず問題となる．したがって，一価不飽和脂肪酸や多価不飽和脂肪酸には血清脂質改善や心血管疾患予防の効果があるとされるが，それらも過剰に摂取すると，むしろ肥満や高脂血症の原因となるので，注意が必要である．

　脂肪摂取量は，成人や高齢者では総摂取エネルギーの20～30％を占める程度にすることが適当とされている．

a. コレステロールの多い食生活

　コレステロールの過剰摂取は高コレステロール血症の原因となる．コレステロールは，卵黄，レバー，牛・豚の脂身，イカ，エビ，タコなどに多く含まれる．

b. 飽和脂肪酸が多く，一価および多価不飽和脂肪酸の少ない食生活

　飽和脂肪酸の過剰摂取は高コレステロール血症の原因となる．一方，一価不飽和脂肪酸には，血清コレステロールおよびトリグリセリド低下作用がある．また，多価不飽和脂肪酸にも，血清トリグリセリド低下作用がある．また，一価不飽和脂肪

酸には LDL-コレステロールを酸化させにくくする作用や血栓溶解機能の亢進が，多価不飽和脂肪酸には血小板機能および血栓形成機能の低下など，心血管疾患の発症予防につながる作用のあることも明らかにされている．

ここで気をつけなければいけないことは，先述したように一価不飽和脂肪酸にしろ，多価不飽和脂肪酸にしろ，脂肪であることには変わりないので，その過剰摂取は脂肪の過剰摂取，ひいては摂取エネルギーの過剰につながることである．

日本動脈硬化学会の「高脂血症における食事療法の基本（2002）」では，脂肪熱量比を 20～25％ にとどめたうえで，飽和脂肪酸：一価不飽和脂肪酸：多価不飽和脂肪酸比を 3：4：3 とすることを勧めている．

飽和脂肪酸は牛肉や豚肉の脂肪や乳脂肪，バターなどに多く含まれ，一価不飽和脂肪酸はオリーブ油，ナタネ油，ナッツ類などに多く含まれ，多価不飽和脂肪酸は魚油に多く含まれる．また，多価不飽和脂肪酸の一種であるリノール酸は，サフラワー油，ヒマワリ油，大豆油に，α-リノレン酸はゴマ油，ナタネ油，ヒマワリ油，大豆油，オリーブ油などに多く含まれる．

6・1・4 摂取量の少ない食生活
a. 魚の少ない食生活

最近の欧米からの報告によると魚の摂取量が少ないことは，心血管疾患の多発につながるとされている．もともと魚の摂取量の多い日本人に欧米でのケースが当てはめられるかは問題であるが，魚油には多価不飽和脂肪酸が多く含まれていること，魚肉自体にもコレステロールを低下させる作用があることなどから，食生活に魚を取入れることは重要と考えられる．

b. 大豆・大豆製品の少ない食生活

大豆には多価不飽和脂肪酸が含まれていること，大豆タンパク質に血清コレステロール低下作用のあることから，大豆や大豆製品を食生活にうまく取入れることは重要である．

c. 野菜，果物の少ない食生活

野菜，とくに黄緑色野菜，あるいは果物には，ビタミン，ミネラル，ポリフェノール，葉酸，食物繊維など，心血管疾患を予防するのに有用な成分が多く含まれている．野菜や果物を多く摂取することにより，肉類や脂肪の過剰摂取も抑制できる．

ただし，果物には果糖が多く含まれるため過剰な摂取は，高トリグリセリド血症の原因となることには注意しておく必要がある．

d. カリウム，カルシウムの少ない食生活

カリウムやカルシウムの十分な摂取は，高血圧の改善に有用とされている．カリウムは野菜，果物，カルシウムは牛乳，小魚などに含まれている．

e. 食物繊維の少ない食生活

食物繊維には，便通促進作用に加えて，血清コレステロールの低下作用や，最近，心血管疾患の危険因子として注目されている食後高血糖の改善作用がある．

6・1・5 摂取量の多い食生活

a. アルコールの多い食生活

アルコールの過剰な摂取は，高トリグリセリド血症の原因となる．同時に，アルコールの過剰な摂取は，食生活のバランスを崩す原因ともなる．

赤ワインには心血管疾患を予防するポリフェノールが多く含まれるが，その効用はあくまで適量の赤ワインを飲んだ場合に期待できるのであって，過剰な摂取は避けなければいけない．

b. 甘い嗜好品，嗜好飲料の多い食生活

ケーキ，菓子，菓子パン，あるいはコーラ，ジュースなどの多量の摂取は，摂取エネルギーの過剰や高トリグリセリド血症の原因となる．

6・2 がんを起こす食生活

6・2・1 発がんと食品のかかわり

がんの原因のなかで，食品に関する要因は 30％ 以上にのぼると推定されており，これは重要な要因と考えられている喫煙とならんで，きわめて大きな割合を占めている．そして，食事の改善によって，大腸がんは 90％，乳がん・膵がんは 50％，胃がんは 35％，肺がんは 20％ 減少できると推計されている．食事の改善とは，食事由来の発がんの危険因子（変異原と抗変異原の摂取比など）を考慮に入れて，バランスの良いものにするということである．ここでは，発がんリスクを増加させる因子について概観する．たとえば，脂肪食，飲酒，塩蔵食品，熱い飲食物，ヘテロサイクリックアミン，ニトロソ化合物，アフラトキシンなどは発がんの危険性を上げる要因としてとくに重要であると指摘されている（表 6・1）．そして，これらのなかで，飲酒，アフラトキシン，中国スタイル塩蔵魚などは，がんとの関連が'確実'とされている．

表6・1　発がんリスクを上げる食品要因

食品要因	標的臓器
脂肪食	大腸，乳腺など
飲酒	口腔，咽頭，喉頭，食道，肝臓など
塩蔵食品	胃など
貯蔵肉	大腸など
熱い飲食物	口腔，咽頭，食道など
ヘテロサイクリックアミン	肝臓など
ニトロソ化合物	胃など
アフラトキシン	肝臓

6・2・2　発がんのプロセス

　遺伝子の変化が積み重なり，がんが発症するまでのプロセスは，長期にわたって段階的に進行するものと考えられている（図6・2）．そして，遺伝子に発がんの引き金となる最初の損傷を生じさせる因子を発がんイニシエーター，それに続いて細胞が腫瘍としての性質を獲得するに至るまでの過程を進行させる因子を発がんプロモーターとよんでいるが，イニシエーターであるとともに，プロモーターとしても作用しうる発がん物質もあり，必ずしもはっきりとは分類できない＊．

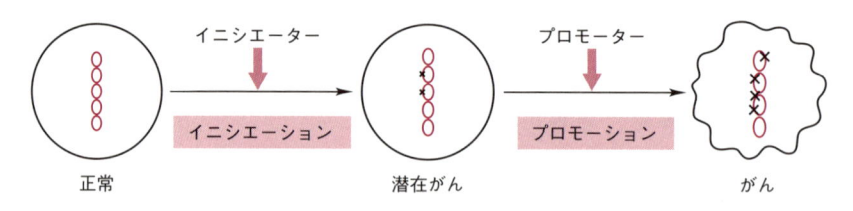

図6・2　発がんのプロセス

6・2・3　種々の発がん因子

　発がんに関与する化学因子は，ヒトの体外から作用する外因性物質と，ヒトの体内で合成される内因性物質とに大別される．また，そのままのかたちでDNAに作用するものと，代謝を受けて究極の発がん物質となり，DNAに作用するものがある．

＊　発がんに関与する食品因子の場合，アフラトキシン，ヘテロサイクリックアミン，ニトロソ化合物など多くのものが発がんイニシエーターとして位置づけられて研究されてきた．しかし，数は多くはないが，発がんプロモーターとして研究されているものもあり，たとえば食塩は胃がんのプロモーターであると考えられている．

a. ヘテロサイクリックアミン

ヒトの食生活に関連した外因性発がん物質として，ヘテロサイクリックアミンがある（図6・3）．これは加熱調理した肉や魚などの高タンパク質食品の焦げた部分に存在する．

アミノ酸やタンパク質の加熱により生じるヘテロサイクリックアミンとして，Trp-P-1, Trp-P-2, Glu-P-1, Glu-P-2 などがある．そして，これらの化合物はヒドロキシアミノ体を経て，DNA中のグアニン塩基に結合して障害を与えることも明らかにされた．一例として，図6・3にTrp-P-2-グアニン付加体の構造を示した．

また，焼き魚に含まれている主要変異原物質は，これらのヘテロサイクリックアミンとは異なっていることが明らかとなり，IQやMeIQが見いだされた．そして，焼肉からも主要変異原物質としてMeIQxが見いだされている．

これら一つ一つの量は少なくても，発がん性が高く，しかも多数のものが混在しているため，全体としての危険性に対して十分な配慮をはらう必要がある．

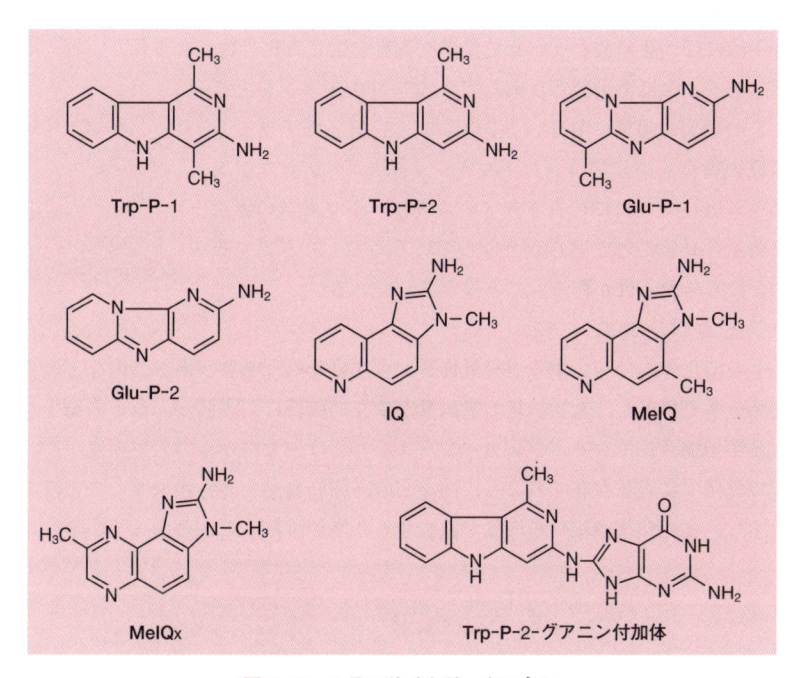

図6・3　ヘテロサイクリックアミン

ところで，牛肉の場合，その脂肪含量が多いほど加熱調理によって高い変異原性が生じることが明らかにされている．脂肪を多く含んだ食品自体が発がんのリスクを高める因子の一つとして指摘されているうえに，さらにこのような不利な点まで見いだされている．

b. アクリルアミド

以前からポテトチップスなどに発がん物質であるアクリルアミド（$CH_2=CHCONH_2$）が含有されていることが知られていたが，最近になってその理由が明らかとなった．すなわち，ポテトチップスなどの製造過程で加熱は必須であるが，この加熱によってアクリルアミドが産生されることが証明されたのである．加熱温度の違いで産生量が異なることなども明らかになっている．

c. ニトロソ化合物

内因性発がん物質のなかで，食品が関与するものとして注目されているものに，ニトロソ化合物がある．すなわち，野菜などから摂取した硝酸が体内で還元されて亜硝酸となり，だ液中に分泌されたものが，食品中に含まれるアミンなどと胃の酸性条件下で反応してニトロソアミン化合物などが生成し，発がん性を発揮する．しょう油には，亜硝酸と反応して変異原物質を生じる化合物が含まれている．たとえば，チラミンは亜硝酸と反応して3-ジアゾチラミンを生じる．この物質は直接，DNAに作用する．3-ジアゾチラミンと類似の構造を有する4-(ヒドロキシメチル)ベンゼンジアゾニウム塩（キノコに含有されている成分）がマウスの胃がんを発生させることが明らかとなっているので，3-ジアゾチラミンにも発がん性があるものと推定されている．

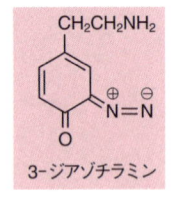

d. フェカペンタエン-12

ヒトの消化管内で発生する変異原物質にも注意を払う必要がある．肉などの高脂肪食品を多く摂取し，食物繊維の摂取量が少ない場合に，大腸がんなどの発生が多いことが指摘されている．フェカペンタエン-12は，大腸がんの発生頻度が高い北米人の糞便中に多量存在すること，肉などの高脂肪食品を多く摂取することによって増加し，また食物繊維の摂取量が減少すると増加することがわかっている．この

物質は食品中には存在せず，腸内細菌によって生産される．胆汁酸は大腸がんのリスクを高める因子として知られているが，腸内細菌によるフェカペンタエン-12の生産は胆汁酸によって促進されるために，ヒトの大腸発がんにかかわっている可能性は高い．

なお，胆汁酸のなかには発がんプロモーターとして作用するものがあることが明らかとなっており，また脂肪の多い食品によって分泌量が増加することも知られているため，食生活とがんの関連を考える場合には重要な因子として注意を払う必要がある．

e. アフラトキシンB1

ヒトにおけるがんとの関連が確実とされているアフラトキシンB1（AFB1）は，*Aspergillus flavus* というカビにより産生される毒素で，穀類やナッツ類が汚染された場合，発がん性が問題となる．したがって，日本では輸入ピーナッツなどに対してAFB1濃度の厳重なチェックが行われている．AFB1の発がん性は動物実験によって立証されており，肝発がん物質として危険性の高い化合物である．AFB1はミクロソームにおいて活性化され，AFB1-2,3-エポキシドとなって，DNAと結合する．発がん性が問題となるカビ毒には，AFB1以外にもステリグマトシスチン，ベルシコローリン，フモニシンB1などがある．いずれにしても，保存状態が悪くカビの生じた食品は，摂取しないようにするのが適切である．なお，カビ毒は一般に発がんイニシエーターとして作用するが，フモニシンB1のように発がんプロモーターとして作用する場合もある．

f. プタキロサイド

ワラビに発がん物質が含まれていることは古くから知られていた．結局，ノルセ

スキテルペン配糖体であるプタキロサイドが発がん物質として確認された．ワラビを湯がいた場合，プタキロサイドはゆで汁に移行してすみやかに分解されていくので，ヒトに対する問題は調理（あく抜き）によって容易に回避できる．

g．アルカロイド

植物性食品に含有されているアルカロイドのなかで発がん性が証明されているものがある．たとえば，フキノトウに含まれているペンタシテニンや，コンフリーの成分であるシンフィチンなどが知られている．

6・2・4　食とがんに関するその他の問題点

　もともとは食品に含有されていない因子であるが，食品の品質保持・向上のために添加される化学物質や，食品生産時に用いた農薬の残留に関する発がん性の問題についても，十分な検討を行う必要がある．一部の食品添加物（合成の抗酸化剤など）の場合，発がん性のあるにもかかわらず，使用を停止していない国がある．その理由は，ヒトに対するメリットとデメリットを比較して，メリットの方が大きければ使用してもよいのではないか，という考え方があり，そのような考え方を容認したうえで基準を定めているからである．したがって，わが国での基準とは合わない場合も出てきており，輸入食品を取扱う場合には，このような問題点にも十分な注意を払う必要がある．

　飲酒に関しては，他の食事要因とは独立させて発がんへの関与率を推定した場合，約3％と見積もられている．したがって，単独ではそれほど大きなリスクにはなっていないように見えるが，種々の食事要因と関連させて検討した場合，やはり重要である．いずれにしても，過度の飲酒が全般にわたって健康に悪影響を及ぼすことは明白であり，がんのリスクを増加させている*．

　なお，過体重や肥満とがんとの関連は，'確実'とされている．これらに関しては，エネルギーの過剰摂取や脂肪を多く含む食品の問題が重要ではあるが，それとともに運動量とのバランスや，素因（肥満と関連のある遺伝子群の一塩基多型（8・1節参照）など）の関与など，考慮しなければならない要因が多く存在している．

＊　ちなみに，少量の飲酒は，まったく飲酒しない場合と比較して，長寿につながることが明らかになってきたことは興味深い．

6・3 アレルギーを起こす食生活

　食品は，そのものがアレルギーの原因（アレルゲン）となる．その一方で，アレルギー反応を促進・抑制する免疫調節物質としても働く．ここでは，アレルギー性の炎症を促進して，アレルギーの発症・増悪に関連する食品について述べる．

6・3・1 アレルギーとは

　免疫系は生物が外来の病原体から自己を守る機構として発達してきた．この自己を守るべき機構の破綻が自己免疫疾患やアレルギー疾患である．**アレルギー**の語源はギリシャ語の「変化した反応」であり，はじめて遭遇したときとは異なる反応を2回目の遭遇時にきたすもので，「過剰な免疫反応が生体に傷害をもたらす状態」と定義されている．

　アレルギーはその発症機序から四つのタイプに分類されている．一般に，アレルギーとよばれる状態は，じん麻疹に代表されるⅠ型のアレルギー反応である．**Ⅰ型アレルギー**は，生体内に侵入してきた異物を粘膜表面で排除しようとする免疫応答である（図6・4）．粘膜にあるマスト細胞上に存在するIgE（免疫グロブリンE）抗体が抗原（アレルゲン）によって架橋されると，マスト細胞からヒスタミンが産生されてくしゃみや鼻汁，下痢が引き起こされて異物を速やかに排出しようとする．さらに，マスト細胞はロイコトリエンに代表される種々のアラキドン代謝物やサイトカインを産生して，遅発型のアレルギー反応を誘導する．IgE抗体の産生は，Th2型のT細胞によって担われているが，アレルギー疾患は細胞性免疫に関与す

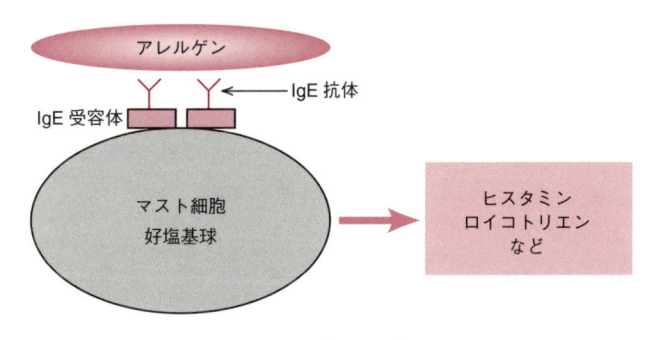

図6・4　Ⅰ型アレルギー

るTh1型の免疫反応と体液性免疫に関与するTh2型の免疫反応のバランス*が，遺伝および環境因子によって過剰にTh2側に偏ってしまって起こると考えられている（図6・5）．よく知られているアレルギーとして，アレルギー性鼻炎，気管支喘息，アトピー性皮膚炎がある．このうちI型アレルギーであるのはアレルギー性

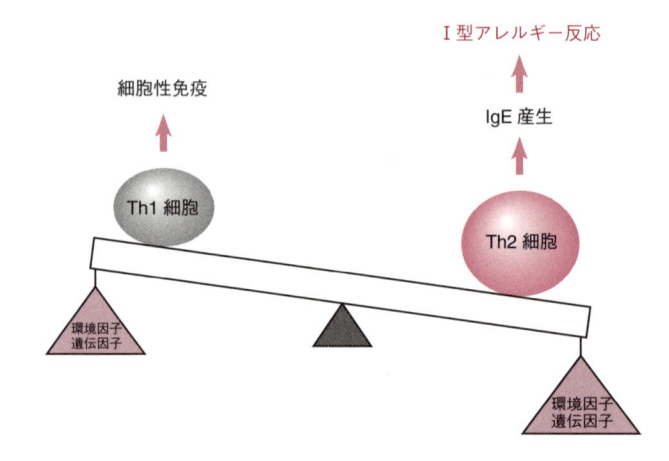

図6・5　Th1/Th2バランスとアレルギー

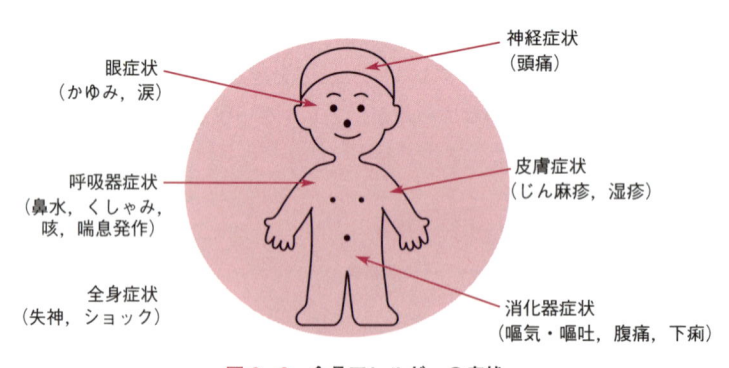

図6・6　食品アレルギーの症状

---

*　細胞性免疫とはT細胞に依存する免疫反応のことである．細胞内寄生細菌やウイルスに対する感染防御に関与する．CD4陽性のヘルパーT細胞のなかで，細胞性免疫に関与するインターロイキン2やインターフェロンγなどを生産するTh1細胞が主体をなす．
　一方，体液性免疫とは抗体が直接異物と結合して異物の排除に関与する免疫反応のことである．抗体生産にはCD4陽性ヘルパーT細胞のなかで，インターロイキン4や6を産生するTh2細胞が重要な役割を果たしている．

鼻炎のみであり，気管支喘息，アトピー性皮膚炎は，複数のタイプの反応の集合としてとらえられる．このほかにもアレルギー疾患の症状は図6・6に示すように全身のさまざまな臓器に及んでいる．

6・3・2 アレルギーの増加の理由と食生活の関連

アレルギー疾患は最近20年間，とくに先進国を中心に増加してきていることが，多くの疫学調査から明らかになっている．わが国でも全人口にしめる割合は，喘息で5％，アレルギー性鼻炎が15％，アトピー性皮膚炎が10％と報告されている．またアレルギー疾患の発症年齢も低年齢化しており，以前は中学生以降の疾患であった花粉症も最近は3歳の幼児にも見られるようになっている．アレルギー疾患増加の原因としては，表6・2に示すようにさまざまなものが考えられており，実

表6・2　アレルギー疾患増加の原因

大気汚染の悪化	気道の炎症，過敏性増大
ストレスの増加	自律神経の失調，心因反応の増加
住環境の変化	ハウスダスト，ダニ，カビの増加
森林の変化	花粉の増加
食生活の変化	食品関連のアレルギーの増加

際にはこれらの因子が複合的に関与していると考えられる．いずれにせよ，遺伝素因は20〜30年という短期間で大きく変化することはないので，なんらかの環境因子の変化がアレルギー疾患の増加に関与することは明らかである．アレルギーと環境因子とのかかわりについては，8・1節に譲る．

そのなかでも最近の"食生活の変化"はアレルギー増加の重要な原因のひとつである．食生活の変化としては，アレルゲンとなりうるタンパク質摂取量の増加，アレルギーを促進する食品成分の摂取量の増加，食品添加物を含む化学物質の摂取量の増加，などのいくつかの機序が複合的にかかわりあっている．ここで重要なことは，アレルギー疾患の発症につながるTh1/Th2免疫機構の偏りが乳幼児期に形成されるということが最近の研究で明らかになってきたことである．乳幼児期のTh1系免疫機能の誘導発達には，罹患する感染症の頻度や腸内細菌叢の形成が重要であることが明らかとなっている（7・4節参照）．さらに，新生児・乳児の免疫機能に与える胎内環境もまた大きな影響を有しており，アレルギー発症における妊娠中および哺乳によって母体から子に移行する環境汚染化学物質の役割も最近注目されている．

6・3・3 アレルギー性炎症と糖質

甘いものの過剰な摂取がアレルギーを増悪させることはよく知られている．その機序として，腸管内にカビ（真菌）が増えることにより産生される毒素のため，あるいは真菌の増殖によって正常な細菌叢が破壊されるためにアレルギーが悪化するという仮説がある．過剰な糖質の摂取はカンジダを増殖させると考えられている．また，糖質は褐変反応によってアレルギーにかかわる新たな抗原性を獲得させる可能性も指摘されている．糖質はジュースなどの飲料からのみでなく果物からも摂取されるので，自然の食品といってもそのとりすぎはよくない．また，小児ではチョコレートの食べすぎがアトピー性皮膚炎の悪化につながることがよくある．

6・3・4 アレルギー性炎症における脂質の役割

油脂のおもな構成成分である脂肪酸のうち，アレルギーとの関連では，多価不飽和脂肪酸であるリノール酸，α-リノレン酸，エイコサペンタエン酸（EPA），ドコサヘキサエン酸（DHA）などが知られている．リノール酸からはアラキドン酸が産生され，アラキドン酸からはロイコトリエンやプロスタグランジンなどのアレルギー反応を促進する化学伝達物質が産生される．そのため，リノール酸の過剰摂取はアレルギー性炎症を悪化させると考えられている．一方，α-リノレン酸，EPA，DHAなどの摂取はアレルギーを抑制することが知られているが，酸化しやすいという欠点がある．野菜や海草には抗酸化物質の含量が高く，これらの脂肪酸を摂取するには魚や貝よりも野菜，海草の方が適していると考えられる．

6・3・5 アレルギー様反応を引き起こす化学物質を含む食品

食品に含まれるさまざまな化学物質のために，じん麻疹や気管支喘息などが引き

表 6・3　アレルギー様症状を引き起こす化学物質を含む食品

含まれる化学物質	食品
ヒスタミン	ホウレン草，ナス，トマト，エノキダケ，牛肉，鶏肉，発酵食品，鮮度の悪い青魚
アセチルコリン	ソバ，ヤマイモ，サトイモ，マツタケ，タケノコ，トマト，ナス，ピーナッツ
セロトニン	トマト，バナナ，パイナップル，キウイ，メロン，アボガド，プラム
チラミン	チーズ，ワイン，チョコレート，アボガド，プラム，バナナ，ナス，トマト，鶏レバー
フェニルチラミン	チョコレート，赤ワイン

起こされることがある．このような食品中の物質は以前は仮性アレルゲンと総称されていた（表6・3）．食品中のアレルゲンに対する特異的免疫反応，すなわち抗体やT細胞による反応ではないので，正確な意味での食品アレルギーではないが，このような反応を起こしやすい化学物質を含む食品はそれ自身がアレルゲンにもなりやすいことが報告されている．

また，化学的に合成された食品添加物のなかで，アレルギーとの関連が古くから知られているものに「食用黄色4号」（タートラジン）がある．タートラジンは，アスピリン（アセチルサリチル酸）摂取によって発症する気管支喘息患者の一部において喘息を誘発することが知られている．タートラジンのほかにも代表的な保存剤である安息香酸ナトリウム，発色剤である亜硝酸塩の摂取によりアトピー性皮膚炎の増悪する患者においては，これらの添加物が末梢血好塩基球からのロイコトリエンの産生を亢進させることが示されている．この結果は食品添加物が，マスト細胞や好塩基球からアレルギーを促進する化学伝達物質を遊離させることにより，アトピー性皮膚炎の増悪にかかわっている可能性を示唆している．このように食品添加物はアレルギー疾患の発症・増悪に関与することからアレルギーという観点からは注意して使用しなければならない．一般的に食品添加物はなるべく摂取を避けることがアレルギーの発症・増悪予防の観点からは望ましいと考える．とくに，薬物の代謝処理能力の低い小児においては食品添加物の使用は避けたい．

6・4 糖尿病を起こす食生活

6・4・1 糖尿病は増えている

わが国で糖尿病が強く疑われる人は約740万人，糖尿病の可能性を否定できない人は約880万人である＊．両者を合計すると約1620万人と推計され，20歳以上の6人に1人が糖尿病か予備軍であることが報告されている（図6・7）．これは，5年前の調査と比べると，それぞれ50万人，200万人増加している．この調査から，将来糖尿病を発症する可能性の高い，いわゆる"糖尿病予備軍"とよばれる人たちの増加が著しいことがわかる．

糖尿病とは，血糖（血液中に含まれるグルコース）を一定量にコントロールするインスリンの量や作用が不足することにより慢性的に血糖の高い状態が続く疾患で

＊ 厚生労働省が実施した「平成14年糖尿病実態調査」の結果による．

ある．遺伝的な要因と環境因子によって，発症することがわかっている．

糖尿病には，インスリンを分泌する膵臓の細胞（β細胞）が破壊され，インスリンがほとんど分泌されない**1型糖尿病**と，インスリンの分泌量や分泌のタイミング，効き方に異常がある**2型糖尿病**に大別できる（図6・8）．

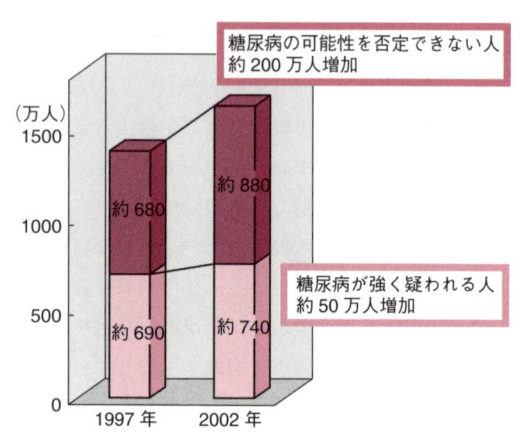

図6・7　糖尿病の実態

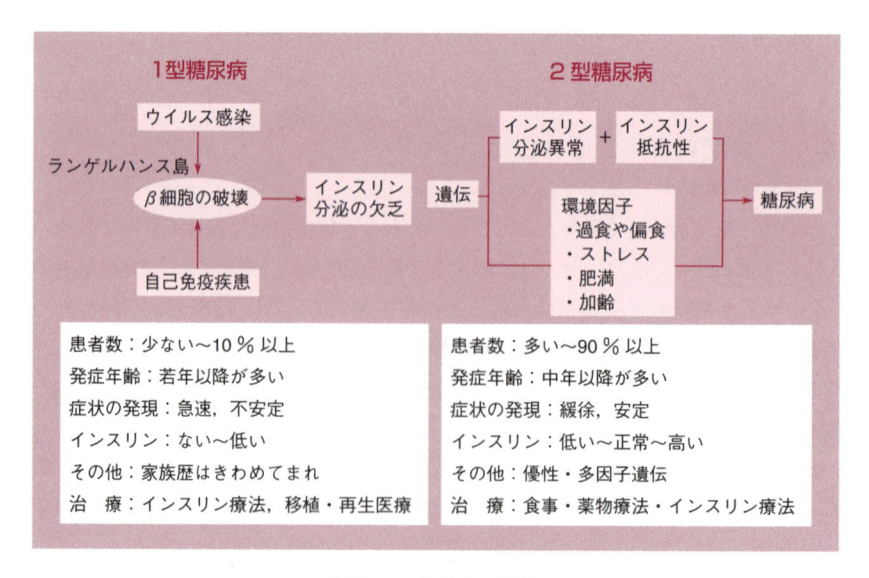

図6・8　糖尿病の分類

わが国での糖尿病患者の95％以上はインスリンの効きが悪く，インスリンの分泌量も低下する2型糖尿病である．これは食生活の欧米化よる脂肪摂取量の増加，運動不足やストレスなどがインスリンの効きを悪くしていることが原因とされている．

糖尿病は自覚症状がないために，健康診断で血糖値が高いと指摘され，病院で糖尿病と診断をされても長年にわたり放置してしまう人が多い．高血糖状態を放置することは，全身の血管を痛めてしまうことになり，失明や人工透析導入などに至る合併症が静かに進行する．そして，その症状が出たときには，元に戻すことができないとても厄介な病気である．

6・4・2 飽食の時代と日本人の糖尿病

経済の発展により現在のように自由に食べものが手に入り，好きなだけ食べられるようになったのは，わずか40年前のことである．この飽食の時代は，日本人が培ってきた食習慣を大きく変えることになった．

日本人は欧米人に比べて，肥満の頻度や程度は明らかに軽いにもかかわらず，2型糖尿病が激増している．このことは過食や運動不足，精神的ストレスなどが強く関与している．さらに食生活の急激な変化が，長年培ってきた日本人の体質にとってマイナスに作用していると考えられている．

糖尿病は，生活習慣次第でだれもが発病するのではないが，家族に糖尿の人がいる場合や血糖値が高くなりやすい体質の人は糖尿病になる可能性が高く，以下に述べる問題点に注意する必要がある．

a. 肥 満

インスリンは膵臓のランゲルハンス島のβ細胞から分泌されるホルモンの一種である．インスリンの最大の役目はブドウ糖を生きていくためのエネルギー源として利用できるかたちに変えたり，貯蔵する働きなどにより，血糖が常に一定の範囲になるようコントロールすることである．生体内で血糖を下げるホルモンはインスリンのみであり，血糖値をコントロールするうえで必要不可欠である．

しかし，肥満状態では脂肪細胞がインスリンの働きを妨げるため，相対的に必要性が増し，膵臓から大量のインスリンが放出される．さらに肥満状態での脂肪細胞はインスリン受容体数の減少や異常を引き起こし，このような状態が続くことにより糖尿病が発症すると考えられている．

とくに内臓型（腹部などの上半身に脂肪が多いリンゴ型肥満）肥満は，インスリ

ン抵抗性がより強いので，皮下脂肪型（臀部や大腿部などの下半身に脂肪が多い）肥満より糖尿病を併発しやすいといわれている．

肥満とは，体内での脂肪の割合（体脂肪率）が多すぎる状態であり，肥満の判定は BMI を用いて身長と体重から計算できる．肥満判定基準が日本肥満学会から示されており，BMI は 22 を標準としている*．食生活での肥満の予防には BMI を参考にエネルギー摂取量を算出して（表 6・4），それをもとに 1 日 3 回の食事を決まった時間に，ほぼ均等に主食，主菜，野菜をそろえるようにすることが大切である．欠食，夜食，まとめ食いなど，からだに負担をかけるような食生活を控えて，肥満になりにくい生活習慣を身につける必要がある．

表 6・4　肥満予防のためのエネルギー摂取量

生活活動の目安	エネルギー摂取量
やや低い（軽作業/デスクワークがおもな人・主婦）	25〜30 kcal/kg
適度（普通の労作/立ち仕事が多い職業）	30〜35 kcal/kg
高い（重い労作/力仕事の多い職業）	35〜　 kcal/kg

エネルギー摂取量 ＝ 標準体重 × 身体活動量

b. 運 動 不 足

国民 1 人あたりのエネルギー摂取量は，1971 年をピークにそれ以後は減少している．エネルギー摂取が減少しているのに，BMI が上昇しているのは相対的なエネルギー過剰の状態であり，運動不足が原因と考えられる．エネルギー摂取量の年次推移については，1・4 節を参照のこと．

交通手段の発達などにより，身体活動量の減少が相対的なエネルギーの過剰となり，体重を増加させ，糖尿病を増加させている．糖尿病の予防において運動することは，つぎのような利点が考えられる．

1) エネルギーの消費により，直接的に血糖を下げる．
2) 筋肉の働きが活発になり，インスリンの感受性が増し，効きが良くなる．
3) 心肺機能が丈夫になる．

---

*　BMI を用いた肥満判定法で判定できない場合もある．たとえば，スポーツ選手など筋骨隆々なために体重が増えている人は，BMI では肥満と判定されてしまう．逆に見かけは太っていないが筋肉が少なく脂肪が多い人は 正常と判断されてしまう．肥満の正確な判定を行うためにはからだのもつ電気抵抗（インピーダンス）から 体脂肪率を求める．

4) 血圧が安定し，HDLコレステロールが増える．血管を丈夫にし，合併症の予防につながる．
5) ストレスを発散し，生活のリズムが規則正しくなる．

運動不足の解消は，徐々にからだを慣らしていき，継続してできることが大切である．運動によって直接消費できるエネルギーは，案外少ない．運動することで，食事の量が増えてしまい，運動の効果よりも食事量の増加の方が勝るために，減量できなくなることへの注意も必要である．また，軽い運動でも，長い時間続ければ十分な効果が期待できる*．

c. ストレス

経済状況の絶え間ない変化および情報化による社会構造の急激な変化によって，われわれは常にこのような状況の変化に対応する必要に迫られている．今までに誰も体験したことのない，ストレスの多い社会に生きている．

日常生活において，からだや心に強いストレスがかかると，血糖を上げるアドレナリンなどのホルモンが分泌される．これらのホルモンがインスリンの働きを妨げるためインスリン抵抗性が強くなり，血糖が高くなってしまう．

ストレスをうまく処理できずにいると，イライラし，それを解消するために食べ過ぎたり，お酒を飲み過ぎたりする．そのことでエネルギーを過剰摂取して，肥満になり，間接的であるが糖尿病を引き起こすことになる．趣味やレジャー，スポーツなど，精神的なストレス解消には，リラックスできる時間を見つけ，からだや心の疲れを癒し，睡眠も十分にとることが大切である．

6・4・3 食生活と糖尿病

a. 脂　肪

脂肪は，グルコースなどの糖質とは違い，血糖を急激に上昇させることはない．しかし同じエネルギーの過剰摂取でも，脂肪の過剰の方が糖質よりも肥満しやすいといわれている．脂肪の多い食事は，筋肉や脂肪組織の糖輸送担体を減少させ，その機能を変化させてしまい，インスリン抵抗性を引き起こすことが報告されている．

---

* 歩行の場合，いわゆる1日1万歩が運動療法の目安となる．しかし，運動の時間をつくれない多忙な人でも，「帰宅前に，一つ手前の駅で降りて歩く」，「エレベーターをやめ，階段を使う」，「車での買い物をやめ，歩く」など，生活のなかでこまめに歩くことを取入れ，動く習慣化をつけることが大切である．

糖尿病の予防には，エネルギーの摂取と消費のバランスを考え，さらに高脂肪食がもたらすインスリン抵抗性と脂肪の種類による，インスリン分泌の抑制に注意した食生活が大切である．

> 1) 動物性食品に多い飽和脂肪酸は，コレステロール代謝を悪化（LDLコレステロールを上昇）し，インスリン抵抗性を誘導するので摂取を控える．
> 2) 紅花油などの植物油に多い多価不飽和脂肪酸（リノール酸）は，コレステロールの低下作用があるが，とりすぎるとHDLコレステロールも低下するので注意する．
> 3) 一価不飽和脂肪酸（オレイン酸）であるオリーブ油は，コレステロールの低下作用もあり，HDLコレステロールを低下させないので有効に活用する．
> 4) 魚油に多く含まれる，n-3系多価不飽和脂肪酸（EPAやDHA）は，血清脂質のプロファイルを改善し，血栓予防に役立つ．インスリン抵抗性の面からも有効性が示されている．

日本人の脂肪の摂取量は，20〜40歳代で適正比率の上限とされている25％を大きく上まわっている．"とりすぎ"と認識している者は約2割程度であり，とくに無意識に多量に摂取してしまうことに注意が必要である．この傾向は若い世代に顕著で動物性脂肪の摂取量が増加する傾向にある．

現代の食生活は家庭で料理することが減少し，外食が多くなっている．脂肪は，おもに調味料として活用されているので，大量に摂取しているという認識がないことにも問題がある．また，脂肪はうま味と満足感が得られるため，摂取量が増加していることも考えられる．脂肪の摂取量と脂肪の質の管理は，日本人が2型糖尿病にならない食生活をするには大変重要である．

b. 食物繊維

食生活の急激な変化により，ファーストフードなどよく噛まなくてもよい柔らかい食事が増加した．その結果として，食物繊維の摂取が減少している．

食物繊維には水溶性と不溶性があり，その生理的な作用は異なっている．水溶性食物繊維は，水に溶けると非常に粘度の高い溶液となる．胃の中では，さまざまな栄養素が高粘度の食物繊維に包込まれたような状態を形成し，小腸へ移動する時間も遅くなる．この効果により，食物は消化酵素の接触や拡散を阻害し，消化吸収が遅れることになる．このため，食事による急激な血糖の上昇を防ぐことから，イン

スリンの節約作用にもつながり，糖尿病の予防にも有効であると考えられている．不溶性繊維にも，食後血糖の上昇を抑える働きがある．食物繊維は野菜，海藻，キノコ類といった食品からの摂取を中心に，穀類も重要な繊維源である．

c. アルコール

アルコールは 1 g あたり 7 kcal と高エネルギーであり，栄養学的な価値は低い．血中濃度 0.5〜1.0 mg/dL（日本酒で 1 合〜2 合）で精神的な抑制が開放され，過食などの原因となる．

体内にアルコールが入ると，インスリンの作用が低下する．これはアルコールの種類によらず，アルコールそのものが問題を引き起こすものであると考えるべきある．さらに，食事を減らしアルコールを摂取するようなことは，肝臓でのアルコールの処理を最優先させるため，糖新生を抑制する．肝臓はグルコースをグリコーゲンとして取込み貯蔵する最大の臓器であるため，肝臓に負担をかけることは糖尿病発症の危険性を増加させてしまう．

7

健康をつくる食物質

7・1 高血圧，心血管疾患を予防する食物質

　高血圧・高脂血症は，糖尿病・肥満などとともに動脈硬化性心疾患を起こす危険因子の一つである．動脈硬化は生じる部位により脳梗塞や狭心症，心筋梗塞など，生命にかかわる疾患を引き起こす．高血圧は，脳梗塞の第一の危険因子として，一方血液中のコレステロールやトリグリセリド（中性脂肪）が高い高脂血症は狭心症，心筋梗塞の第一の危険因子として知られている．こうした高血圧，高脂血症などの危険因子を発症しないことが，動脈硬化性疾患の予防には重要である．

7・1・1 高血圧の予防

　高血圧の予防には，生活習慣の修正項目として減塩，アルコール制限，適正体重の維持，禁煙などがあげられる（表7・1）．

a. 高血圧と塩分摂取

　塩分の摂取により，体内濃度を調節するために，体液（血液）量が増加することによる血圧の上昇，ナトリウムの血管収縮作用による血圧の上昇などが起こる．このため，塩分の摂取は 10 g/日以下が望ましい．

　一方で，ナトリウムはカリウムを摂取することで尿として排出される．したがって，ナトリウムとカリウムの摂取バランスも重要となる．カリウムは野菜や果物に多く含まれており，これらの摂取が望まれる．また，ナトリウムを抑えてカリウムを多く含んだ食塩に代わる調味料も販売されている．

表 7・1　高血圧予防のための生活習慣

1．食塩制限 7 g/日（このうち調味料などとして添加する食塩は 4 g/日）以下
2．適正体重の維持†
3．アルコール制限；エタノールで男性は 20〜30 g/日（日本酒約 1 合）以下　女性は 10〜20 g/日以下
4．コレステロールや飽和脂肪酸の摂取を控える
5．運動療法（有酸素運動）††
6．禁煙

†　標準体重(22×{身長(m)}²)の＋20％を超えないように
††　心疾患病のない高血圧患者が対象

b. 高血圧とアルコール

アルコールによる血圧上昇の機序については不明の点が多いが，交感神経系の刺激，インスリン抵抗性の増大，腎臓からのカルシウムやマグネシウムの喪失などが考えられている．これまで1日でおよそ 28〜57 g 以上のアルコール摂取で高血圧の頻度が高くなることが報告されている．したがって，男性 20〜30 g/日以下，女性 10〜20 g/日以下が望ましい．

c. 肥　満

肥満も高血圧の大きな危険因子の一つである．肥満によりインスリン抵抗性が増大し，高インスリン血症を生じると高血圧を発症しやすい．体重を標準体重の＋20％以内とすることが望まれている．

d. 高血圧とアンギオテンシン変換酵素

最近ではアンギオテンシン変換酵素（ACE）を阻害することで，血圧上昇を抑制するペプチドを含む機能性食品が多数発売されている．このペプチドは，アンギオテンシンⅠからアンギオテンシンⅡをつくる酵素（ACE）を阻害し，強力な血管収縮物質であるアンギオテンシンⅡの生成を抑制する＊（図 7・1）．

特定保健用食品として認可されているものにはサーデンペプチド，かつお節オリゴペプチド，ラクトトリペプチドなどがある（8・3節参照）．

＊　アンギオテンシンは血管を収縮させる．血管が収縮し細くなっていると血液量が一定であっても圧力が高まることとなり，血圧上昇が生じる．

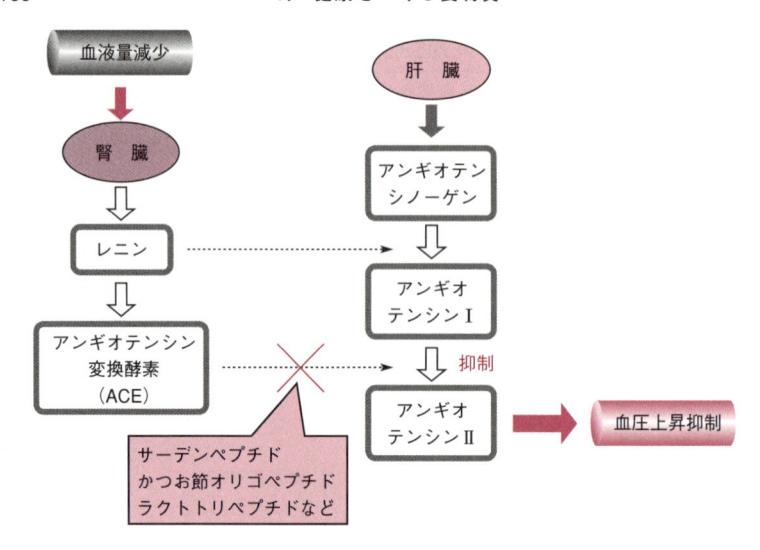

図 7・1　ACE 阻害による血圧上昇の抑制

7・1・2　高コレステロール血症の予防
a. エネルギー摂取量の制限
　コレステロールの値が高い一因には，エネルギーの過剰摂取がある．これは摂取エネルギーの増加が，体重の増加を介して肝臓でのコレステロール合成の増加に結びつくためである．適正なエネルギー摂取は，標準体重×30 kcal で，これは高コレステロール血症予防の基本である．
b. 脂肪摂取と脂肪酸の種類
　脂肪摂取の割合を総エネルギーの 20～25％ とすることが望まれている．これまで，脂肪摂取量の増加にともなってコレステロール，心疾患が増加することが明らかとなっている（図 7・2）．わが国でも，脂肪の摂取量の増加にともなって（図 1・18 参照），高コレステロール血症や糖尿病の増加が認められている．
　脂肪のおもな構成成分である脂肪酸の摂取量に配慮することも必要となる．
　脂肪酸にはさまざまな作用が知られている．ステアリン酸を除く飽和脂肪酸（S）にはコレステロールの増加作用，逆に一価不飽和脂肪酸（M）のオレイン酸，多価不飽和脂肪酸（P）のリノール酸には LDL コレステロールの低下作用が認められている．また，n-6 系脂肪酸は，LDL コレステロールの低下作用があるものの，過剰に摂取すると HDL コレステロールを低下させる．n-3 系脂肪酸である EPA に

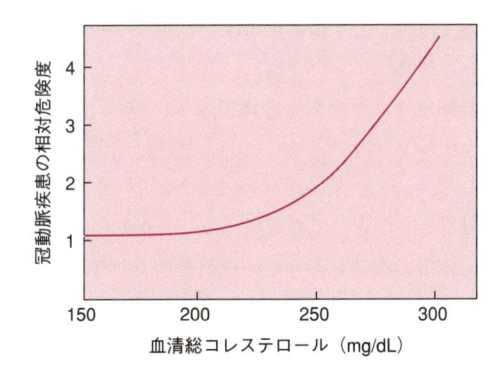

図 7・2 血清総コレステロール値と冠動脈疾患発症率

は，PPARα を介して，VLDL（超低比重リポタンパク）合成の抑制によるトリグリセリドの低下作用が認められている．

これら各脂肪酸の摂取割合はS：M：Pで3：4：3，n-6：n-3で4：1を目安にすることが高脂血症予防において勧められている．

これらの実施については，従来の日本の食事を是認したかたちで決められた経緯があり，肉食を主体とした洋食中心の食生活から，魚食を主体とした和食中心の食生活に変えることで，S：M：P，n-3：n-6の基準を満たすことが可能である．

c. 300 mg 以下のコレステロール摂取

生体内でのコレステロール合成が多いので，食事から摂取されるコレステロールが血清のコレステロールに及ぼす影響は少ないと考えられている．しかし，高脂血症の素因を有している場合，コレステロールの摂取量の増加にともなって，血清コレステロール値の上昇が認められる．よって高脂血症素因を有している場合には，1日のコレステロール摂取を 300 mg 程度に抑えるようにする．

具体的なコレステロール制限は，卵，バター，鶏肉のレバーや皮に注意すれば，十分である．卵1個のコレステロールの含量が，250 mg～270 mg なので，卵の摂取は2日に1度くらいは可能である．

d. 植物性タンパク質と動物性タンパク質

タンパク質はエネルギーの供給源であるとともに，組織を構成しているタンパク質の材料となるアミノ酸を供給するため，必ず一定量を摂取する必要がある．日本人成人のタンパク質所要量は各年齢の体重に1.01を乗じることで求められる．

豆腐，納豆などの植物性タンパク質にはコレステロール低下作用が報告されている．この作用は，大豆タンパク質のアミノ酸構成（リシン/アルギニン比）による

との報告もあるが，最近では，胆汁酸と結合してミセルを形成し，胆汁酸の再吸収を抑制すると報告されている．しかし，植物性タンパク質だけではリシンやトレオニンなどが不足する可能性があり，動物性タンパク質との比率を40〜50％にすることが勧められる．

e. 25 g 以上の食物繊維摂取

食物繊維の摂取は，ビタミン類の吸収とも関連して重要である．基本的には，胆汁酸の腸や肝臓での循環をカットし，血中の総コレステロール値を低下させる．

しかしこの作用は，食物繊維のなかでも，セルロース，ヘミセルロースなどの不溶性繊維には見られず，コンニャク類，キノコ類などに含まれる水溶性の食物繊維（ペクチン，マンナンなど）に見られる．空腹感の充足，エネルギー摂取量の抑制，耐糖能の改善にも効果が期待されている．

食物繊維の摂取量は，20〜25 g が勧められているが，冠危険因子を合併している場合には25 g 以上摂取することが望まれる．

f. 高トリグリセリド血症の予防

トリグリセリドが高い場合，一般には食べすぎ，肥満などにより肝臓でのVLDL合成が高まっていることが多い．したがって，トリグリセリドの増加を予防するにはVLDLの合成を抑えるために，適正なエネルギー制限（標準体重×30 kcal）がとくに重要である．

また，トリグリセリドの高い症例の多くは，アルコールに起因するものが多い．アルコールは，肝臓でのVLDLの合成を促進する．このため，高トリグリセリド血症の予防に，アルコール制限はきわめて効果が高い．γ-GTPの値を参考にしながらアルコール摂取量を把握し，的確なアルコール制限を行うことが，高トリグリセリド血症予防への近道でもある．

脂肪，食物繊維などの摂取については，高コレステロール血症の場合と同様に行う．

g. 高カイロミクロン血症の予防

トリグリセリドが高い場合，食事由来の外因性の脂質を運搬するカイロミクロンが増加する高カイロミクロン血症の可能性もある．カイロミクロンの合成は脂肪摂取量と相関しているが，通常は合成能と処理能が正相関しているため，高カイロミクロン血症は生じない．しかし，合成能が増加するか処理能が低下すると，高カイロミクロン血症を呈することとなる．この場合，脂肪摂取をエネルギーの10％程度まで制限する必要がある．また，脂肪を長鎖脂肪酸から中鎖脂肪酸へ変えること

も重要である．最近，調理用の中鎖脂肪酸が使用できるようになり，食後高脂血症の予防が容易になった．

h. 酸化LDL生成の予防

近年，低比重リポタンパク（LDL）のなかでも酸化LDLの動脈硬化作用に注目が集まっている．単にLDLを低下させるだけでなく，抗酸化作用を有する食物をいかに上手に食事に取入れて，LDLから酸化LDLへ変性するのを防止するかが心疾患の予防には重要となってきている（図7・3）．

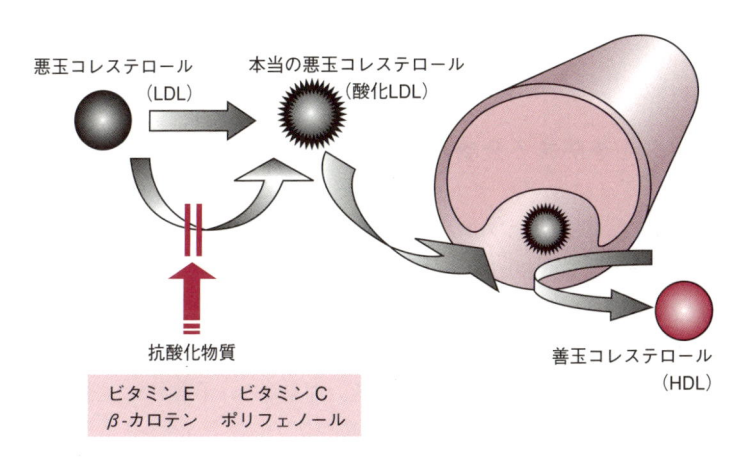

図 7・3　動脈硬化の発症メカニズム

抗酸化物質として，ポリフェノールを含む赤ワイン，ココア，お茶などが話題になっている．従来から知られているビタミンE，ビタミンC，カロテノイドを含む食品の再認識とともに，新しくその抗酸化作用が明らかとなったポリフェノールを含む食品をいかに多く日常の食事のなかに取入れられるかが課題となっている．おもな抗酸化物質を含む食品を表7・2にまとめた．

このほかにも虚血性心疾患との関連で十分な摂取が求められているビタミン類は，葉酸，ビタミンB_6，ビタミンB_{12}などで，これらのビタミンが不足すると血中のホモシステイン（天然のアミノ酸であるが，タンパク質には含まれない）が増加して動脈硬化を促進する可能性がある．

表 7・2　抗酸化物質を含む食品

ビタミンE	小麦胚芽，大豆油
ビタミンC	野菜，果物
カロテノイド	
β-カロテン	ニンジン
リコピン	トマト，スイカ
アスタキサンチン	サケ，タイ，エビ，カニ，スジコ
ポリフェノール	
ケルセチン	タマネギ，ブロッコリー
イソフラボン	豆腐，納豆，みそ，しょう油
カテキン	緑茶，紅茶，ウーロン茶，赤ワイン，ココア，チョコレート

7・2　がんを予防する食物質

7・2・1　がん予防とデザイナーフーズ

　わが国での死亡率のトップの座をがんが占めて以来，年間の死亡者数は増加の一途をたどり，その傾向は2015年まで変わらないと推定されている．このように，がんの発症が増加した原因としてライフスタイル，なかでも「食生活」が大きく影響し，その原因として食事の欧米化にともなうエネルギーの過剰摂取があげられる．これまでに脂肪の摂取量と乳がん，大腸がん，卵巣がん，子宮がん，膀胱がんなどの発症との相関が報告されている．

　米国では，1990年に**デザイナーフーズ計画**がスタートした．この計画の特徴は，対象を植物性食品とがん予防に絞ったことであり，宗教的に菜食を中心とする食生活の人たちの疫学的研究を背景としたがん予防の重要度を指標に，野菜や果物，香辛料などが図7・4のようなピラミッド型に並べられた．たとえば，ニンニクを日常的に使用し，摂取量の多い地方（イタリアや中国のある地方など）では胃がんの発生が非常に低いという調査や，ニンジンやセロリ，パースニップなど，セリ科の野菜の摂取は，大腸がんや食道がん，肝臓がんなどの消化器がんとともに，前立腺がんや皮膚がんなどの多種多様ながんに対してある程度の抑制効果をもつ，などという興味ある結果が報告されている．

　しかしながら，セリ科の野菜のどのような成分が有効であるかについては，もっとも多く含まれているカロテノイド類はもちろんであるが，そのほかにも，クマリンやフラボノイド，フェノールカルボン酸やポリアセチレン，アルキルベンゼン誘導体やテルペノイドなど多種多様成分が含まれているために，がん予防には単一

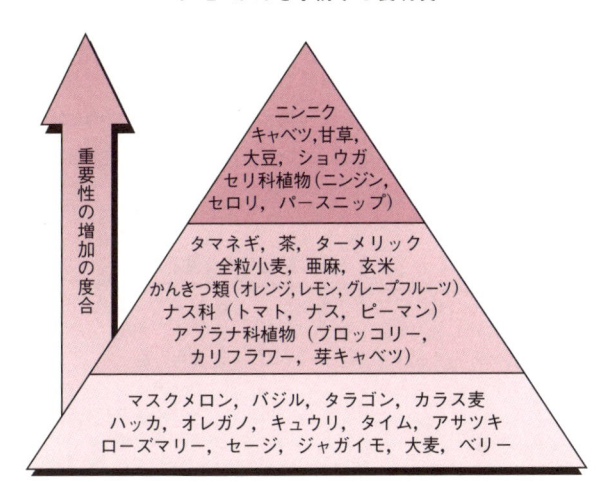

図 7・4 がん予防の可能性のある植物性食品のピラミッド

ピラミッド上層（重要性の増加の度合 大）：
- ニンニク
- キャベツ, 甘草, 大豆, ショウガ
- セリ科植物（ニンジン, セロリ, パースニップ）

ピラミッド中層：
- タマネギ, 茶, ターメリック
- 全粒小麦, 亜麻, 玄米
- かんきつ類（オレンジ, レモン, グレープフルーツ）
- ナス科（トマト, ナス, ピーマン）
- アブラナ科植物（ブロッコリー, カリフラワー, 芽キャベツ）

ピラミッド下層：
- マスクメロン, バジル, タラゴン, カラス麦
- ハッカ, オレガノ, キュウリ, タイム, アサツキ
- ローズマリー, セージ, ジャガイモ, 大麦, ベリー

な成分で効力を発揮するのか，それとも，いくつかの成分の相乗効果であるのか，特定することが難しい．

　また，同じように食事から多量の脂肪をとっている米国とフィンランドでは，女性ホルモンであるエストロゲンが関係していると推定されている乳がんや前立腺がんの罹患率は大きく異なっている．この差は，フィンランド人が常食しているライ麦パンに，大量に含まれているリグナンのもつ植物エストロゲンとしての作用が原因であると推定された．

　この植物エストロゲンは，抗エストロゲン作用に加え，抗酸化性，また，悪性腫瘍周囲の毛細血管の増殖抑制効果など複合的な効果が期待されているが，日本人にとって重要な大豆食品に多く含まれるイソフラボノイドも同じ効果をもっていることに最近多くの注目が集められている．つまり，日本人に乳がんや前立腺がんが少ないのは，単に脂肪摂取が少ないだけでなく，大豆摂取が多いことも重要な点であるのではないかといわれている＊．

7・2・2　がん予防の効果をもつ食品成分

　がんの予防の機能が期待される野菜や果物中の成分の多くは，今まで非栄養素と

＊　これらの大豆イソフラボノイドには骨粗鬆症の予防効果もあるといわれている．

よばれ，その機能や生理作用にはあまり目が向けられなかった．すでに食物繊維については第六の栄養素とよばれ，一般的にも重要性が認識されている．しかしながら他の非栄養性成分，たとえば含硫黄化合物やテルペノイド，カロテノイドやアルカロイド，また，お茶や赤ワイン中のポリフェノールなどが注目を集めるようになったのは，つい最近のことである（表7・3）．

表 7・3 がん予防の期待できる食品成分

・フェノール・ポリフェノール類 　フラボノイド，アントシアニン 　リグナン，フェノール 　ポリフェノール色素 ・ビタミンC ・ビタミンE ・カロテノイド類 ・食物繊維	・β-グルカン類 ・フィチン酸 ・硫黄化合物 　イソチオシアネート 　アリル硫黄化合物 ・ステロール類 ・インドール類 ・クロロフィル

7・2・3 がん予防食品成分の化学と機能

がん予防食品成分の実例をいくつか紹介する．たとえば，タマネギやニンニクなどのユリ科野菜やアブラナ科野菜に多く含まれ，独特の風味の原因である揮発性アリル硫黄化合物は，皮膚，大腸，肝臓，肺やラットの前胃などのがんに対する抑制効果が知られている．アブラナ科の野菜，たとえば，キャベツやブロッコリー，カブやダイコン，ターニップなどに多く含まれているイソチオシアネート（R−N＝C＝S）は，食道，大腸，肝臓，肺，前胃がんなどを抑制することが動物実験で明らかにされた．なかでもブロッコリー中のイソチオシアネート，スルホラファン（ピリッとする辛みのもと）は，発がん物質の解毒酵素を誘導し，無毒化することが確認されている（図7・5）．

同じような効果は，かんきつ類のリモネンやカルボン，さらにリモニンやノミリンなどの配糖体，またアブラナ科野菜ではワサビ，果物ではパパイヤに強力な解毒酵素の誘導作用が見いだされた．

一方，カロテノイドとがん予防の関連性については，α-カロテンのビタミンA効果はβ-カロテン（図4・15参照）の半分であるのに，発がん抑制効果ははるかに強いという結果が注目されている．化学構造の知られたカロテン類は600種以上も存在し，最近では，エビやカニの赤い色素であるアスタキサンチンや，トマトの赤色色素であるリコピンなどを中心にがん抑制効果の検討が進められている．

7・2 がんを予防する食物質

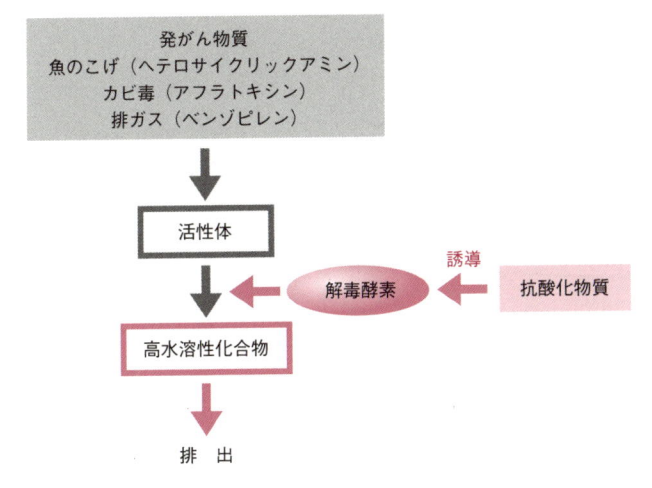

```
     ┌─────────────────────────┐
     │      発がん物質              │
     │  魚のこげ（ヘテロサイクリックアミン）│
     │  カビ毒（アフラトキシン）         │
     │  排ガス（ベンゾピレン）          │
     └─────────────────────────┘
                 ↓
           ┌──────┐
           │ 活性体 │
           └──────┘           誘導
                 ↓    ←  解毒酵素  ←  抗酸化物質
         ┌────────────┐
         │ 高水溶性化合物  │
         └────────────┘
                 ↓
               排 出
```

図 7・5 解毒酵素誘導のメカニズム

　また，インド料理に欠かせない香辛料であるターメリック中に存在する主要な黄色色素成分であるクルクミンは，生体内で変換されて，抗酸化物質となる．

　一般的には，ポリフェノールとはヒドロキシ基を二つ以上もつ芳香族炭化水素化合物の総称で，大きく分けて，食品素材として野菜や果物中に含まれているアントシアニンやフラボノイド，リグナンやタンニンなどとともに，食品の加工や発酵工程中に二次的に生成するポリフェノール類，たとえば，赤ワインやココア，紅茶中の赤色色素やプルーンのポリフェノールなどがあげられる．

　なかでも，緑茶に含まれているカテキン類（7・3・3節参照）は，皮膚，食道，十二指腸，肺，肝臓，大腸などの発がん促進過程を抑制することで注目を集めている．また，最近とくに興味がもたれているのが紅茶の主要な赤色色素であるテアフラビン類であり，テアフラビンジガレートが強力な抗酸化物質であり，DNAの酸化的切断や突然変異を抑制することが知られている．また，カカオ豆に含まれるポリフェノール類の抗酸化性について研究が進められており，アルコールによる胃潰瘍の予防や糖尿病合併症の予防，とくに，動脈硬化の予防とともに，最近では，がん予防効果も明らかになっている．このように，緑茶，紅茶，ココアなどそれぞれ特徴のあるポリフェノール類が含まれているので，ココアだけ，緑茶だけといった偏ったとり方ではなく，バランス良く適度な量で楽しむことが重要であろう．

テアフラビン

7・2・4 がん予防の食生活

　実際の食生活で，がん予防のためにどのような組合わせの食品を，どのように食べればよいのだろうか．がんの予防には毎日の食生活，しかも，バランスのとれた野菜や果物，香辛料などの組合わせが重要である．たとえば，同じ硫黄化合物でも，ニンニクやタマネギなどのユリ科の野菜にはアリル硫黄化合物が，ダイコンやキャベツ，ブロッコリーなどにはイソチオシアネートが含まれている．このようにそれぞれの種類の野菜や果物には，それぞれ特徴的な機能性食品因子が含まれている．しかも，このような成分は毎日少量ずつバランス良く食べることが肝心である．表7・4に示したように，米国の「デザイナーフーズ」計画に取上げられた食品に，日本に伝統的な食品でがん予防効果が期待されている食品を加えて，「12の食品群」

表7・4　がん予防の可能性のある12の食品群

ユリ科	タマネギ，ニンニク，アサツキ，ニラ
ナス科	トマト，ナス，ピーマン，ジャガイモ
セリ科	ニンジン，セロリ，パースニップ，パセリ
アブラナ科	キャベツ，ブロッコリー，カリフラワー，芽キャベツ，ダイコン，カブ
ウリ科	キュウリ，メロン，カボチャ
キク科	ゴボウ，シュンギク
ミカン科	オレンジ，レモン，グレープフルーツ
香辛料	ショウガ，ターメリック(ウコン)，ローズマリー，セージ，タイム，バジル，タラゴン，甘草，ハッカ，オレガノ，シソ
嗜好品	緑茶，紅茶，ウーロン茶，ココア
穀物，豆類	玄米，全粒小麦，大麦，亜麻，大豆，インゲン豆
油糧種子	オリーブ，ゴマ
キノコ類	シイタケ，エノキ，マッシュルーム，キクラゲ
海藻類	ヒジキ，ワカメ，コンブ

に分類してみた．冷蔵庫の中身の野菜や果物がどのような種類に属するのかチェックして，日に一度はユリ科，アブラナ科，ナス科，セリ科，シソ科，かんきつ類など異なった種類の野菜や果物をメニューに取入れることが重要ではないだろうか．

7・3 感染症を予防する食物質

　感染症を引き起こす病原体としては，**細菌，真菌，ウイルス**，原虫などが知られているが，病原体が身体に侵入したとき，感染症はかならず発症するわけではない．なぜなら病原体の病原性の強弱や侵入量，そして生体防御・免疫機能の質的，量的な強弱に依存しているからである．すなわち感染症にかかるか否かは，これらのバランスによっている（図7・6）．たとえば，侵入微生物の病原性，侵入量が同じであれば，生体防御・免疫機能を強めれば感染症になりにくいし，反対に生体防御・免疫機能が一定であれば，病原体の侵入を阻止したり，病原性を減弱させたり，積極的に死滅させればよいことになる．食品によってもこのバランスを動かすことができ，感染症を予防することができるのである．

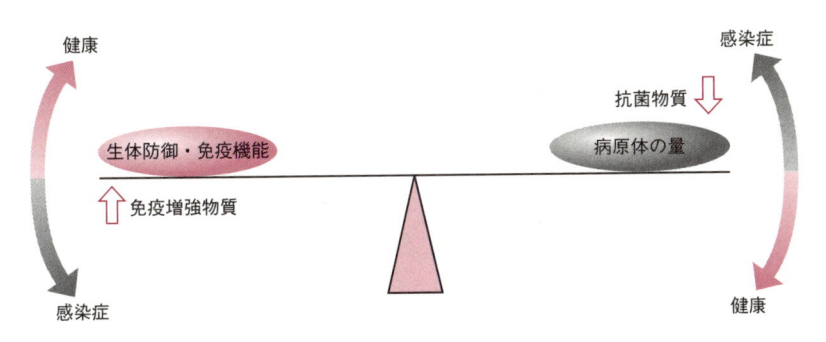

図7・6　健康と感染症のバランス

7・3・1　細菌・真菌感染症を予防する

　細菌による感染症は，抗生物質の出現により激減したため過去のことと考えられがちである．しかしながら最近でも，結核の再燃，多剤耐性細菌の感染症など新たな問題も多い．さらに高齢者の死亡第一原因はがんではなく，いまだに肺炎・気管支炎などの感染症である．

　真菌は本来弱毒性であり，皮膚や粘膜に感染する真菌症を除いては免疫能の正常

な人に発症することはまれである．しかしながら，近年各種薬物やウイルス感染症などにより免疫能の低下した感染者が増え，内臓まで達する真菌症も増加している．有効な薬剤も少ないのが現状である．

ここでは，直接的な**抗菌作用**をもつ食品やその成分について述べることにする．臨床の抗菌薬が通常高い**選択毒性**（有効濃度と毒性濃度の差が大きい）を示すのに対し，食品由来の抗菌物質は一般に選択毒性が低いのが特徴である．

7・3・2 香辛野菜の抗菌作用

香辛料が抗菌作用を有するのは，古くから知られている．表7・5に病原菌に効果のあるとされている香辛料を示した．1980年代から問題になってきた**メチシリン耐性黄色ブドウ球菌（MRSA）**や食中毒を引き起こす菌（サルモネラ菌，大腸菌，セレウス菌，カンピロバクターなど）に対する抗菌活性などが示されている．ローズマリーやセージはMRSAに強い抗菌活性を示し，またクローブ，シナモン，オレガノなどは一般の食中毒菌にも抗菌活性を有することから，食中毒の予防に利用できる．また香辛料は，カンジダ，酵母，アスペルギルスなどの真菌に対しても増殖阻害作用を示す．

表 7・5 病原菌に抗菌作用を示す香辛野菜

病原菌	香辛野菜
チフス菌	カシア，クローブ，シナモン
赤痢菌	ガーリック，クローブ，シナモン
コレラ菌	オールスパイス，クローブ，シナモン，ジンジャー，マスタード，ワサビ
大腸菌	オールスパイス，ガーリック，クローブ，コリアンダー，サンショウ，シナモン，タイム，ミント，ローレル
ブドウ球菌	アニス，ガーリック，クローブ，タイム
化膿連鎖球菌	オニオン，オールスパイス，ガーリック，クローブ，ジンジャー，ワサビ
MRSA	セージ，ローズマリー
食中毒起因菌	オレガノ，クローブ，シナモン
ピロリ菌	アオシソ，セージ，タイム，ペパーミント
真菌類	コリアンダー，シナモン，セージ，タイム，バジル，ミント，ローレル

最近，**ピロリ菌**が胃炎，胃潰瘍，胃がんなどに深くかかわっているとして注目されている．実際，抗菌薬による除菌により疾病の改善，治癒が認められている．香辛野菜抽出液のピロリ菌に対する抗菌活性を調べた実験では，セージ＞タイム，アオシソ＞ペパーミントの順に抗菌活性が強かった．それらに含まれている揮発性成

7・3 感染症を予防する食物質

分のうち，アオシソの成分であるペリルアルデヒド，タイムやセージの成分であるチモール，ペパーミントの成分であるメントールなどは高い抗菌活性を示し，カラシやワサビに含まれる抗菌性成分である**アリルイソチオシアネート**（$CH_2=CHCH_2NCS$）の活性に匹敵していた．

ワサビのカラシ油は抗菌活性をもつ．カラシ油（**イソチオシアネート類**（$R-N=C=S$））は，日本ワサビ，西洋ワサビのみならず，マスタード，カラシナ，菜の花，タカナなど多くの香辛野菜に含まれている．ネギ属も抗菌物質が豊富であり，ニンニクでは**アリイン**，アホエンが，タマネギからは，α-スルフィニルジスルフィド生成の中間物であり，催涙性物質のチオプロパノール-S-オキシドが抗菌作用を示すことが知られている．

ショウガの成分である**ジンゲロール**は抗菌作用を示すが，側鎖の炭化水素鎖が長いほど効果が大きい．鎖長の違いによる疎水性の強弱が活性に影響を与えていると考えられている．トウガラシの抗菌物質として**カプサイシン**が知られているが，水に難溶性の辛み成分である．トウガラシの水抽出物には，酵母の増殖を選択的に阻害する辛みのない物質も報告されている．

アリイン

シンゲロール

カプサイシン

7・3・3 食品由来の抗菌物質

身近な食品で抗菌活性をもつものの代表はお茶である．たとえば，ボツリヌス菌芽胞は茶飲料中で死滅していくが，その有効成分は緑茶中の**カテキン**によることが明らかになっている．黄色ブドウ球菌，腸炎ビブリオ，ウェルシュ菌，ボツリヌス菌なども，普通に飲む緑茶の1/10～1/2の濃度のカテキンで生育できなくなる．緑茶カテキンは，コレラ菌や百日咳菌にも抗菌作用を示し，さらに菌体外毒素に対し

ても中和作用がある．また，病原性大腸菌 O157 に対しても，茶カテキンは抗菌活性を示し，5 時間後には緑茶中の O157 は死滅する．これは，茶カテキンが O157 の細胞膜を破壊するためである．院内感染の原因菌として注目されているメチシリン耐性黄色ブドウ球菌（MRSA）に対する茶カテキンの抗菌作用も報告されている．

カテキン類

G：ガロイル基

	R_1	R_2
(−)-エピカテキン	H	H
(−)-エピガロカテキン	OH	H
(−)-エピカテキンガレート	H	G
(−)-エピガロカテキンガレート	OH	G

　緑茶カテキンは，ピロリ菌に対しても抗菌活性を示し，カテキンのうち**エピカテキンガレート**と**エピガロカテキンガレート**にもっとも強い抗菌活性が見られている．むし歯菌も，0.05％の茶カテキンの存在で死滅する．茶カテキンは，むし歯菌が産生する歯垢形成酵素に対する阻害作用を示し，実際に歯垢生成を著しく阻害する．このような病原菌に対する抗菌活性は，紅茶の抽出物（テアフラビン）にも見られる（表 7・6）．

表 7・6　緑茶や紅茶の抽出物の抗菌作用

細　菌	大腸菌，コレラ菌，ブドウ球菌，百日咳菌，腸炎ビブリオ菌，MRSA，ウェルシュ菌，セレウス菌，ボツリヌス菌，ピロリ菌，むし歯菌
ウイルス	インフルエンザ，HIV

　ウーロン茶にも抗菌作用が知られている．ウーロン茶中の高分子**ポリフェノール**は，むし歯菌の歯垢形成酵素を強く抑制し，グルカンの合成を阻害する．この効果は，低分子のポリフェノールには見られないことから，ウーロン茶の発酵過程でで

きるカテキンの重合物が活性物質と考えらえている.

　果実ではクランベリーの摂取によって, 尿路感染症や口腔・消化管感染症の予防・改善が観察されている. 有効成分としてキナ酸やプロアントシアニジンが知られている. 海藻からは, これまで多数の抗菌・抗真菌物質が報告されている. おもなものは, 脂肪酸関連化合物, フェノール類, ハロゲン化合物, 硫黄化合物, テルペン類などがある. 納豆抽出物も抗菌・抗真菌作用を示すが, これは納豆菌が産生する抗菌物質のためである. 納豆菌の属するバチルス菌は, バシトラシン, ジピコリン酸をはじめとして多種類の抗菌物質を産生することが知られている.

　このほかにも, ブドウ (**没食子酸**), ミルク (ラクトフェリンやガングリオシド), ココア (脂肪酸), プロポリス (**コーヒー酸誘導体**), 白子 (プロタミン), モウソウチク, 乳酸菌, 酵母など広範な食品に抗菌活性や抗菌物質が見いだされている.

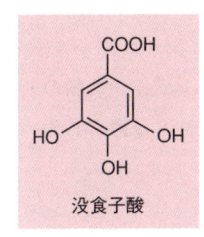

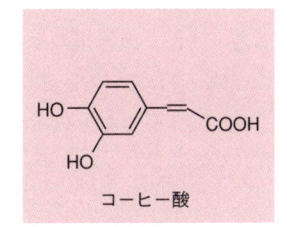

没食子酸　　　　　コーヒー酸

7・3・4　ウイルス感染症を予防する

　ウイルス感染症には, インフルエンザ, ヘルペス, 肝炎, エイズ, 一部のがんなど多様な疾患が含まれる. また, エボラ出血熱に見られるように致死率の高い深刻なウイルス感染症も少なくない. 単純ヘルペス, サイトメガロウイルス, 帯状疱疹ウイルス, HIV など一部のウイルス感染症に対しては, 抗ウイルス薬による治療が可能になりつつあるが, ほとんどは対症療法のみである.

　ここでは宿主の免疫能を高めて抗ウイルス作用を示す食品ではなく, 抗ウイルス薬に近い観点から食品由来の素材を以下に述べる.

7・3・5　食品由来の抗ウイルス因子

　緑茶やその成分であるエピガロカテキンガレートは, インフルエンザウイルスを凝集する活性があり, その結果ウイルスの細胞への吸着が阻害される. この作用は, ウイルスとの直接作用であり, 細胞内に侵入したウイルスには無効である. したがって, 緑茶やカテキン液でうがいをすることは, 感染の予防に有効である. 同

様の抗ウイルス作用は，紅茶のテアフラビンでも認められている．また最近，カテキン類は腸管表面にも吸着することが報告されており，腸管を侵入場所とするウイルス感染症にも有効である可能性がある．

HIV（ヒト免疫不全ウイルス）の増殖においては，核酸合成に関与する**逆転写酵素***が一つの大きなターゲットであるため，逆転写酵素の阻害物質が広範にスクリーニングされている．たとえば，緑茶カテキン，また海藻由来の多糖体（ヘパリン様硫酸多糖体）に逆転写酵素の阻害活性が報告されている．とくにカラギーナンや寒天をつくる海藻類の抽出物に強い抗ウイルス活性が見られる．多糖体は，直接的なウイルスの不活化だけではなく，感染細胞内でも逆転写酵素の阻害をして，抗ウイルス作用を発揮するといわれている．

野菜や果物に含まれている**フラボノイド**類にも HIV の逆転写酵素に対する阻害活性が示されている．たとえばバイカレイン，ケルセチン，ケルタゲニン，ミリセチンなどが有効である．また，多種類の**タンニン**がウイルス不活化や HIV 逆転写酵素の阻害をすることが示されている．タンニン構成化合物の一つである没食子酸のメチルエステルには，抗ヘルペスウイルス活性も認められる．

タンニンの例

抗ウイルス活性を示す物質は，構造的に多種類のものが知られている．たとえば，シソ科セージ由来のセージオンは，フェノール性のジテルペンであり，水疱性口内炎ウイルスや単純ヘルペスウイルスに抗ウイルス作用を示す．リグナンはケイ皮酸誘導体が数分子結合して形成される化合物であるが，たとえばジャスチジン A は強い抗ウイルス活性を示す．

パパインなどのシステインプロテアーゼを特異的に阻害するタンパク質である**システイン**はシステインプロテアーゼを必要とする細菌，ウイルスなどの攻撃から身を守る．シスタチンはコメ，トウモロコシ，ダイズ，アボガドなどにも含まれてい

---

* RNA を鋳型にして DNA を合成する酵素．RNA 依存性 DNA ポリメラーゼまたはリバーストランスクリプターゼという．

る．コメ由来のシスタチンであるオリザシスタチンは，ポリオウイルス，インフルエンザウイルス，ヘルペスウイルスの増殖を抑制し，マウス角膜におけるヘルペスウイルスの感染抑制効果や，マウスのヘルペス脳炎における致死率の改善効果をもたらす．

　レバーや酵母などの食品に豊富に含まれているグルタチオン（グルタミン酸-システイン-グリシン）やグルタチオンエステルなどのペプチド性の還元性物質は，HIV を産生している細胞で逆転写酵素の活性を阻害し，HIV の複製を抑制することが知られている．HIV の複製には，サイトカインの刺激による活性酸素の関与があることから，グルタチオンなどの還元性物質がこれに抵抗する結果と考えられている．グルタチオンは白血球の働きを強めたり，細胞性免疫誘導にも関与することから，エイズという病態においては，ウイルス複製の阻害効果に加えて，これら免疫増強作用も有用である．

7・4　アレルギーを予防する食物質
7・4・1　ペプチド，プレバイオティクス

　近年のアレルギー疾患の急増は，とくに先進諸国において大きな問題となっている．増加の原因としては，生活環境の衛生面での改善による微生物環境の変化，食生活の変化，大気汚染物質の増加など，諸説が提唱されている．アレルギーの発症機構もその詳細はいまだ明らかにされていない．また，現在のところ根本的な治療法はなく，アレルギーの原因となるアレルゲンの除去や抗炎症剤や抗アレルギー剤などによる対症療法が中心である．

　アレルギー発症には遺伝的因子の影響もあるが，食生活を含めた生活環境が大きく影響することが明らかにされており，効果的な食品摂取によるアレルギー予防の可能性に大きな期待が寄せられている．食品成分によるアレルギーの予防あるいは抑制には，1) アレルゲン特異的な方法と，2) アレルゲン非特異的な方法がある（表 7・7）．

a．ペプチド

　アレルギー発症の直接的な原因は，あるアレルゲンに対する特異的かつ過剰な免疫応答である．そのアレルゲンに対して起こる免疫応答だけを特異的に抑制することができれば，より安全かつ効果的なアレルギー予防が可能となる．食品アレルギーに関しては，原因となる食品の**低アレルゲン化**により，アレルゲンに対する免

表 7・7 食品成分によるアレルギーの予防・抑制

アレルギーの予防方法	食品成分
アレルゲン特異的	
経口免疫寛容の誘導	アレルゲン自体，アレルゲンの部分ペプチド，
抗原アナログによる T 細胞応答の特異的抑制	TCR アンタゴニスト
食品アレルゲンの低アレルゲン化	アレルゲンの酵素分解処理，糖鎖などによる修飾
アレルゲン非特異的	
腸管免疫系への作用	プレバイオティクス，プロバイオティクス，ヌクレオチドなど
サイトカイン(Th1/Th2)バランスの改善	プレバイオティクス，プロバイオティクス，ヌクレオチドなど
IgE 産生の抑制	ストリクチニン(緑茶成分)
化学伝達物質の生成阻害	n-3 系列脂肪酸(α-リノレン酸，エイコサペンタエン酸，ドコサヘキサエン酸など)
抗アレルギー，抗炎症作用	ルテオリン，メチル化カテキン，ケルセチン，ロスマリン酸など

疫応答を起こりにくくすることができる．その方法としては，特定のアレルゲンの除去，酵素による分解が考えられ，実際にそのような処理を施した低アレルゲン化食品が開発されている．

　低アレルゲン化は基本的にアレルゲンの除去，あるいはその免疫反応性の除去によるものである．これに対し，アレルゲンタンパク質自体や部分ペプチド，あるいはそのアミノ酸置換変異体（アナログペプチド）を積極的に利用して，免疫応答の調節において中心的な役割を果たす T 細胞の応答を特異的に抑制することで，アレルギーを回避するという試みもなされている．その方法として，1) 経口免疫寛容現象の誘導，2) T 細胞抗原受容体（TCR）アンタゴニストを用いた T 細胞応答の制御の二つがある．

　i) 経口免疫寛容の利用　　**経口免疫寛容**とは，ある抗原を経口的に摂取した場合に，同一抗原に対する全身免疫系の応答が抑制される現象のことである．これは，生体にとっては基本的に異物である食品に対して，免疫系が過剰に反応するのを避けるためのシステムである*．

---

*　中国の漆職人は，子供に幼少時から漆を食べさせ，漆にかぶれないようにしていた，という言い伝えは，経験的な生活の知恵として経口免疫寛容現象を利用した良い例である．

7・4 アレルギーを予防する食物質

ある種の自己免疫疾患に対しては，経口免疫寛容現象を利用した治療法の開発を目的とした臨床試験がすでに行われている．アレルギーの臨床においても，花粉，ダニ，牛乳や卵のアレルゲンなどについて，アレルゲンそのものを定期的に少量投与しながらアレルギー状態を減らす方法が試みられている．

ここで問題となるのは，たとえば食品アレルギーの場合，アレルギー患者に原因となるアレルゲン自体を経口的に投与すると，たとえごく少量であってもそれが急激なアレルギー反応（アナフィラキシー）を誘発する危険性があることである．一般にアレルギー疾患の大半を占めるのは，IgE 抗体を介する I 型アレルギーである（6・3 節参照）．

経口免疫寛容は，経口摂取抗原に対する T 細胞の応答の低下により起こる．したがって，アレルゲン分子のうち T 細胞が認識する部分（T 細胞抗原決定基，図 7・7 参照）を含み，B 細胞あるいは IgE 抗体が認識する部分（B 細胞抗原決定基）を含まない**部分ペプチド**を経口的に投与すれば，急激なアレルギー反応を起こすことなく，T 細胞の免疫寛容を誘導できる可能性がある．

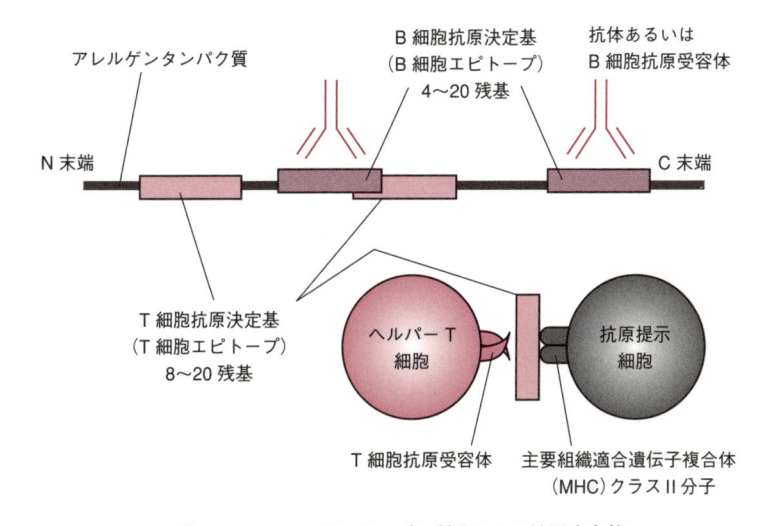

図 7・7 アレルゲンタンパク質分子上の抗原決定基

ⅱ）**アナログペプチドの利用**　もう一つの方法として，アレルゲン分子の T 細胞抗原決定基を含むペプチドのアミノ酸置換アナログを用いる方法が検討されている．**アナログペプチド**のなかには，本来の抗原と同時に T 細胞に認識されると，

本来の抗原に対するT細胞応答を抑制してしまう活性をもつもの（TCRアンタゴニスト）がある（図7・8）．これを投与することにより，特定の抗原に対するT細胞応答だけを特異的に抑制できる可能性がある．

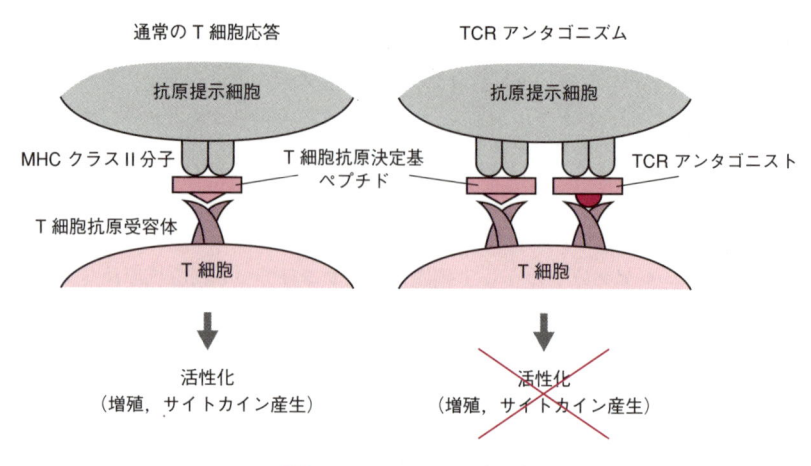

図 7・8　TCRアンタゴニズム

アレルゲン由来ペプチドを実際にアレルギー抑制に利用する際の問題点は，現状ではそれぞれのアレルゲンのT細胞抗原決定基が明らかにされていないこと，さらに個人によって認識するアレルゲン上のT細胞抗原決定基の位置が異なり，TCRアンタゴニストとしての機能をもつアミノ酸残基の置換も異なることである．将来的には，個人ごとにその遺伝的背景などをもとに，アレルゲン上のT細胞抗原決定基や効果的なアナログペプチドの予測が可能となり，このような方法が実用化されることが期待される．

b. プレバイオティクス

プレバイオティクスとは，「腸内細菌叢のバランスの改善を介して生体機能を調節し，疾病の予防または回復に作用する食品成分」のことである．次項で述べるプロバイオティクスとならんで，そのアレルギー疾患に対する予防効果が大きく注目されている．

プレバイオティクスは，有用菌（おもにビフィズス菌）の増殖を促進したり，有害菌の増殖を抑制することによって腸内細菌叢（図7・9参照）ならびに腸内環境を改善するものであり，難消化性オリゴ糖，食物繊維などがある（表7・8）．これ

らは胃・小腸で消化吸収されることなく大腸に達し，そこに生息するビフィズス菌などの"えさ"となり増殖を誘導する．これらの菌が生成する酢酸，プロピオン酸，酪酸などの有機酸の作用により，有害菌の増殖を抑制するとともに，大腸粘膜の生成，ぜん動運動が促進される．このほかに，ビフィズス菌の電子伝達系に直接作用し，その増殖を助けるような食品成分も見いだされている．

表 7・8 プレバイオティクスの例

分 類	物 質 名
難消化性オリゴ糖	ラクチュロース，ラフィノース，スタキオース，フラクトオリゴ糖，ガラクトオリゴ糖，キシロオリゴ糖，イソマルトオリゴ糖，大豆オリゴ糖，乳果オリゴ糖など
食物繊維	水溶性食物繊維（アルギン酸，グアガムなど） 不溶性食物繊維（β-グルカンなど）
ビフィズス菌の電子伝達系に作用するもの	プロピオン酸菌発酵産物

　ラフィノース（ショ糖にガラクトースが結合したかたちの三糖類）をマウスに投与すると，I 型アレルギーの発症に関与するヘルパー T 細胞の応答や IgE 産生を抑制することが示されている．ヘルパー T 細胞は 1 型（Th1）と 2 型（Th2）に分けられ，互いにバランスをとりつつ免疫系の恒常性を保っている．アレルギー疾患においては，Th2 型の T 細胞応答が過剰になる．ラフィノースの投与により，腸管免疫系の抗原提示細胞から，Th1 細胞の増加をもたらすインターロイキン 12 の産生が高まることが示されている．また，実際に臨床試験においても，ラフィノースの投与により腸内細菌叢の改善が認められ，アトピー性皮膚炎の症状が低減化することも報告されている．

　一方，フラクトオリゴ糖（ショ糖にフラクトースが 1〜数個結合したもの）をマウスに投与した場合には，腸管における IgA 産生の増強効果が認められている．IgA 抗体は腸管腔内に分泌され，病原菌やアレルゲンの体内への侵入を抑える作用をもつ．

7・4・2　プロバイオティクス，ヌクレオチド

a．プロバイオティクス

　プロバイオティクスという用語は元来，抗生物質とは正反対に，ある微生物が産生して他の微生物の成長を促進する物質のことを指している．しかし，現在では

「腸内細菌叢のバランスを改善することによって，宿主に好ましい影響を与える生きた微生物（を含む食品群）」という意味で広く使用されている．具体的には，乳酸菌などの生菌剤および発酵乳・乳酸菌飲料などの食品がその範ちゅうに含まれる．その定義から明らかなように，プロバイオティクスはおもに宿主の**腸内細菌叢（腸内フローラ）**に作用する（図7・9）．新生児の腸管はほとんど無菌的な状態であるが，生後3～4時間後には腸内細菌が検出されはじめ，1週間後にはある程度安定した腸内細菌叢が形成される．こうしてできた腸内細菌叢は，生体内の免疫反応と密接に関係している．

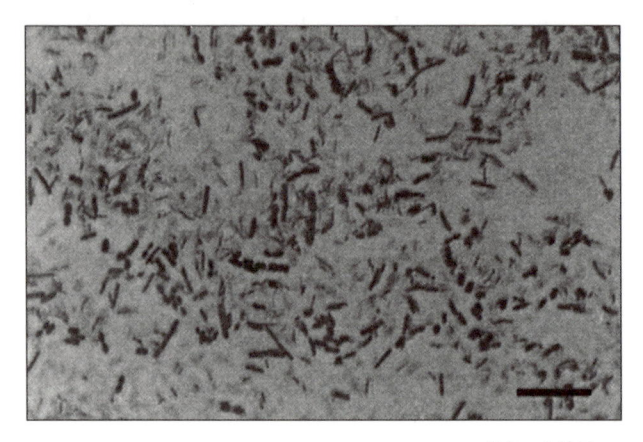

スケールは10 μm

図 7・9　腸内細菌叢

　実際にヒトの場合，腸内細菌叢の欠損を招く抗生物質を生後2歳までに処方されると，その後学童期にアレルギーを発症しやすくなる．さらに，腸内細菌叢に関して，アレルギー児ではビフィズス菌やラクトバチルス菌が少なく，逆に *Clostridium* や *Staphylococcus* が多いことも報告されている．したがって，腸内細菌叢はアレルギー予防を図るうえできわめて重要となる．

　以上のような背景を踏まえ，プロバイオティクスの抗アレルギー効果は主としてつぎのような観点から説明される．

　i）整腸作用　　プロバイオティクスは一般に腸内環境を改善する効果を有し，腸内細菌叢中のビフィズス菌の数を増加させる．増加したビフィズス菌は *Clostridium* などの有害な細菌と競合して腸管に定着し，これら有害な細菌の活動

を抑制する．さらに直接的には，健康人のビフィズス菌やラクトバチルス菌がプロバイオティクスとして用いられている（表7・9）．抗生物質投与時にプロバイオティクスを同時に摂取すると，下痢の発症が軽減することもアレルギー予防にとって好ましいと考えられる．

表7・9 プロバイオティクスの働きのある
ラクトバチルス菌とビフィズス菌

ラクトバチルス属	ビフィズス属
L. acidophilus	B. bifidum
L. plantarum	B. longum
L. casei subspecies rhamnosus	B. infantis
L. brevis	B. breve
L delbreuckii subspecies bulgaricus	B. adolescentis
L fermentum	
L. helveticus	
L. johnsonii	

ⅱ）腸管 IgA 産生増強　プロバイオティクスのなかには腸管免疫系を発達させ，粘膜表面を防御する分泌型 IgA（免疫グロブリン A）の産生を促進する効果を有するものがある．毒素や病原体のみならず，食品タンパク質抗原に対する分泌型 IgA の産生を高めることが確認されており，腸管粘膜のバリヤー機能の維持に役立つ．

ⅲ）T 細胞機能の改善　健常人では，抗体産生をともなう液性免疫と抗体産生をともなわない細胞性免疫のバランスがうまく拮抗することで免疫応答が調節され，アレルギー発症の予防に寄与している．プロバイオティクスのなかにはこの免疫バランスの調節に深く関与する T 細胞の機能を改善し，IgE（免疫グロブリン E）の産生を抑制する効果を有するものも存在している．

プロバイオティクスの抗アレルギー効果は徐々にではあるが，臨床的にも確認されてきている．一般的にはヒト由来で，しかもビフィズス菌やラクトバチルス菌に属する菌株がプロバイオティクスとして乳幼児に投与され，アレルギー防止の効果をあげた例もある．一方，こうした効果はすべてのプロバイオティクスに期待できるわけではなく，特定の菌株のみに認められることが近年明らかになってきた．

b. ヌクレオチド

ヌクレオチドは核酸塩基（プリンやピリミジン）に五炭糖（リボースや 2-デオ

キシリボース）が結合したヌクレオシドがリン酸化された構造を有する（図7・10）．ヌクレオチドはDNAやRNAの前駆体であることから生命維持のために不可欠な物質である．しかし，一般の健常成人ではヌクレオチドはアミノ酸から合成できるために栄養素とは考えられてこなかった*．

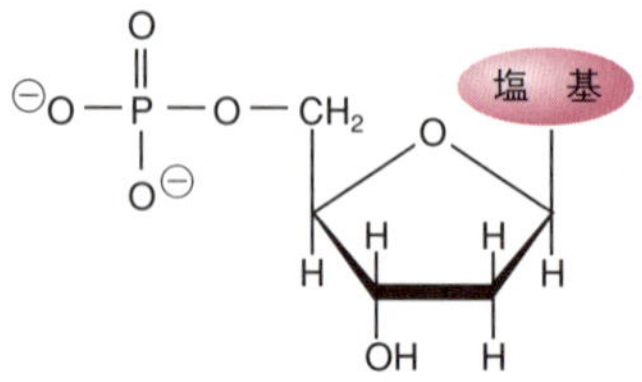

図 7・10 ヌクレオチドの構造．ヌクレオチドは五炭糖，窒素を含む塩基，1個以上のリン酸基からなる．糖はデオキシリボース（ここに図示）あるいはリボースである．

ところが一方，新生児ではヌクレオチドは体内の合成量だけでは不足するので，必須栄養素に準じたものと考えられている．実際，人乳は十分な量のヌクレオチドおよび核酸を含み，乳児の必要量を満たしている．近年，この人乳中に豊富なヌクレオチドが新生児に対して，アレルギー予防効果を有することが示唆されている．

なお，消化吸収を通して細胞に取込まれるまえには，核酸（DNAやRNA）およびヌクレオチドはヌクレオシドに加水分解されるので，機能的には核酸もヌクレオチドと類似の機能を有するはずである．

新生児の免疫系は出生時に抗体産生をともなう体液性免疫に偏向しており，非アレルギー児では生後2年ぐらいの間に，この偏りが抗体産生をともなわない細胞性免疫の機能の増加とともに解消される．これにはプロバイオティクスの箇所で述べたように新生児の腸内細菌叢の発達など，さまざまな要因が寄与するとされているが，新生児が摂取する乳中のヌクレオチドもそのうちの重要な要因である．

最後に，ヌクレオチドは非常に増殖性に富む腸管上皮に存在するT細胞に作用してIgA産生を高めることも示されている．プロバイオティクスの項で述べたように，この腸管IgA産生の促進作用もアレルギー発症の抑制に関与している．

---

* それどころか西洋化された食事によって大量に摂取されるプリン塩基が尿酸として排出され，痛風の原因となることからむしろ削除すべき成分と見なされてきた．

7・5 糖尿病を予防する食物質

7・5・1 糖尿病予防食の原則

2型糖尿病は，生活習慣の欧米化にともない増加している．このタイプの糖尿病では，インスリンの作用不足により，結果的に血液中のブドウ糖濃度が上昇する．この場合，VLDL（超低比重リポタンパク）の分泌が亢進したり，高インスリン血症により血圧が上昇するなどの代謝障害も起こり，このような障害が長期に続くと，動脈硬化，心筋梗塞，脳梗塞，糖尿病性腎症，網膜症，神経障害などへと進展する．

したがって，糖尿病の予防はインスリンの作用不足，つまりインスリン抵抗性を起こさないことが重要になる．インスリン抵抗性には遺伝的要因も影響するが，長期に及ぶ食習慣の関与も大きい．たとえば，筋肉のインスリン抵抗性は食事中の脂肪量と相関しており，肥満，とくに腹腔内脂肪蓄積型肥満が門脈周辺の脂肪蓄積であるために高濃度の遊離脂肪酸が肝臓に流入し，このことがインスリン抵抗性を発症させるとも考えられている．遊離脂肪酸の増大により，遊離脂肪酸から中性脂肪に合成される際に産生される中間代謝産物が糖輸送担体の移動を抑制し，ブドウ糖の細胞内への取込みを低下させる．

以上のことから，糖尿病の予防には肥満の発症と脂肪の摂取量を抑制することが重要な意味をもち，薬物療法よりも，低エネルギー・脂肪の少ない食事と運動をすることで，積極的に生活の改善を行うことが大切である．

7・5・2 食後過血糖抑制の意義

糖尿病の前段階あるいは初期病変において食後血糖の異常な上昇が観察され，耐糖能異常（IGT）に関しても，多くは糖負荷試験による2時間値の上昇により診断されている．そこで，糖尿病の予防には，食後過血糖の抑制が重要な意味をもつ．虚血性心疾患による死亡は，正常耐糖能，耐糖能異常，糖尿病になるにつれて高くなり，耐糖能異常は糖尿病に近いリスクになっていることが報告されている．しかも，空腹時の血糖異常では動脈硬化のリスクは予知できず，食後過血糖がリスクとして大きく関与していたと述べている．

1日の血糖変動ができるだけ緩慢で，食後の高血糖・高インスリン血症の程度を低くした方が糖尿病やその合併症が起きにくいことがわかってきた．血中のブドウ糖（グルコース）とインスリンの濃度が上昇すれば，脂質の合成は亢進して高脂血

症を誘発し，また腎臓でのナトリウムの再吸収率が亢進し，インスリン自体による血管壁の感受性の亢進も手伝って，血圧が上昇し，動脈硬化のリスクは高くなるからである．さらに，高血糖が続くとブドウ糖が体内のタンパク質と結合して，これが合併症の原因となる．

　1日中で最も高血糖となるのは食後であり，この食後血糖の上昇を抑制することが重要な意味をもつことになる．食後血糖の異常上昇が出現するには，それぞれの過程で種々の要因が関与している（表7・10）．GI（グリセミックインデックス）は食後血糖変化を数量化したもので各食品に対してブドウ糖やパンを基準として，摂取後の血糖上昇曲線下の面積比として算出される．GIは食前値と最初の1時間までは15分ごとに，その後は30分ごとに測定した血糖曲線下の面積比で算出し，健康者は2時間まで，糖尿病患者は3時間まで測定する（図7・11）．この場合，糖質投与量は50 gになるように調節する．GIはブドウ糖が少なく，しかもアミロ

表 7・10　食後血糖値が上昇する要因

- 食品が摂取されて胃を通過し，胃から排出される速度が亢進すること
- 糖質の消化率と消化速度が亢進すること
- 糖質の腸管からの吸収率と吸収速度が亢進すること
- 血糖上昇に対するインスリンの初期分泌が抑制されること
- 吸収された糖質の肝臓での取込みが抑制され，排出が亢進すること
- 肝臓から排出されたブドウ糖の末梢組織での利用効率が低下すること

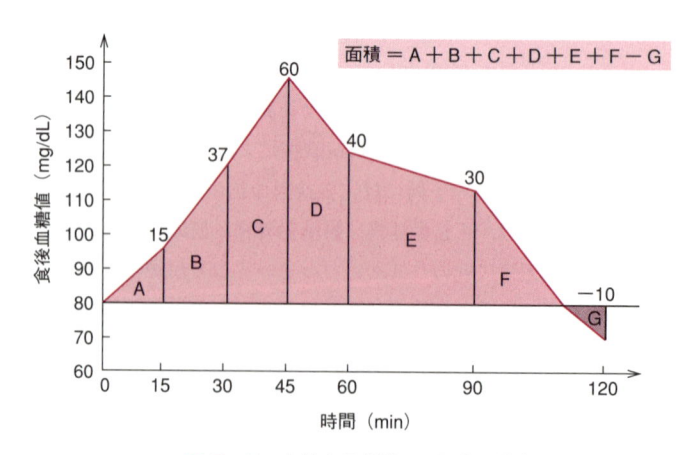

図 7・11　血糖上昇曲線下の面積の算定法

ペクチンよりアミロースが多いデンプンを含有する食品では低くなる．また，一緒に摂取する脂質やタンパク質，食物繊維，非栄養素，酢などの影響によっても異なってくる．

ところで，実際の食事は単一の食品で摂取しているのではなく，複合された食品を調理して食べているので，各食品の GI から献立の GI を算定する必要がある（表 7・11）．朝食で白パン，シリアル，ミルクなどを食べたとすると，シリアルからの糖質の摂取量が 25 g であり，この値は全糖質の摂取量の 34.2％（25/73）にあたり，この値にシリアルの GI 72 を掛けると，シリアルの GI は 24.6 となる．そこで，これら個々の GI を足すと朝食一食としての GI 80.0 が算出される．GI から発展した指標として，**GL**（グリセミックローディング）があり，GL は「GI と糖質との積」で算定され，糖質の量と質が同時に評価できる．GI の高い食品を多くとれば，GL は高値となり血糖が上昇しやすい食事といえる．

表 7・11　食事 GI の計算法

食　品	糖質の含有量	糖質の含有率	食品の GI	食事の GI
白パン	25	0.342	100	34.2
シリアル	25	0.342	72	24.6
牛　乳	6	0.082	39	3.2
砂　糖	5	0.068	87	5.9
オレンジジュース	12	0.164	74	12.1
計	73			80.0

7・5・3　糖尿病を予防する食品

糖尿病を予防する食品の条件は，1) 低エネルギー，2) 低脂肪，3) 高食物繊維，そして 4) 低 GI であることとなる．このような食事を構成するのに，有効な食品が糖尿病を予防する食品ということができる．ただし，われわれは糖尿病を予防するためだけに食事をしているのではなく，生活するためにすべての栄養素が必要量を満たすことも重要であり，栄養補給に必要な基本的な食品群から満遍なく摂取することも必要である．同一の食品群内で，1) から 4) の条件により近いものが糖尿病を予防する食品としてすぐれたものだということができる．たとえば，ご飯，パン，麺類，イモ類，果物などの糖質食品に関しては GI の低い食品を，肉類，魚介類，卵類，大豆・大豆食品，乳製品は脂肪含有量の少ない食品を，そして野菜類は食物繊維の多い食品がすぐれた食品だということができる．

一方,糖尿病予防に特定保健用食品を活用するのも有効である(8・3節参照).現在,血糖の調整に有効だとされている成分には,グアバ葉ポリフェノール,小麦アルブミン,トウチエキス,L-アラビノースのように糖質の消化酵素活性を抑制するか阻害するものと,難消化性デキストリンのように食物繊維として糖質の吸収を抑制するものがある(表7・12).いずれにしてもこれらは,食後の血糖上昇を抑制する作用により,前述した食後過血糖を防ぐことになるので,糖尿病を予防する食品として期待できる.

表 7・12　血糖値が気になり始めた方の食品

成　分	作　用
グアバ葉ポリフェノール	糖類分解酵素阻害活性
小麦アルブミン	デンプンの消化遅延
トウチエキス	α-グルコシダーゼ阻害
L-アラビノース	スクラーゼの働きを抑制
難消化性デキストリン	食物繊維として糖質の吸収を抑制

以上のことから,これからの糖尿病の予防食は下記のように考えられる.

糖尿病の予防食 ＝ 低エネルギー・低脂肪食 ＋ 食後血糖上昇抑制食品
　　　　　　　　（高食物繊維食品,低脂肪食品）　（特定保健用食品）

8 これからの食品科学

8・1 ゲノムと病気

8・1・1 多因子疾患 —— 遺伝因子と環境因子

疾患の発症原因は，遺伝因子と環境因子によって決定される（図8・1）．糖尿病，高血圧，肥満，アレルギー，精神疾患など，発症頻度の高いありふれた病気は複数の**遺伝因子**と**環境因子**が複雑に影響しあい，発症が決定されている（**多因子疾患**）．生活習慣病とよばれる疾患の大部分がこの多因子疾患であり，近年，先進国では増

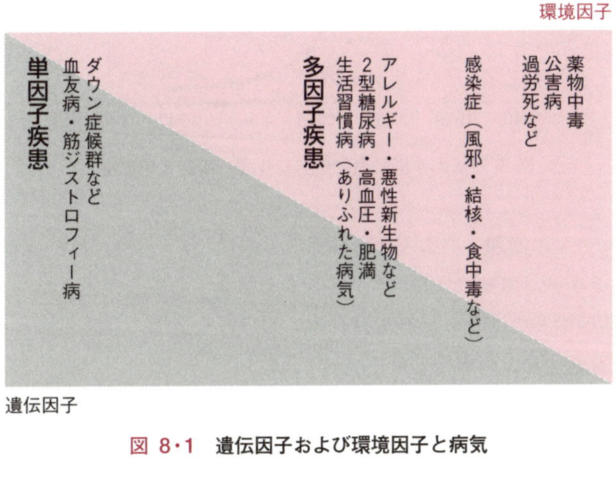

図 8・1 遺伝因子および環境因子と病気

加の一途をたどっている．

一方，血友病や筋ジストロフィー病など，1種類の遺伝子の異常のみによる病気は**単因子疾患**といわれ，環境にほとんどかかわりなく発症し，メンデル形式によって遺伝する．

8・1・2　環境因子の変化による疾患の増加 ── アレルギー疾患の例

多因子疾患のひとつであるアレルギー疾患の増加は，日本を含む先進国で著しい．わが国では，人口の約40％がアレルギー疾患に悩んでいる（図8・2）．このような状況は第二次世界大戦前にはほとんど見られなかった．アレルギー疾患は数多くの遺伝因子と環境因子が複雑に絡みあって発症する．他の多因子疾患においても同じであるが，50年ほどの短期間でヒトの遺伝子変異が増加するということは考えられない．よって，環境因子の変化により疾患が増加したのである．では，どのような環境因子の変化が急速なアレルギー疾患の増加をもたらしたのか．

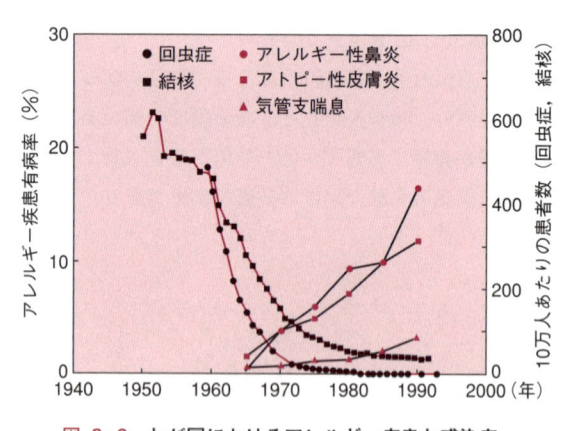

図 8・2　わが国におけるアレルギー疾患と感染症

1）**アレルゲンの増加**　スギの植林面積の増加による花粉飛散・密閉型住宅の建設によるチリダニ増殖により，アレルゲンに暴露する機会が増えた．

2）**食生活・栄養の変化**　戦後，日本における食生活の欧米化にともなって脂質の摂取量も増加し，内容にも変化が見られる．

3）**大気汚染の影響**　気道アレルギーの増加は化学燃料の排気ガスや粒子状物質の増加と関連があるとされる．

4) **感染症の減少** アレルギー疾患の先進諸国における増加要因のひとつに，細菌や寄生虫感染症が減少したことが推測されている（図 8・2 参照）．感染症の減少や現代の過剰な抗菌志向が白血球の中にある免疫細胞の一つであるヘルパー T (Th) 1 細胞と Th2 細胞のバランスを崩し，Th2 優勢型になり，アレルギー疾患が増加する（6・3 節参照）．

5) **精神的ストレスの増加** わが国をはじめとする先進国の職場状況は，かなりストレスの多い環境となっている．ストレス由来の健康障害も急増しつつある．現代社会における心理・社会的なストレスによって引き起こされる疾患の存在が知られ，すでに発症した生活習慣病に対しても，種々のストレスは増悪因子として働く．また，種々のストレス因子によって免疫細胞である Th1, Th2 細胞のバランスを崩し，Th2 優勢型にする原因になることが解明されている．

8・1・3 多因子疾患予防の可能性

a. 遺伝因子からのアプローチ

多因子疾患は，多数の遺伝因子と環境因子が複雑に関係しあって発症するため，単因子疾患の方法で原因遺伝子をとらえることが困難であった．しかし 2003 年 4 月，**ヒトゲノム計画**という世界的なプロジェクトに基づいて，ヒトの全ゲノム（ヒトがもつ全遺伝情報のセット）のすべての塩基配列（30 億塩基）が明らかにされた．将来この情報をもとにして，多因子疾患の遺伝子解析，治療法に大きな進歩がもたらされると推測される．全ゲノムの解読により，疾患から原因遺伝子を絞り込むだけでなく，遺伝子の塩基配列の違いから疾患関連遺伝子を特定できるという可能性が広がったのである．

b. 遺伝子多型と疾患原因遺伝子

遺伝情報は DNA の塩基配列，つまりアデニン(A)・グアニン(G)・シトシン(C)・チミン(T) の 4 種類の塩基の並び方によって決定されている．この遺伝情報のなかには，個人によって異なっている部分があるが，この個人の塩基配列の違いを**遺伝子多型**とよんでいる．ありふれた病気の疾患関連遺伝子の変異は，集団内で現れる頻度の高い遺伝子多型である．遺伝子多型は正常な人にも存在するが，患者における保有率が高いものであるといわれている．

遺伝子多型にはいくつかの種類があり，遺伝子上のマーカー（標識になるような特徴）として使用されてきた．遺伝子多型のなかでも 1 塩基の違いによる多型を **SNPs（1 塩基多型）**といい（図 8・3），最近，遺伝子上のマーカーとして注目さ

8. これからの食品科学

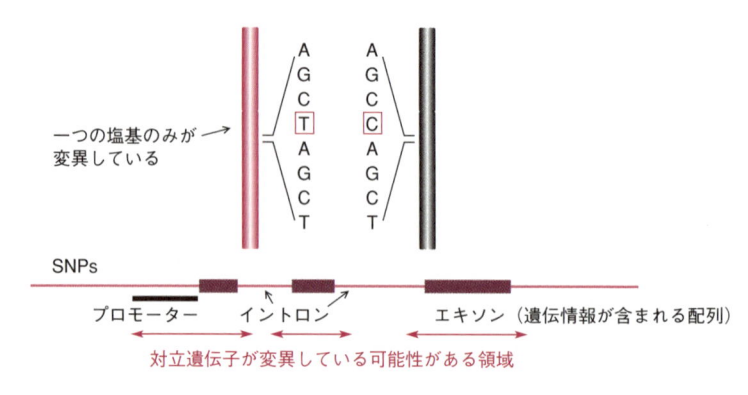

```
         AGCTAGCT    AGCCAGCT
一つの塩基のみが
変異している
```

SNPs
プロモーター　イントロン　エキソン（遺伝情報が含まれる配列）

対立遺伝子が変異している可能性がある領域

図 8・3　SNPs（一塩基多型）

れている．SNPs は，数百塩基に一箇所の割合でゲノム中にあり，従来のマーカーよりも遺伝子上に高密度に存在する．よって，疾患との関連がより見つかりやすい．ある疾患のグループと正常人グループにおける SNPs のパターンや頻度を比較すれば，どの SNPs がどの病気と関連しているかという情報を得ることができる．この SNPs 情報を利用して疾患関連遺伝子を検出すれば，多因子疾患の病態生理が解明される．将来は新薬の開発や疾病の予防，個人の遺伝的情報や体質にあわせたオーダーメイド医療に応用できると期待される．

ありふれた病気を対象とした遺伝子の同定方法としては，患者-対照研究と，動物モデルを用いた解析があげられる．

1) **患者-対照研究（ケースコントロールスタディ）**　　SNPs を用いた関連解析は「ありふれた病気に対する感受性は集団内でのある共通の遺伝子変異が一因である可能性が高い」という仮説に基づき，ある疾患のグループと正常人グループとで，対立遺伝子の頻度の差*を統計的に検定する方法で行われる（図8・4）．

候補遺伝子アプローチ

既知の情報から，ある疾患に関する病態に関連すると予測される候補遺伝子を選択し，疾患感受性に直接影響を及ぼしていると思われる SNPs の頻度を疾患グループ，正常人グループで比較を行う．

連鎖不均衡マッピング

機能的な候補遺伝子を想定するのではなく，連鎖不均衡の強さから疾患感受性遺

---

*　同一遺伝子座に起こった DNA 塩基配列の差

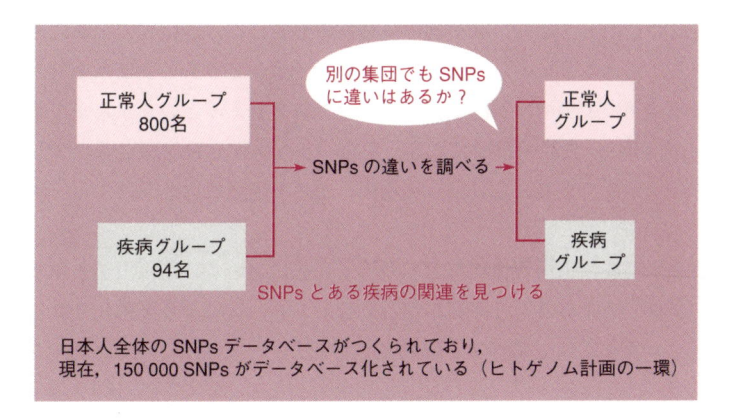

図8・4 SNPs情報と疾病との関連の探索例（患者-対照研究）

伝子の存在する領域を狭めていく方法である．つまり集団内における疾患グループと正常人グループで全ゲノム領域のなかでの対立遺伝子の差異を見つけ，疾患感受性遺伝子を絞り込む．

日本人の標準SNPsの読込みを行い，大規模かつ体系的に気管支炎喘息にかかわる遺伝子の同定が試みられている．また，2型糖尿病の原因となる遺伝子領域の解析も行われている．

2) 動物モデルを用いた解析　　多因子遺伝疾患を解明するには，遺伝背景や環境を一定の条件にそろえられるマウスの存在が非常に大きい．たとえば，アトピー性皮膚炎の病態を解明するため，動物モデルであるマウスを用いて行われている．生後20週で約90％の個体に皮膚炎が出現する系統のマウスの全ゲノムを読込むと，第14番目染色体上の遺伝マーカーと皮膚病変の発症に連鎖が見られた．このような結果をもとに，ヒトでのアレルギー疾患の候補遺伝子を同定することができると考えられる．

8・1・4　環境因子からのアプローチ —— 生活習慣改善の試み

先進国でアレルギー疾患が増加した原因のひとつに，生活水準の向上や予防接種，抗生物質の使用で，乳児期に細菌やウイルスに感染する機会が奪われたことがあげられる．新生児の免疫系はTh2に傾いているが，本来は細菌に感染することによってバランスをとれるようになる．ところが乳幼児期に細菌などによる感染の刺激がないと，免疫の発達がうまくいかず，バランスが崩れてしまい，アレルギー疾

患の発症につながっている．乳児期の免疫系の形成には，消化管の細菌叢の形成が重要であると考えられているので，近年プロバイオティクスとよばれるヨーグルトなどの発酵食品によって，腸内細菌叢のバランスを整えるという試みがなされている（7・4節参照）．食品の摂取により，免疫バランスが正常に戻され，アレルギー疾患の予防が期待できる．これは，環境因子から多因子疾患を予防する一つの方法である．

このように現在，生活習慣病などの多因子疾患においては遺伝因子と環境因子両面からアプローチするという取組みが行われており，これから高齢化社会に向けて低コストでよりすぐれた病気の予防方法や治療法が考案されていくと期待される．

8・2 ゲノムと食品——ニュートリゲノミクス

20世紀前半に栄養素の研究を中心として誕生した現代の食品科学（2, 3章）は，同世紀後半になると，食品のおいしさ（4章）や食品のもつ情報の受容や伝達（5章）の解析へと一変させた．さらに近年，食生活の乱れなどが原因で発症する生活習慣病（6章）が社会的に関心を集めるようになり，日常の食生活を改善することで生活習慣病を予防したいという社会的願望が強くなってきた．それに呼応して"食と健康"へ大きな関心が寄せられ，食品には，非栄養素に分類されながらも病気予防の働き（機能）をもつ多様な成分を含有することがつぎつぎと解明されはじめた（7章）．こうして，食品の機能成分の解析とその応用である機能性食品の開発が，これを最初に提唱したわが国においてはもちろんのこと，世界各国で活発化している．

従来，食品の機能成分の解析は，特定の機能を対象としたものがほとんどであり，しかもその機能の一部を反映する特定の生理・生化学的パラメーター（たとえば，ある酵素の活性など）の計測のみに限られることが多かった．医薬品と違って食品は，一般に日常的・恒久的に摂取しつづけるものであることから，特定の機能性に加えて安全性をも評価することの必要性が重要となっている．今日では，食品の価値をこうした理由からいっそう多角的にとらえることが必須となり，生体への影響を包括的に理解することが要求されている．このようなことを背景として，科学技術の発展とともに登場した食品の基盤研究の一つが"ニュートリゲノミクス"である．以下に，ニュートリゲノミクスとはどのようなものなのかを，少し具体的に述べる．

8・2・1 ゲノムとゲノミクス

生体の基本単位は細胞であり，細胞の活動は細胞内外のイオンや水などの無機物質，有機化合物，タンパク質などにより，複雑にしかも高度に統御されている．とくにタンパク質は，あらゆる物質の移動，変換，修飾などを行うことによって，細胞内のさまざまな現象の担い手となっている．これらタンパク質は，遺伝子という暗号化された設計図をもとに細胞内でつくられる．つまり，細胞内では，遺伝子からタンパク質の合成に必要な部分だけが書き写された転写産物がつくられ，それをもとにタンパク質が合成され，タンパク質によりさまざまな物質が修飾や変換（これを広い意味で代謝といい，代謝により生じる物質を代謝産物という）を受けている（表8・1）．細胞や組織における転写産物やタンパク質，代謝産物の全体を，遺伝子全体（ゲノム）になぞらえ，それぞれ**トランスクリプトーム**，**プロテオーム**，**メタボローム**とよぶ．また，これらの解析は，それぞれ**トランスクリプトミクス**，**プロテオミクス**，**メタボロミクス**とよぶ．そしてゲノムの解析である**ゲノミクス**は，その多くが転写と関連していることから，とくに"トランスクリプトミクス"とよばれることがある．

表8・1 ゲノミクスが取扱う事象の概念

物 質	総 称	解 析
DNA	ゲノム	ゲノミクス
mRNA	転写産物	トランスクリプトミクス
タンパク質	翻訳物質	プロテオミクス
代謝産物	メタボローム	メタボロミクス

8・2・2 DNAマイクロアレイ技術

DNAマイクロアレイ（**DNAチップ**）とは，小さなガラスなどの基板上に数千から数十万の区画を整列し，そこにDNAを固定化させたものである（図8・5）．これを用いると，組織や細胞に存在するメッセンジャーRNA（mRNA）の種類や量，つまり遺伝子の発現情報を知ることができる．図8・6に示すように，まず，

組織や細胞から取りだした mRNA を鋳型にして DNA や RNA を合成・標識し，これらを DNA マイクロアレイと混合する．相補的な核酸どうしは水素結合するので，標識核酸は DNA マイクロアレイ上の相補的な DNA と交雑（由来の異なる核酸ど

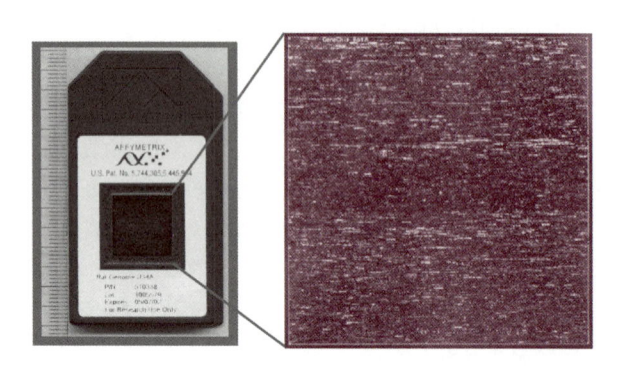

図 8・5　DNA マイクロアレイ解析．Affymetrix 社製アレイ（左）は約 1.5 cm 四方のチップ（右）上に約 8000 個の遺伝子断片が塗布してある．

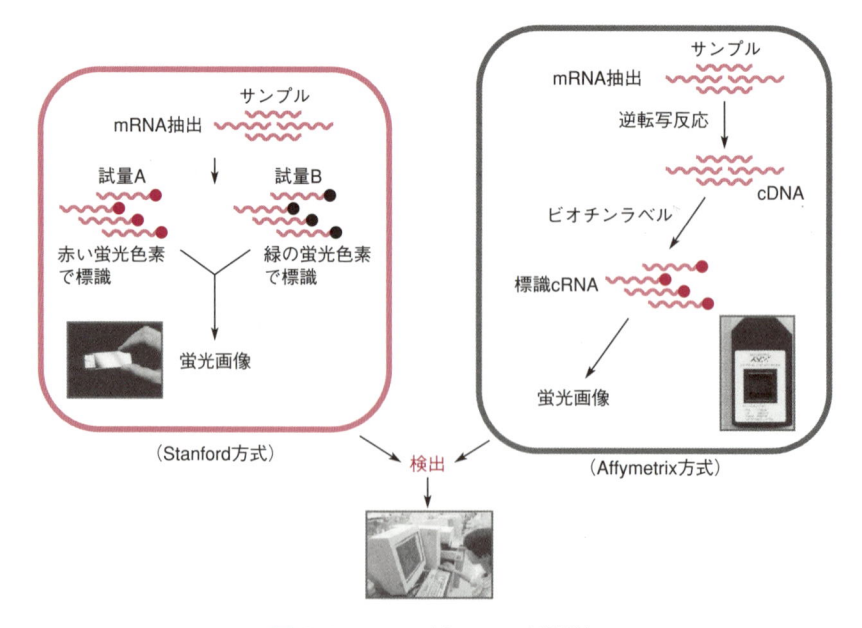

図 8・6　DNAマイクロアレイ解析法

うしで二本鎖を形成させること）し，DNAマイクロアレイが標識される．つぎにDNAマイクロアレイ上のどの区画が，どれくらい標識されたかを測定する．どの区画にどういう遺伝子が固定化されているかがわかっているので，結局，どの遺伝子がどのくらい発現しているかがわかるのである．DNAマイクロアレイの作製から標識の検出までのこうした解析技術を"DNAマイクロアレイ技術"とよぶ．近年，ゲノム情報の解読とDNAマイクロアレイ技術の進歩により，数万種類といわれているすべての遺伝子の発現情報を一度に解析することができるようになってきた．DNAマイクロアレイは，薬剤や食品の投与による細胞や組織の応答，発生・分化・老化などの現象と遺伝子発現の関連など，さまざまな用途がある．

8・2・3 ニュートリゲノミクス

ニュートリゲノミクス（nutrigenomics）とは，ニュートリション（nutrition, 栄養学）とゲノミクスを組合わせた造語である．したがって，栄養学をゲノミクスという視点から解析するという分野であることは容易に想像できるだろう．しかし実際は，非栄養素の機能性の研究が盛んであることから，栄養学に限らず，食品を摂取することによって起こる生体の応答をゲノミクスの視点から解析すること全般を"ニュートリゲノミクス"とよんでいる（図8・7）．たとえば，食品タンパク質の

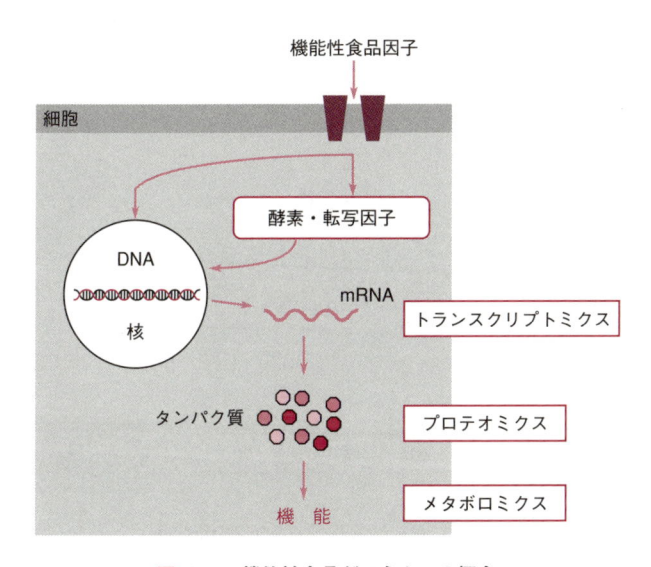

図 8・7　機能性食品ゲノミクスの概念

有無や組成の変更（動物性タンパク質と植物性タンパク質など）した場合を例にすると（図 8・8），栄養成分の代謝と貯蔵を行う肝臓ではどのようなことが起きているのかを遺伝子発現の変化から解析すること，小腸のリンパ節の遺伝子発現を解析し，食品中に免疫系に影響を与える機能性成分があるかどうかを探索することなどは，いずれもニュートリゲノミクスの範ちゅうに入る．生体内でつくられるタンパク質や核酸の情報が遺伝子に書き込まれていることがわかり，全遺伝子配列の解読が 20 世紀の生命科学の大きな柱の一つであった．さまざまな生物のゲノムの解読が終了した現在は"ポストゲノム"の時代である．そのうちの一つであるゲノミクスは，ここで解説したニュートリゲノミクス以外にも，医薬品として開発したいと考えている合成化合物に対する同様の研究であるファルマコゲノミクス（ファルマコロジー（薬理学）＋ ゲノミクス）や環境毒性などをゲノミクスによって評価するトキシコゲノミクス（トキシコロジー（毒性学）＋ ゲノミクス）など，さまざまな分野で展開されている．これからの食品科学についてはもちろん，生命科学全般において，ゲノミクスが非常に重要であることは疑う余地がないだろう．

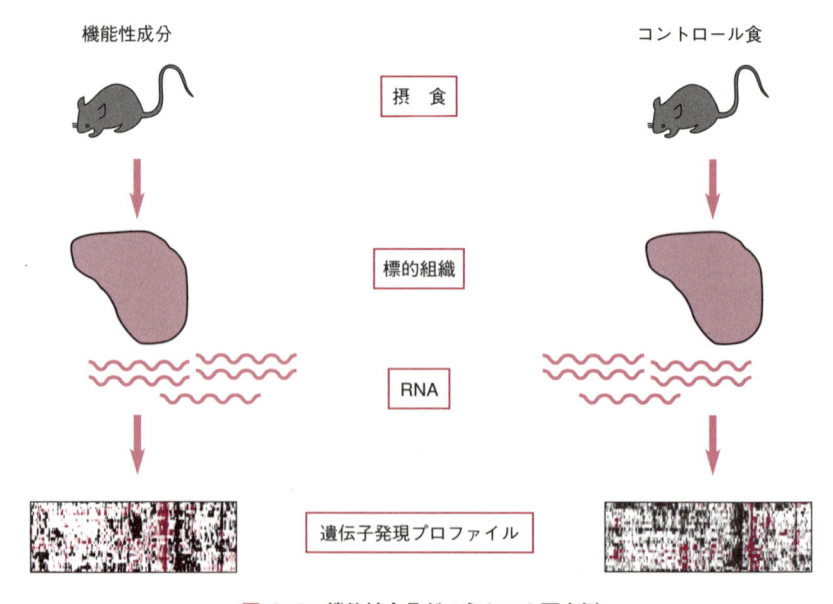

図 8・8　機能性食品ゲノミクスの研究例

8・3 機能性食品と保健機能食品

8・3・1 食品の機能について

わが国は20世紀の終わりに，世界一の長寿国となった．その背景には，わが国独自のすぐれた食生活がある．そこで，そのことを科学的に明らかにすれば，健康な生活を送るための理想的な食の設計図ができあがる．

ここで重要となってくるのが，食品の機能である．食品のもつ新しい働きのことを意味する食品機能には，栄養機能，感覚機能，生体調節機能の3種類がある（1・1節参照）．

8・3・2 機能性食品

機能性食品とは主としてこれらの食品機能のなかで，生体機能を制御し調節する機能性成分を含んだ食品のことである．機能性食品中には，つぎのような機能をもった成分が含まれている．

血圧を下げる，腸の働きを整える，カルシウムの吸収を促進する，血中の中性脂肪やコレステロール量を低下させる，免疫系を賦活する，抗アレルギー作用のある，がんを予防する，などの数多くの機能性成分がある．今後，神経系に作用し，自律神経，副交感神経のバランスをとる成分や老化を制御する成分など，さらに広い生理作用に有効な成分が期待される．

このような機能性成分を含む機能性食品については，その機能を表示できる制度が厚生労働省（当時は厚生省）によって制定された．これまで，この制度は改正され制定当時とやや内容が異なる．しかし，ここでは現制度に基づいて解説する．

8・3・3 保健機能食品

わが国においては，食品と医薬品とは法律で区別されている．医薬品に対しては，その疾病に対する治療効果を表示してよいが，食品に対しては認められていない．

しかしながら，機能性食品の進展とともに，食品にも新しい働きがあることが明らかとなっている．したがって，その効果を表示でき，そしてそれが健康のための情報として国民の健康増進に貢献することは疑いない．このような考えから，最初，特定保健用食品，そして新しく制定された栄養機能食品を加えて，**保健機能食品**という新しい食品群ができあがった．

栄養機能食品とは，身体の健全な成長，発達，健康の維持に必要な栄養成分の補

給, 補足を目的とした食品である. たとえば, 通常の食生活を送ることができず, 1日の必要栄養成分をとることができない場合などに利用する.

栄養機能食品に含まれている成分は, 本来食品に含まれているビタミンやミネラルである. 栄養機能食品として販売するのに許可はいらないが, 国の規準に適合する必要がある.

一方, **特定保健用食品**は, 身体の生理的機能や生物学的活動に関与する特定の成分を摂取することで, 健康の維持増進が期待できる食品である.

国がそれぞれ個別に生理的機能や特定の保健機能を, 有効性や安全性について科学的根拠に基づいて審査し, 許可が下りる. そうすれば, その保健機能を表示し販売できる.

このような保健機能食品は医薬品と一般の食品の中間に位置する (図8・9). 以下に, 保健機能食品のうち特定保健用食品について述べる.

医薬品 (医薬部外品 を含む)	保健機能食品		一般食品 (健康食品を 含む)
	特定保健用食品 (個別評価型)	栄養機能食品 (規格基準型)	
	栄養成分含有表示 保健の用途の表示 (栄養成分機能表示) 注意喚起表示	栄養成分含有表示 栄養成分機能表示 注意喚起表示	(栄養成分含有表示)

図8・9 保健機能食品は医薬品と一般食品の中間に位置する

8・3・4 特定保健用食品

特定保健用食品にするには, まずその有効性, 安全性について科学的根拠を付して申請し許可を受けることになっている. 許可されれば, 保健表示を商品に表示して販売できる.

しかしながら, 特定保健用食品の場合は医薬品と異なり疾病の治療, 診断を意味する言葉は使ってはならない. したがって, その保健表示はきわめて穏やかなものとなっている.

現在許可されている代表的な特定保健用食品とその保健表示, そしてその作用機構を以下に述べる.

8・3・5 特定保健用食品の保健表示と作用機構

特定保健用食品の保健表示の代表的なものを表8・2に示した．

表8・2 特定保健用食品の表示

1. おなかの調子を整える食品
2. 血圧が高めの方の食品
3. コレステロールが高めの方の食品
4. 血糖値が気になる方の食品
5. ミネラルの吸収を助ける食品
6. 食後の血中の中性脂肪を抑える食品
7. むし歯の原因になりにくい食品
8. 歯の健康維持に役立つ食品
9. 体脂肪がつきにくい食品
10. 骨の健康が気になる方に適する食品

a. おなかの調子を整える食品

「おなかの中の環境が保たれ，かつ健康状態の便通が得られる食品」のことをいう．おなかの調子を整える食品について，関与成分を表8・3にまとめた．関与成分は大きく分けて乳酸菌，オリゴ糖，食物繊維の3種類がある．乳酸菌やオリゴ糖は腸内細菌叢を整えることにより，そして食物繊維は便の量を増やすことなどにより，腸内環境を改善し，便通を良くする．

表8・3 おなかの調子を整えるおもな食品の関与成分

乳酸菌
ラクトバチルス菌，ビフィズス菌

オリゴ糖
大豆オリゴ糖，フラクトオリゴ糖，キシロオリゴ糖，イソマルトオリゴ，ガラクトオリゴ糖，ラクチュロース，ラフィノース

食物繊維
難消化性デキストリン，ポリデキストロース，グアガム分解物 ガラクトマンナン（グアガム分解物）を主体とした食物繊維，小麦ふすま 低分子化アルギン酸ナトリウム，酵母食物繊維，寒天（海藻）の食物繊維

b. 血圧が高めの方に

関与する成分を表8・4に示した．食品をタンパク質分解酵素で分解して生じたペプチドのなかで，穏やかな血圧降下作用をもつものが多い．このペプチドは血圧

上昇に関係するアンギオテンシン交換酵素の活性を穏やかに阻害する．

c. コレステロールが高めの方に

関与する成分を表8・4に示した．コレステロールが高めになると，動脈硬化発症の危険性が高まるといわれている．表に示したように多くの物質が許可されているが，いずれも小腸からコレステロールの吸収を防ぐ作用がある．

表8・4 食品の関与成分

血圧が高めの方
　カゼインドデカペプチド，ラクトトリペプチド，かつお節オリゴペプチド
　サーデンペプチド，杜仲葉配糖体

コレステロールが高めの方
　大豆タンパク質，キトサン，低分子アルギン酸ナトリウム
　リン脂質結合大豆ペプチド，植物ステロールエステル

d. 血糖値が気になる方に

関与する成分はすでに7・5節の表7・12に示してある．血糖値が高くなると糖尿病になる可能性が高くなる．通常，やや高めの血糖値を気にしている人のための食品である．難消化性デキストリンはブドウ糖の吸収を遅くし，グアバ茶ポリフェノールはグルコース合成酵素の活性など，その作用や機構はさまざまである．

e. 食後の血中中性脂肪を抑える食品

関与する成分としてはジアシルグリセロールや植物ステロールがおもなものである．ジアシルグリセロール中性脂肪が小腸から吸収されるのを抑える働きがある．

以上，代表的な特定保健用食品をあげた．現在，これ以外にも開発され認可されている．その総数は400種を超えて，多くの人が利用している．それだけに，今後よりいっそうの有効性と安全性についての徹底した科学的な実証が必要となるだろう．

索　引

あ

IEL　132
IgE　133, 155, 185
IgA　189, 190
亜　鉛　8, 54, 57, 95
アガロース　85, 86
赤ワインフラボノイド抽出物　144
アクリルアミド　152
アクロスファイバーパターン説　122
ア　ゴ　5
味細胞　120
飛鳥時代
　──の食生活　18
アスコルビン酸　53, 94, 113
アスコルビン酸オキシダーゼ　106
アスタキサンチン　172, 174
アスパラギン　64, 66
アスパラギン酸　64, 66
アセチルコリン　158
安土桃山時代
　──の食生活　20
アデノシルコバラミン　53, 91
アナログペプチド　185
アノマー　78
アビジン　53, 93
アフラトキシン B1　153
アマドリ転位生成物　104, 105
甘　味　→甘味（かんみ）
アミノ-カルボニル反応　104
アミノ酸　2, 9, 34, 47, 49, 63, 81, 120
アミノ酸残基　67
アミノ酸スコア　35
アミノ酸輸送担体　35

アミノペプチダーゼ　35
アミラーゼ　45
アミロース　83, 84
アミロペクチン　83, 84
アラキドン酸　40, 42, 43, 71, 130, 140
アラニン　49, 64, 65
アラビノース　79, 80, 194
アリイン　179
アリル硫黄化合物　174, 176
アリルイソチオシアネート　179
アルカリイオン水　32
アルカロイド　154
アルギニン　36, 64, 65
アルキルラジカル　110
アルギン酸　85, 86
アルギン酸ナトリウム　207, 208
アルコキシルラジカル　111, 112
アルコール　149
　──と糖尿病　165
　高血圧と──　167
アルドース　78, 104, 105
α 化　115
α ヘリックス　68
アレルギー　155, 183, 196
アレルゲン　155, 183, 184, 196
アンギオテンシン交換酵素　167, 208
アントシアニン　174
アンモニア酸化菌　8

い，う

胃　5, 12
ESR　102
硫　黄　8, 54

硫黄化合物　174
硫黄細菌　8
イオン
　──の水和　60
イオンチャネル　121
イコサノイド　43, 44
イソチオシアネート　174, 176, 179
イソフラボノイド　173
イソフラボン　172
イソマルターゼ　45
イソロイシン　35, 37, 64, 65
1 塩基多型　197, 198
Ⅰ型アレルギー　155
1 型糖尿病　160
一次機能　4
一次構造　67
一重項酸素　111
一価不飽和脂肪酸　71, 147, 164, 168
一酸化窒素　32, 36
遺伝因子　195
遺伝子多型　197
稲　作　17
イニシエーター　150, 153
EPA　40, 71, 73, 158, 164, 168
飲　酒
　──と発がん性　154
インスリン　138, 160, 161, 191
インスリン抵抗性　146, 163, 191
インドール　174
インフルエンザウイルス　181
ウイルス　177
ウイルス感染症　181
うま味　119, 120, 121
ウロン酸　81
運動不足
　──と糖尿病　162

索引

え

エイコサトリエン酸　42
エイコサノイド　43
エイコサペンタエン酸　40, 43, 71, 73, 130, 158
栄養価
　　食品タンパク質の——　35
栄養機能　4
栄養機能食品　205, 206
栄養成分　2
栄養素　2
　　微生物の——　8
栄養素摂取量　24
AFB1　153
ACE　167
エステル化　39, 41
エストロゲン　173
HIV　182, 183
HDL　146, 168
ATP　42, 46, 48, 94
江戸時代
　　——の食生活　20
n-3系列　73
n-6系列　73
NAD　53, 92
NADH　46, 47, 48
NADP　53, 92
NMR　102, 104
NPR　36
NPU　36
エネルギー　3, 42, 193
エネルギー源　7, 37, 44, 46
エネルギー摂取量　24, 162, 168
エピカテキンガレート　180
エピガロカテキンガレート　180, 181
$FADH_2$　47
エマルション　103
MRSA　178
MHCクラスII分子　134
エリスリトール　81
エルゴステロール　52
LDL　168, 171
塩素　54
塩分
　　高血圧と——　166

お

おいしさ　124
O157　180
オキシダーゼ　106
オゾン　104, 105
オピオイドペプチド　38
オボトランスフェリン　38
オランウータン　15
オリゴ糖　45, 50, 77, 78, 81, 82, 186, 187, 207
オリゴプロアントシアニジン　144
オレイン酸　40, 71, 72, 164

か

加圧処理　117
外食　26
懐石料理　19
会席料理　20
解糖系　46
海馬　141
カイロミクロン　170
化学刺激　119
化学センサー　119
化学独立栄養　7
核磁気共鳴　102
核内受容体　135
過酸化脂質　110
過酸化物価　110
果実　11
ガストリン　128, 138
カゼインドデカペプチド　208
カゼインホスホペプチド　38
かつお節オリゴペプチド　167, 208
活性酵素　108, 109, 143
　　——と水　32
活性水素　33
褐変　104
カテキン　143, 172, 175, 179
加熱操作　116
カプサイシン　179
鎌倉時代
　　——の食生活　19
カラーギナン　85, 86
ガラクツロン酸　81
ガラクトサミン　80, 81
ガラクトシルジアシルグリセロール　76, 77
ガラクトース　45, 47, 80
ガラクトマンナン　207
ガラス状態　101
ガラス転移　101
ガラス転移温度　101
からだ
　　——の大きさと食物　13
辛味　123
カラメル化反応　106
カリウム　8, 54, 56, 149, 166
カルシウム　8, 38, 52, 54, 55, 94, 149
カルシフェロール　88
カルボニル価　110
カルボン　174
カルモジュリン　56, 94
カロテノイド　171, 172, 174
カロテン　51, 113, 114, 172, 174
がん　25, 32, 149, 172
感覚機能　4
感覚系
　　——における食情報　119
環境因子　145, 195
環境浄化　9, 10
幹細胞　125
感染症　177, 197
γ-アミノ酪酸　142
甘味　119, 121

き

機械的熱分析法　102
キシリトール　80, 81
キシロース　79, 80
擬塑性流動　99
キチン　45, 84, 85
キトサン　84, 85, 208
キナーゼ型受容体　136
機能
　　食品の——　4
機能水　31
機能性食品　205
機能性食品ゲノミクス　203, 204

索　引

基本味　119, 123
キモトリプシン　35
逆転写酵素　182
GABA　142
嗅　覚　123
嗅細胞　123
吸　収
　　炭水化物の——　45
　　タンパク質の——　34
吸収上皮細胞　126, 127, 129
饗応食献立　19
共　食　16
共生関係　9
魚　類　5
漁　労　16
近代型食生活　25

く

グアガム分解物　207
グアバ茶ポリフェノール　194, 208
クエン酸回路　3, 42, 46
唇　5
グラビノール　144
グリコーゲン　44, 84
　　——の代謝　48
グリコシド結合　81
グリシニン　38
グリシン　37, 64, 66
グリセミックインデックス　192
グリセミックローディング　193
グリセルアルデヒド　78
グリセロ糖脂質　76, 77
グリセロリン脂質　74, 75
グリセロール　47, 71, 81
グルカゴン　138
グルカン　174
クルクミン　175
グルクロン酸　81
グルコアミラーゼ　45
グルコサミン　80, 81
グルコース　3, 44, 45, 47, 49, 79, 105
　　——中の水　62
　　——の代謝　46
グルコース-アラニン回路　49

グルコピラノース　79
グルタチオン　38, 183
グルタミン　36, 64, 66
グルタミン酸　37, 64, 66, 139
黒白コロブス　12
クロム　54
クロロフィル　174

け, こ

経口免疫寛容　131, 132, 184
ケイ素　54
血液細胞　6
結　核　25
結合水　60
結合タンパク質　41
欠　食　26
血糖上昇曲線　192
血糖値　47, 192, 208
解毒酵素　175
ケトース　78
ゲノミクス　201
ゲノム　195, 200, 201
ケモカイン　129, 130
ゲル　103
ケルセチン　172
限界デキストリン　45
現代日本人
　　——の食生活　23
懸濁液　103
高圧操作　116
抗ウイルス因子　181
高カイロミクロン血症　170
抗菌作用　118
抗菌ペプチド　69
高血圧　145, 166
抗　原　132, 155
抗原受容体　133
抗原特異的T・Bリンパ球　132
高コレステロール血症　146, 168
抗酸化物質　113, 114, 143, 171, 172
高脂血症　145, 146, 166
高次構造
　　タンパク質の——　68
酵　素　135
酵素的褐変　104, 106, 107

抗　体　133, 155
高トリグリセリド血症　146, 148, 149, 170
高比重リポタンパク　146
降伏応力　99
候補遺伝子アプローチ　198
氷
　　——の構造　59
国民栄養調査結果　23
固体泡沫　103
コバラミン　53, 91
コバルト　8, 54
コーヒー酸　181
古墳時代
　　——の食生活　18
小麦アルブミン　194
米　18, 22
コリ回路　49
ゴリラ　13, 15, 16
コレシストキニン　128, 138
コレステロール　24, 38, 73, 74, 136, 148, 169, 208
　　——の過剰摂取　147
コロイド　102

さ

細　菌　177
採　集　16
サイトカイン　129, 130, 134, 155
細胞性免疫　156, 190
細胞内シグナル伝達　121
サスペンション　103
殺　菌　118
雑　穀　18, 20
雑　食　14
殺　虫　118
サーデンペプチド　167, 208
砂　糖　20
サプリメント　27
酸化安定性　114
酸化LDL　171
酸化酵素　106
酸化反応　108
三次機能　4
三次構造　68
酸　素　6, 8
酸　味　119, 120

索引

し

GI　192
ジアシルグリセロール　208
GL　193
COV　110
塩　味　119, 120
資化性　8
自給自足　20, 23
シクロデキストリン　82
示差走査熱量測定　102
脂　質　1, 3, 118
　——のかたち　70
　——の働き　38
脂質ヒドロペルオキシド　110, 112
シスタチン　182
システイン　64, 66
ジスルフィド結合　68
自然食　20
Gタンパク質共役型嗅覚受容体　123
Gタンパク質共役型受容体　121, 136
疾　病　32
　食生活と——　25
卓袱料理　20
自動酸化　110, 111
シナプス　139
GPCR　121, 123
CPP　38
ジブチルヒドロキシトルエン　113
渋　味　123
脂　肪　120, 163, 168, 193
　——の過剰摂取　147
脂肪酸　3, 38, 39, 70, 71, 72, 158, 168
　——の酸化機構　112
脂肪摂取量　24
死亡率　25
自由水　61
従属栄養　7
主　鎖　67
樹状細胞　132
主　食　18
受容体　133, 135
受容内分泌細胞　126, 127

主要ミネラル　54, 55
狩　猟　16
準結合水　61
準粘性流動　99
消　化
　炭水化物の——　45
　タンパク質の——　34
消化管ホルモン　129, 137
消化系
　——における食情報　125
精進料理　19
脂溶性ビタミン　50, 87, 88
小腸上皮細胞　35, 45, 125
少　糖　81
正味タンパク質比　36
正味タンパク質利用率　36
縄文時代
　——の食生活　16
食　1
　——と進化　5
食　塩
　——の過剰摂取　147
食後過血糖　191
食シグナル　125
食生活
　——と疾病　25
　——と平均寿命　25
　飛鳥時代の——　18
　安土桃山時代の——　20
　江戸時代の——　20
　鎌倉時代の——　19
　現代日本人の——　23
　古墳時代の——　18
　縄文時代の——　16
　人類の——　15
　奈良時代の——　19
　微生物の——　6
　平安時代の——　19
　室町時代の——　19
　明治から昭和初期の——　21
　弥生時代の——　18
　類人猿の——　13
　霊長類の——　10
食　品
　——のおもな働き　2
　——の機能　4
食品テクスチャー生体計測法　100, 101
食品添加物　154, 159
植物ステロール　208
植物性食物　17

食物繊維　44, 46, 50, 148, 149, 164, 170, 174, 186, 187, 193, 207
ショ糖　45, 81
進　化
　食と——　5
　霊長類の——　11
真　菌　177
神経幹細胞　141
神経系
　——における食情報　139
神経線維　121
神経伝達物質　37
心血管疾患　145, 146, 166
ジンゲロール　179
心疾患　25
人　類
　——の食生活　15

す

水　素　8
水素イオン　121
水素結合　59, 68, 114, 115
水素細菌　8
水分活性　61, 104
水溶性ビタミン　52, 87
水　和
　イオンの——　60
スクラーゼ　45
スクロース　45, 81, 82
スズ　54
ステアリン酸　40, 71, 72
ステロイド　73, 74
ステロール　174
ストレス
　——とアレルギー　197
　——と糖尿病　163
SNPs　197, 198, 199
スーパーオキシド　104, 105
スフィンゴ糖脂質　76, 77
スフィンゴミエリン　75, 77
スフィンゴリン脂質　74, 75
スルホラファン　174

せ，そ

静　菌　118

索引

清酒 20
生体調節機能 4
　　食品タンパク質の―― 38
生体膜 39, 41
整腸作用 188
静電的相互作用 60, 68, 114, 115
生　物 1
生物価 36
生　命
　　――と水 30
西洋料理 22
生理活性アミン 37
生理活性ペプチド 38
セカンドメッセンジャー 56, 121
脊椎動物 5
セクレチン 128, 138
赤血球 6, 95
摂取エネルギー 145
接着因子 129
セリン 64, 66
セルロース 44, 84
セルロプラスミン 57, 95
セレブロシド 76, 77
セレン 8, 54
セロトニン 141, 158
選択毒性 178
側　鎖 63
粗　食 18
疎水性相互作用 60, 68
塑　性 97
塑性体 97
塑性流動 99
ゾル 103
ソルビトール 80, 81

た

体液性免疫 156, 190
ダイエット 28
体格指数 27
代　謝
　　――にかかわる脂質 42
　　グリコーゲンの―― 48
　　グルコースの―― 46
　　脂質の―― 42
　　微生物の―― 9

大　腸 5
耐糖能異常 191
ダイラント流動 98
多因子疾患 195
タウリン 37, 140
多価不飽和脂肪酸 24, 40, 43, 71, 148, 164, 168
脱分極 121
多糖類 77, 78, 83
タートラジン 159
単因子疾患 196
短鎖脂肪酸 46
単純脂質 70
単純多糖 83
炭水化物 1, 3, 60
　　――のかたち 77
　　――の働き 44
弾　性 97
弾性限界 97
弾性体 97
弾性率 98
炭　素 8
単糖類 77, 78, 79, 80
タンニン 182
タンパク質 1, 2, 60, 87, 112, 115, 118, 120, 169
　　――のかたち 63
　　――の働き 34
　　――のまわりの水 62
タンパク質抗原 132
タンパク質効率比 36

ち

チアミン二リン酸 52, 90
窒　素 8
中性脂肪 70, 71
腸　管 5
　　――の構造 131
腸管上皮細胞 125, 127, 131, 133
腸管上皮内リンパ球 132
腸管免疫ネットワーク 129
超低比重リポタンパク 169, 191
腸内細菌叢 157, 186, 188, 200
腸内フローラ 188
直立二足歩行 16
貯蔵脂質 38, 42

チラミン 152, 158
チロシン 64, 65
チンパンジー 14, 15, 16

て

テアフラビン 107, 175, 176, 180
低アレルゲン化 183
低栄養 28
Th1細胞 156, 187, 197
Th2細胞 156, 187, 197
DHA 40, 71, 73, 140, 158, 164
DNA 115, 150
DNAチップ 201
DNAマイクロアレイ 201, 202
DNAマイクロアレイ技術 203
TLR 129, 134
T細胞 132, 155, 185, 189
T細胞抗原受容体（TCR）アンタゴニスト 184, 186
低比重リポタンパク 171
T・Bリンパ球 133
デオキシオソン 104, 105
デオキシリボース 79, 80
テクスチャー 96, 119
テクスチャーアナライザー 99, 100
テクスチャープロファイル 97
デザイナーフーズ 172, 176
テストステロン 73, 74
鉄 8, 54, 56, 95
鉄-硫黄クラスター 57, 95
鉄酸化菌 8
テナガザル 13, 14
デヒドロコレステロール 52, 88
電解水 31
電子スピン共鳴 102
電子伝達系 47
伝統型食生活 25
デンプン 45, 83, 115, 118

と

銅 8, 54, 57, 95
糖アルコール 45, 46, 50, 81

凍結
　食品の —— 59, 118
糖脂質　74, 76
糖質　1, 3, 44, 120, 158
　—— のかたち　77
糖新生　37, 47, 48
トウチエキス　194
糖尿病　19, 32, 145, 159, 191
動物性食物　17
動脈硬化　32, 166, 171
糖誘導体　80, 81
糖輸送担体　45
特定保健用食品　38, 206, 207
独立栄養　6
ドコサヘキサエン酸　40, 71, 73, 140, 158
トコトリエノール　52, 89, 113
トコフェロール　52, 89, 113, 114
杜仲葉配糖体　208
突然変異　9
トランスクリプトミクス　201
トランスクリプトーム　201
トリアシルグリセロール　38, 42, 70, 71
トリグリセリド　70, 170
トリプシン　35
トリプトファン　35, 64, 65, 142
トレオニン　35, 64, 66
トロンボキサン　43

な 行

ナイアシン　51, 53, 87, 92
内分泌撹乱物質　137
内分泌系
　—— における食情報　134
ナトリウム　54, 56, 166
ナトリウムイオン　120
奈良時代
　—— の食生活　18
難消化性オリゴ糖　46, 186, 187
難消化性デキストリン　194, 207, 208
南蛮菓子　20
南蛮料理　20

匂い　123, 124
2型糖尿病　160, 191

苦味　119, 121
肉食　14, 21
ニコチンアミドアデニンジヌクレオチド　53, 92
ニコチンアミドアデニンジヌクレオチドリン酸　53, 92
ニコチン酸　92
二酸化炭素　6, 7
二次機能　4
二次構造　67
ニッケル　8, 54
ニトロソ化合物　152
日本料理　20
乳化剤　60, 103
乳酸　47, 49
乳酸菌　9, 133, 207
乳濁液　103
乳糖　45, 82
ニュートリゲノミクス　200, 203
ニュートン流体　98
ニューロン　139, 141

ヌクレオチド　133, 189, 190

粘性　98
粘性率　98
粘弾性　99
粘度　98
年齢調整死亡率　25

脳
　—— における食情報　139
　味情報の —— への伝達　121
脳卒中　25
ノミリン　174
糊化
　デンプンの ——　115

は, ひ

葉　11
肺　5
パイエル板　131, 132
配給　23
杯細胞　126, 127
麦芽糖　81
バクテリア　13
爬虫類　5

発がん
　—— のプロセス　150
発がん因子　150
発酵　46, 50
バナジウム　54
バニリン　124
パネート細胞　126, 127
バリン　35, 37, 64, 65
パルミチン酸　71
パントテン酸　51, 53, 87, 93
PER　36
P/S比　24
BMI　27, 28, 145, 162
ビオチン　51, 53, 87
POV　110
光独立栄養　7
非共有結合　114
非酵素的褐変　104, 107
B細胞　132, 185
ヒスタミン　155, 156
ヒスチジン　35, 64, 65
微生物　187
　—— の食生活　6
　—— の成育　9, 61
ビタミン　1, 9, 27, 117, 148
　—— のかたち　87
　—— の働き　50
ビタミンE　51, 52, 87, 89, 113, 171, 172, 174
ビタミンA　50, 51, 87, 88, 136
ビタミンH　93
ビタミンM　92
ビタミンK　51, 52, 87, 89
ビタミンC　51, 53, 87, 94, 113, 171, 172, 174
ビタミンG　90
ビタミンD　51, 87, 88
ビタミンD_2　52
ビタミンD_3　52, 88
ビタミンD受容体　136
ビタミンB_1　51, 52, 87, 90
ビタミンB_2　51, 52, 87, 90
ビタミンB_6　37, 51, 52, 87, 91, 142, 171
ビタミンB_{12}　51, 53, 87, 91, 171
ビチオン　93
必須アミノ酸　34, 35
必須脂肪酸　40
　—— の欠乏　42

索引

ヒト 6
ヒトゲノム計画 197
ヒト免疫不全ウイルス 182
ヒドロペルオキシド 110
非ニュートン流体 98, 99
非必須アミノ酸 34, 36
BV 36
ビフィズス菌 186, 187, 189, 207
肥満 27, 28, 145, 154, 161, 167
ピリドキサミン 91
ピリドキサール 52, 91
ピリドキシン 91
微量ミネラル 54
ピルビン酸 47
ピロリ菌 178
ビンガム流動 99

ふ

VLDL 169, 170, 191
フィチン酸 174
フィロキノン 89
フェカペンタエン-12 152
フェニルアラニン 35, 64, 65
フェニルチラミン 158
フェノール 174
フェロオキシダーゼ 57, 95
複合脂質 70, 74
複合多糖 83, 85, 86
副食 18
ブタキロサイド 153
普茶料理 20
ブチルヒドロキシアニソール 113
フックの法則 97
フッ素 54
物理刺激 119
ブドウ糖 79
部分ペプチド 185
不飽和化酵素 40
不飽和脂肪酸 70, 73
フモニシン B1 153
ブラウン運動 31
フラクトオリゴ糖 187
フラボノイド 144, 174, 182
フランス海岸松フラボノイド抽出物 144

ブランチング 107
フランバンジェノール 144
フリーラジカル 108, 109
フルクトース 45, 47, 80
フルクトピラノース 80
フルクトフラノース 80
フレーバー 123
プレバイオティクス 133, 186
プロゲステロン 73, 74
プロスタグランジン 43, 158
プロテオミクス 201
プロテオーム 201
プロバイオティクス 133, 187, 200
プロビタミン A 51
プロビタミン D 52
プロビタミン D_3 88
プロモーター 150, 153
プロリン 64, 66
分岐アミノ酸 37
分散質 102
分散媒 102
分配 15, 16

へ，ほ

平安時代
　——の食生活 19
平均寿命
　食生活と—— 25
ヘキソース 79, 80
ペクチン 45
ペクチン質 85, 86
β 化 115
β 構造 68
β 酸化経路 42
β ストランド 68
ヘテロサイクリックアミン 151
ヘテロ多糖 83
ペプシン 35
ペプチド 35, 67, 183, 185, 207
ペプチド結合 67
ペプチドホルモン 128, 137
ヘミアセタール結合 78
ヘモグロビン 56, 95
ペルオキシルラジカル 110, 111, 112
ヘルパー T 細胞 187, 197

ヘルペスウイルス 183
変性
　タンパク質の—— 115
ペントース 79, 80
ペントースリン酸経路 47
変敗 110
補因子 9
飽食時代 24, 28, 161
泡沫 102
飽和脂肪酸 24, 70, 71, 168
　——の過剰摂取 147
保健機能食品 205, 206
補酵素 9, 52, 91
補酵素 A 53, 93
ホスファチジルエタノールアミン 75, 77
ホスファチジルコリン 75, 77
没食子酸 113, 181
母乳 140
哺乳類 5
骨 55
ホモシステイン 37
ホモ多糖 83
ポリデキストロース 207
ポリフェノール 143, 148, 149, 171, 172, 174, 175, 180
ポリフェノールオキシダーゼ 106
ホルモン 127, 134
本膳料理 20

ま 行

マグネシウム 8, 54, 56, 94
マルターゼ 45
マルトース 81, 82
マンガン 8, 54, 57
マンニトール 80, 81
マンノース 80, 81
味覚 119
味覚受容体 120
味覚神経 121, 122
水
　——のかたち 58
　——の働き 30
水チャネル 31
ミネラル 1, 27, 94, 120, 148

ミネラル
　——のかたち　87
　——の働き　54
味　蕾　120

麦　22
無機化合物　1, 8
ムコ多糖　84
室町時代
　——の食生活　19

メイラード反応　104, 105, 117
メタボリックシンドローム　146
メタボロミクス　201
メタボローム　201
メチオニン　35, 37, 64, 66
メチシリン耐性黄色ブドウ球菌　178
メチルコバラミン　53
メナキノン　89
メラトニン　137
メラノイジン　104, 105, 106
免疫グロブリンE　155
免疫グロブリンA　189
免疫系　155
　——における食情報　130

モリブデン　8, 54

や　行

焼畑農耕　17
や　せ　27, 28
ヤツメウナギ　5

弥生時代
　——の食生活　18
ヤング率　98

有機化合物　1, 6, 7, 8
誘導脂質　73
遊離脂肪酸　191
油　脂　118
　——の酸化反応　109

葉　酸　37, 51, 53, 87, 92, 148, 171
洋　食　22
ヨウ素　54
四次構造　68
弱い相互作用　114

ら　行

ラクターゼ　45
ラクチュロース　207
ラクトグロブリン　69, 70
ラクトース　45, 82
ラクトトリペプチド　167, 208
ラクトバチルス菌　189, 207
ラクトフェリシン　69
ラクトフェリン　38
ラジカル　109, 111
ラジカル捕捉剤　114
ラジカル連鎖反応　110
ラフィノース　187, 207
ラベルドライン説　122

リガンド　135
リグナン　174, 182

リコピン　172, 174
リシン　35, 64, 65, 117
リゾチーム　38
立体異性体　78
リノール酸　40, 42, 71, 72, 112, 129, 148, 158, 164, 168
リノレン酸　40, 71, 72, 148, 158
リボース　79, 80
リボフラビン　90
リモニン　174
リモネン　174
両生類　5
リン　8, 54, 56
リン脂質　38, 41, 74, 75

類人猿
　——の食生活　13

霊長類
　——の食生活　10
レオロジー　97
レシチン　75, 77
レセプター　135
レチナール　50, 88
レチノイン酸　50, 88
レチノイン酸受容体　136
レチノール　50, 88
レチノール結合タンパク質　51, 88
レプチン　138
連鎖不均衡マッピング　198

ロイコトリエン　43, 155, 158
ロイシン　35, 37, 64, 65
老　化　32, 143
　デンプンの——　115

上野川 修一
    1942年 東京に生まれる
    1966年 東京大学農学部 卒
    東京大学名誉教授
    専攻 食品免疫学,食品機能学
    農学博士

田之倉 優
    1951年 静岡県に生まれる
    1974年 東京大学理学部 卒
    東京大学名誉教授
    専攻 食品工学,構造生物学
    理学博士

第1版 第1刷 2005年3月28日発行
第3刷 2019年6月20日発行

食品の科学

© 2005

編　者　上野川 修一
　　　　田之倉　優

発行者　小澤 美奈子

発　行　株式会社 東京化学同人
東京都文京区千石3丁目36-7（〒112-0011）
電話 03-3946-5311・FAX 03-3946-5317
URL：http://www.tkd-pbl.com/

印　刷　大日本印刷株式会社
製　本　株式会社 松岳社

ISBN 978-4-8079-0592-8
Printed in Japan
無断転載および複製物（コピー，電子データなど）の無断配布,配信を禁じます。